Frisk Rygg

Weniger Schmerzen, sicher und einfach

„Ich kann Ihnen für Ihr fantastisches neues Buch nur danken! Ich wurde im Sommer 2012 wegen eines Bandscheibenvorfalls operiert und war in meinem damaligen Job krankgeschrieben. Ich begann mit dem Training mit einem Physiotherapeuten und wechselte in einen aktiveren Job, aber die Schmerzen kamen und gingen.

Ich war viel wandern und habe viel trainiert, aber die einzelnen Übungen, auf die Sie sich in diesem Buch konzentriert haben, sind das, was wirklich hilft. Nochmals vielen Dank für einen leichteren Alltag! Das Buch hat einen festen Platz in meiner Handtasche!"

- Ann Magritt Hole

„Ich habe seit Jahrzehnten Rückenprobleme. Ich habe mich an alle möglichen Spezialisten gewandt, sowohl in den etablierten Gesundheitszentren, als auch aus der alternativen Medizin. Die meisten haben ihre eigene Theorie zu meinen Problemen und deren Behandlung.

Im Buch „Frisk Rygg" habe ich viele Antworten gefunden, nach denen ich gesucht hatte. Und die Liste mit den Übungen ist absolut genial! Dies ist ein Buch, das ich sehr oft verwenden werde!"

- Grethe R. Umarmung

„Das Buch ist perfekt! Einfach, konkret und informativ ... Gute Fotos und effiziente, einfache Übungen. Es ist ein Volltreffer!"

- Anne-Lise Selsø

„Das Buch war erstaunlich gut!!"-   *May Helen R. Kvien*

„Las schnell durch das ganze Buch und fand es sehr interessant zu lesen. Im 7-Punkte-Test hatte ich hohe Werte oder hohe Werte in sechs der sieben, aber wirklich brenzlich war es im letzten Bereich, die Beweglichkeit.

Das ist völlig im Einklang mit dem, was der Chiropraktiker, Physiotherapeut und PT gesagt haben, nur mit anderen Worten, da sie alle das Problem als zu strammen Hüftbeuger benennen."

- Alexander Johannesen

„Ein sehr, sehr gutes Buch, das Sie da geschrieben haben. Sehr gute Möglichkeit, Beschwerden in ein System einzuordnen und konkrete Maßnahmen zu ergreifen. Gold für Patienten und medizinisches Personal."

- Erlend Ellingsen

„Das Buch ist sehr gut und gibt mir Antworten auf viele Fragen. Ich habe seit vielen Jahren Rückenprobleme, aber noch nie zufriedenstellende Informationen erhalten. Bis heute."

- Nils Eirik Jevne

„Grandioses Buch! Rettete meinen Rücken! Ich bin ein Friseur, also muss ich auf vieles achten. Also ist das meine Bibel :)"

- Heidi Michelle Dyrud

Frisk Rygg

Weniger Schmerzen, sicher und einfach

Geschrieben von Anders Aasen Berget und Lennart Krohn-Hansen

Dank an

Fotografen: Alexander Øvrebø und Gry G. Thorsen (Bilder des Schlingentrainings)

Design und Layout: Marija Hajster, Marit Krohn-Hansen und Daniel Bruce (Icons von www.entypo.com)

Modelle: Maren Thomassen, Frode Skjelvan, Jill Veronica Klaussen, Kari Elise Grimstad, Knut Smith Eiane und Peter Helmers Øvrebø Expertenzusammenarbeit:

Manualtherapeut Frode Skjelvan, Spezialphysiotherapeutin Anne Grethe Paulsberg, Schlaf-Spezialist Janne Grønli, Physiotherapeut Ole Myhre, Physiotherapeut und Personal Trainer Nicklas Lindström, Physiotherapeut Jarkko Häkkilä, Physiotherapeut Bjarne Vad Nilsen, Physiotherapeut Lars Arne Andersen, Sportphysiotherapeut Benjamin Clarsen, Psychologe Christian Kommedal, Physiotherapeutin Simone Anszjøn Holbo Mona, Physiotherapeutin Mona Rygvold, Professor Claus Manniche und Yoga-Lehrerin Bridget Steins Aguilar.

Vielen Dank auch an

Ingrid Harildstad

Mike Doxey

Allan Fallrø

Kjartan Fersum

Hjørdis Steinsvik

Dörte Jensen

Marte Lund

Stian A. Jensen

Ane Tobiassen

Joakim Seljevoll

Fredrik Bonarjee

Monica Gresvik

Pål Hetland

Nikolai Høibo

Sigurd Mikkelsen

Jørgen Aasen Berget

John Henry Strupstad

Peter Helmers Ovrebo

Scott Sorli

Familie, Freunde und alle anderen, die zu diesem Buch beigetragen haben

Wichtiger Nutzungshinweis

Nachbestellen: www.mentorverlag.de/friskrygg
Extras: www.mentorverlag.de/friskrygg/extras
Neue Hardcover, E-Books, Gutscheine und mehr...
Schreib uns: service@mentorverlag.de

Mentor Verlag c/o A Decade GmbH, Berlin, Deutschland
Druck: GPS GmbH, Velden am Wörthersee, Österreich
© Deutsche Ausgabe: A Decade GmbH, Berlin, Deutschland 2017

1. Auflage in Deutscher Sprache
5.000 Exemplare, Dezember 2017
ISBN 978-3-9819289-1-4

Norwegischer Originaltitel: "Frisk Rygg"
ISBN 978-82-93428-0-1-5
Autoren: Anders Aasen Berget und Lennart Krohn-Hansen
© Frisk Forlag AS, Stavanger, Norwegen 2017

Frisk Rygg Extras

Für Extramaterialien, exklusive Vorschauen neuer Bücher und gelegentliche Gutscheine einfach E-Mail-Adresse unter folgendem Link eintragen: www.mentorverlag.de/friskrygg/extras

Inhaltsverzeichnis

Willkommen bei Frisk Rygg

Was ist es, das auslöst, dass manche Menschen ihr ganzes Leben lang Rückenschmerzen haben und einige immer schmerzfrei bleiben? Seit Beginn unserer Rückenschmerzforschung und Rückenforschung waren wir immer daran interessiert herauszufinden, was Sie selbst für einen gesunden Rücken tun können. Wir haben sieben Schlüsselfaktoren gefunden. All diese Faktoren sind Teil des täglichen Lebens und von großer Bedeutung für die Gesundheit der Wirbelsäule. Die sieben Faktoren sind Arbeit, Aktivität, Schlaf, Wissen, Haltung, Kraft und Beweglichkeit.

Das Gesundheitsrad ist ein Test, der Sie diese Faktoren betreffend einstuft. Der Test liefert die Grundlage für das Buch Frisk Rygg. Auf Grundlage der Antworten auf diesen Test erfahren Sie, an welchen Faktoren Sie arbeiten sollten. Für jeden der Faktoren können Sie bestimmte Schritte finden, die Sie ergreifen können, um Ihre Punktzahl zu verbessern. Höhere Werte beim Test bedeuten weniger Risiken für Rückenschmerzen.

Im Buch werden Sie neue Erkenntnisse über Ihren Rücken gewinnen, die auf der Zusammenarbeit mit ausgewählten skandinavischen Experten und den neuesten internationalen Richtlinien aufbauen. Um mehr darüber zu erfahren wie Ihr Rücken funktioniert, welche Forschung es dazu gibt und welche Werkzeuge am effektivsten für die Gesundheit Ihrer Wirbelsäule sind, lesen Sie weiter. Sobald Sie mehr wissen und verstehen, können Sie sicher sein, die richtigen Maßnahmen und ein besseres Leben zu bekommen.

Es gibt sieben Kernfaktoren, die einen gesunden Rücken charakterisieren. Nur zwei von ihnen drehen sich um Training. Um den Nutzen des Buches voll auszureizen, müssen Sie nicht einen einzigen Tropfen schwitzen. Sie müssen nur die Seiten lesen, die für Sie am wichtigsten sind. In einem geschäftigen Leben wollen alle eine maximale Wirkung bei minimalem Aufwand. Das können Sie haben, wenn Sie die Faktoren beachten, die Ihnen am wichtigsten sind.

Was ist ein gesunder Rücken?

Ein gesunder Rücken ist stark und in der Lage, den Herausforderungen standzuhalten, die im Alltag auftreten, aber meldet sich auch, wenn etwas falsch ist oder die Herausforderungen größer als verkraftbar werden. Rückenbeschwerden sind normal, wenn Sie mehrere Stunden gesessen haben oder etwas Schweres oder Ungewöhnliches gehoben haben. Wenn Rückenschmerzen jedoch häufig und unerklärlich auftreten, ist es an der Zeit, Maßnahmen zu ergreifen. Um die Belastung auszuhalten, können Sie entweder die Last verringern oder Ihre eigene Kapazität erhöhen.

Dieses Buch basiert nicht auf schicken oder komplizierten Übungen, sondern auf konkreten und einfachen Maßnahmen, um Ihre Rückengesundheit zu verbessern. Das können einfache Schritte sein, um nachts besser zu schlafen oder gute Ratschläge, die Ihren Arbeitsplatz rückenfreundlicher machen.

Das Buch soll Sie durch Maßnahmen führen, die Ihnen den größten Nutzen bringen. Haben Sie akute Rückenschmerzen, werden Sie ein eigenes Kapitel mit guten Ratschlägen und lindernden Übungen dagegen direkt nach dieser Einführung finden.

Schmerzfreiheit?

Ist ein gesunder Rücken völlig schmerzfrei? Nein! Schmerz ist ein wichtiges Signal, das uns sagt, dass etwas nicht stimmt. „Schmerzfrei" zu sein, ist eigentlich eine Diagnose, die gefährlich ist. Schmerz hat eine Schutzfunktion im Körper, aber wenn die Schmerzen stören oder sogar Ihr Leben zerstören, wollen Sie sie sicher loswerden.

Dieses Buch gibt Ihnen die Möglichkeit, viele verschiedenen Faktoren und Lösungen zu finden. Sie werden Werkzeuge mitbekommen, um weniger und seltener Rückenschmerzen zu bekommen und sich sicher mit Ihrem starken und stabilen Rücken zu fühlen. Wenn Sie alles gleich wie zuvor machen, werden Sie die gleichen Ergebnisse erhalten, die Sie vorher erhalten haben. Um Rückenschmerzen loszuwerden, müssen Sie etwas verändern. Sie werden den Schmerz nicht los, wenn Sie einfach weitermachen. Dieses Buch wird Ihnen helfen, auf einen neuen Kurs zu kommen.

Alles Gute dabei!

Anders Aasen Berget und Lennart Krohn-Hansen sind Physiotherapeuten und haben seit 2005 eine Leidenschaft für effektive Lösungen gegen Rückenprobleme.

Sie sind internationale Kursleiter und haben u.a. diese drei Bestseller geschrieben: Schlingentraining, Frisk Skulder, Frisk Rygg und Frisk Nakke.

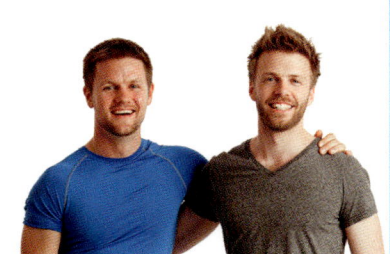

Über die Verwendung des Buches

Dieses Buch hilft Ihnen auf 3 Arten:

1. Lindern Sie Ihre akuten Schmerzen sofort
2. Verstehen Sie, warum Sie Rückenschmerzen haben
3. Verhindern Sie, dass die Schmerzen wiederkommen

Den ersten Teil des Buches nennen wir Schmerzlinderung. Beginnen Sie mit dem Lesen dieses Abschnitts und finden Sie heraus, wie Sie mit den akuten Schmerzen umgehen und neue reduzieren können.

Wenn Sie die akuten Schmerzen gelindert haben, ist es Zeit zu verstehen, warum es weh tut und wie Sie langfristige Besserung herbeiführen können. Mit dem Gesundheitsrad finden Sie heraus, was die Ursachen für die Probleme sind. Der Test überprüft die sieben wichtigsten Faktoren im Alltag.

Sobald Sie wissen, welche Faktoren Sie in Angriff nehmen sollten, haben wir Lösungen an Ort und Stelle im Mittelteil des Buches. Hier sind Vorschläge, was Sie tun können, je nachdem, welche Faktoren die Symptome verursachen.

Der letzte Teil des Buches besteht aus fortgeschrittenen Programmen. Wir haben für dieses Buch einige der führenden Experten mit ins Boot geholt, um die besten Trainingsprogramme für den Rücken zu kreieren. Von sehr einfachen Mattenübungen bis hin zum olympischen Heben und zu Kettlebells.

Wir nennen das Buch Frisk Rygg (gesunder Rücken). Dies ist der einfache Weg zu einem starken, entspannten und schmerzfreien Rücken.

Auf www.mentorverlag.de/friskrygg/extras finden Sie alle professionellen Quellen, auf denen das Buch basiert. Sie sind aber auch jeweils am Ende der Kapitel zu finden.

Schwierige Forschung leichter gestaltet

Im Jahr 2007 erstellte eine Gruppe von Fachleuten im Namen des norwegischen Gesundheitsministeriums Rückenrichtlinien. Ziel war es herauszufinden, welche Behandlung am besten für den Rücken funktioniert. Im Jahr 2012 veröffentlichten die Amerikaner neue Rückenrichtlinien und Ratschläge, die auf der Grundlage der neuesten Rückenforschung basieren. Zusammen repräsentieren die norwegischen und amerikanischen Richtlinien das aktuellste Wissen, das wir haben, wenn es um die Linderung von Rückenschmerzen geht.

Dieses Wissen sind wir durchgegangen und haben es in unser System miteinbezogen. Hier können Sie sich leicht einen Überblick verschaffen und herausfinden, was das Beste ist, das Sie für Ihren Rücken tun können.

Schmerzhaft - aber nicht gefährlich

Rückenschmerzen sind sehr verbreitet und es wird geschätzt, dass zwischen 60-80% aller Menschen im Laufe ihres Lebens Rückenschmerzen haben. Andere Studien haben gezeigt, dass fast die Hälfte aller Beschäftigten im letzten Monat Rückenschmerzen hatten. Es ist die häufigste Erkrankung des Bewegungsapparats in Norwegen.

Sobald Sie einmal Schmerzen im Rücken hatten, ist es leider normal, dass der Schmerz von Zeit zu Zeit zurückkommt. Das bedeutet nicht, dass Ihr Rücken verletzt ist, sondern dass er etwas anfälliger für Beschwerden wird. Vielleicht liegt es an der Verwendung Ihres Rückens, schlechter Körperhaltung oder viel Stillsitzen. Das können Sie beim Gesundheitsrad-Test auf Seite 39 herausfinden.

Die meisten Rückenschmerzen sind insofern ungefährlich, dass sie nicht schlimmer werden und sich selbst regenerieren. Unspezifische Rückenschmerzen verschwinden normalerweise innerhalb von drei Wochen. Bei einem Vorfall, der dazu führt, dass ein Nerv eingedrückt oder gequetscht wird, verschwinden die Symptome normalerweise nach drei bis sechs Mcnaten.

Manchmal gibt es doch einen Grund professionelle Hilfe aufzusuchen, um sicherzustellen, dass die Rückenschmerzen nichts Ernsthaftes sind. Ihr Arzt, Ihr Physiotherapeut und Ihr Chiropraktiker sind hier Ihre ersten Ansprechpartner. Das bedeutet, dass Sie direkt zu Ihnen gehen können, ohne Überweisung. Manualtherapeuten und Chiropraktiker haben sich auf Muskeln und Knochen spezialisiert.

In den Punkten auf den folgenden Seiten geben wir Ihnen eine Vorstellung davon, ob Sie professionelle Hilfe aufsuchen sollen. Sie finden auch fünf Zeichen dafür, dass Ihre Beschwerden von selbst verschwinden könnten. Denken Sie daran, dass dies allgemeine Richtlinien sind, und dass Sie sich immer Hilfe suchen sollten, wenn Sie sich unsicher fühlen oder eine Besserung ausbleibt.

Fünf Zeichen, dass die Beschwerden von selbst verschwinden werden

Hier sind fünf Zeichen dafür, dass Ihre Rückenschmerzen harmlos sind und Sie mit gutem Grund erwarten können, dass sie von selbst vorübergehen werden.

Die Punkte basieren auf der Grundlage der nationalen klinischen Richtlinien für Rückenschmerzen. Diese wurden von FORMI, der Vermittlungsorganisation für Muskel- und Knochenleiden, einer Forschungseinheit der Universität Oslo, erstellt.

✓ Sie haben keine ausstrahlenden Schmerzen unterhalb des Knies

✓ Sie befinden sich in gutem Allgemeinzustand

✓ Ihre Beschwerden dauern nicht schon länger an

✓ Es ist lange her, als Sie zum letzten Mal Rückenschmerzen hatten

✓ Sie hatten davor noch nie Rückenschmerzen

Wann sollten Sie Hilfe in Anspruch nehmen?

Manchmal gibt es Gründe professionelle Hilfe zu suchen und herauszufinden, ob die Rückenschmerzen eine ernste Ursache haben. Manualtherapeuten und Chiropraktiker können hier genauso weiterhelfen wie Ärzte. Diese können Sie überweisen, wenn dies notwendig sein sollte.

Manualtherapeuten und Chiropraktiker haben sich auf Muskeln und Knochen spezialisiert.

Sie sollten professionelle Hilfe aufsuchen, falls:

- Sie ein Taubheitsgefühl spüren, weniger Gefühl in der Leiste/dem Beckenboden haben oder unfreiwillig wasserlassen. Dann sollten Sie sofort einen Arzt aufsuchen!

- Sie seit einem Unfall Rückenschmerzen haben

- Der Schmerz vom Rücken ausstrahlt und weiter unten als bis zum Knie oder dem Gesäß noch spürbar ist.

- Sie generell starke Schmerzen spüren. Sie nicht nur Schmerzen im Rücken haben, sondern auch Kopfschmerzen, Schwindel, Magenbeschwerden oder sich generell müde fühlen

- Sie sich im Allgemeinen krank fühlen, Fieber hatten und möglicherweise Gewicht verloren haben in der letzten Zeit

- Der Schmerz ist konstant und verändert sich auch bei Ruhe nicht

- Der Schmerz ist so stark, dass Schmerztabletten und Rückenentlastung nicht helfen

- Ihre Schmerzen im Laufe der Zeit immer schlimmer werden

- Sie eine reduzierte Muskelkraft im Oberschenkel, Unterschenkel oder Fuß bemerken

- Sie nicht auf den Zehen oder auf den Fersen stehen können

- Sie in letzter Zeit depressiv waren und es psychisch schwer hatten

- Sie Krebs oder Osteoporose (Knochenschwund) hatten

- Sie Steroide oder Drogen nahmen oder nehmen

- Sie sich unsicher sind, ob Sie dies auf eigene Faust schaffen können.

Wenn diese Symptome nicht auf Sie zutreffen oder Ihr Arzt Ihnen grünes Licht gegeben hat, können Sie weiter mit dem Buch arbeiten!

Schmerzlinderung

Sie erhalten Werkzeuge, die Ihnen helfen, die Kontrolle zu erlangen. Sie erhalten Übungen und Initiativen, die nachweislich gegen Rückenschmerzen helfen. Probieren Sie es aus und finden Sie heraus, was genau Ihnen hilft.

Erste Hilfe, wenn sich der Rücken querstellt

Wenn Sie akute Schmerzen haben, brauchen Sie schnelle Linderung. Auf diesen Seiten finden Sie Maßnahmen, die Sie selbst durchführen können, um die Muskulatur zu öffnen, weniger Schmerzen zu haben und schneller gesund zu werden.

Was passiert, wenn Sie akute Schmerzen haben?

Der Körper reagiert augenblicklich und heftig, selbst auf die kleinsten Verletzungen im Rücken. Ihre Muskeln spannen sich in dem Bereich an, der betroffen ist. Sie gehen in einen krampfartigen Zustand über, um sicherzustellen, dass der Bereich ruhig gehalten wird. Plötzliche Schmerzen im Rücken sind beängstigend, aber in den meisten Fällen bedeuten starke Schmerzen keine schlimmen Verletzungen.

In 95% der Fälle sprechen wir über unspezifische Rückenschmerzen. Unspezifisch bedeutet, dass die Verletzung zu klein ist, um sie auf Bildern zu erkennen. Wahrscheinlich kommt der Schmerz von einem Abschnitt eines der vielen kleinen Gelenke oder Muskeln im Rücken.

Solche Verletzungen kann der Körper einfach selbst reparieren und Sie werden schließlich feststellen, dass Ihre Muskeln locker lassen. Nach und nach erhalten Sie Ihre normale Beweglichkeit zurück. Gut zu wissen: Fast alle sind nach ein paar Wochen wieder schmerzfrei.

Nach den unspezifischen Rückenschmerzen ist ein Vorfall die häufigste Ursache von Schmerzen. Dieser Prolaps bedeutet, dass eine Ausbuchtung in einer der hinteren Dämpfungsscheiben auf einen Nerv drückt. Der Nerv wird gereizt und das tut weh! Sowohl Kribbeln und Stechen, als auch ausstrahlende Schmerzen können auftreten.

Bei einem Bandscheibenvorfall kann es länger dauern, schmerzfrei zu werden, als bei unspezifischen Rückenschmerzen. Der Schmerz geht allmählich, nachdem die Ausbuchtung an der Scheibe schrumpft. Lesen Sie mehr über Bandscheibenvorfälle auf Seite 57.

Sie können Ihrem Körper helfen zu verstehen, dass Ihr Rücken gesund ist und sich Ihre Muskeln nicht verkrampfen müssen. Mit „drehen und wenden" können Sie Ihren Rücken wieder aktivieren, sodass sich die Spannungen schneller lösen.

Bewegung macht Sie schneller gesund

Versuchen Sie, so wenig wie möglich zu liegen, auch wenn es weh tut. Solange Sie Ihren Rücken ruhig halten, erhalten die Verspannungen im Rücken keine Stimuli, um sich zu öffnen. Sie wollen Ihrem Rücken sagen, dass es sicher ist „loszulassen". Die meisten normalen Bewegungen sind die besten Freigabesignale, damit der Rücken sich entspannt.

So sollten Schmerzmittel verwendet werden

Haben Sie keine Angst nicht verschreibungspflichtige Schmerzmittel wie Paracetamol und Ibuprofen zu verwenden. Schmerzlindernde Medizin kann bewirken, dass Sie es schaffen beweglicher zu sein und somit schneller gesund werden.

Da das Ziel ist, den Schmerz zu lindern, damit Sie sich und Ihrem Rücken mehr bewegen können, sollten Sie regelmäßig Schmerzmittel nehmen, zum Beispiel drei bis vier Mal in 24 Stunden. Wenn Sie die Schmerztabletten nur nehmen, wenn Sie schon Schmerzen haben, bekommen Sie keine gleichmäßige Schmerzlinderung.

Die Behandlung, die akute Schmerzlinderung bietet

Massagen und „Knacksen" können die Schmerzen lindern, wenn Sie akute Rückenschmerzen haben. Die Behandlung kann dem Körper helfen zu verstehen, dass er die Spannung loslassen kann, was es einfacher macht, sich zu bewegen.

Der Grund, warum diese Manipulation funktioniert, wird immer noch diskutiert, aber wir wissen, dass Manipulation Tiefenentspannung und Schmerzlinderung im manipulierten Bereich bringt. Chiropraktiker und Manualtherapeuten sind geprüfte Therapeuten, die Manipulationstechniken anwenden. Einige Physiotherapeuten haben auch eine Ausbildung in sicher durchführbaren Massagetechniken.

Haben Sie Schmerzen unterhalb des Knies oder andere starke in die Beine ausstrahlende Schmerzen, wird eine Massage nicht empfohlen. Im Zweifelsfall weiß der Therapeut, ob Manipulation für Sie das Richtige ist.

Massage ist keine langfristige Lösung für einen gesunden Rücken. Haben Sie Ihren Rücken mit Manipulation behandelt, sollten Sie trotzdem die anderen Tipps befolgen, um zu verhindern, dass der Rücken sich wieder verhärtet.

21

Ich wollte nur ein Handtuch vom Badezimmerboden hochheben. Als ich mich bückte, war es, als würde die Lendenwirbelsäule zu einem Eisblock werden. Ich versuchte mich zu bewegen, aber der untere Rücken war wie eingefroren. Alle Bewegungen tun weh. Ich hocke und denke „was ist da passiert?"

Nach ein paar Minuten war ich in der Lage, mich mit meinen Händen abzustützen und „kletterte" in die stehende Position zurück. Obwohl es jetzt weh tut, weiß ich, dass der Schmerz nicht gefährlich ist. Ein „eingefrorener Rücken" taut nach und nach auf und erhält schließlich seine übliche Beweglichkeit zurück. Aber genau jetzt tut er weh!

Was hilft, wenn ich akute Schmerzen habe? Was kann ich tun, um die Schmerzen zu reduzieren?

Schlaf-Positionen, die Verspannungen und Schmerzen reduzieren können

Ein Tipp gegen Rückenschmerzen ist, auf Ihrer Seite mit einem eher großen Kissen zwischen den Knien zu schlafen. Diese Position wird einen Teil der Last der Hüfte und des Gesäßes auf den Rücken nehmen, während leicht gebeugte Knie die Mittelposition des Rückens unterstützen.

Schlafen Sie auf dem Rücken, können Sie versuchen ein Kissen oder ein zusammengerolltes Handtuch unter den Knien zu haben, während Sie schlafen. Dies nimmt einige der Spannungen, die in Rückenlage vom Hüftbeuger ausgehen.

Mehr über Schlaf und Schlafpositionen finden Sie auf Seite 89.

Wärme kann Schmerzen lindern

Wärme kann bei akuten Schmerzen Schmerzlinderung geben. Verwenden Sie eine Wärmflasche, eine Wärmedecke oder andere Heizelemente am Rücken, wenn er weh tut. Spüren Sie, wie die Wärme die Muskeln entspannt.

Die Wärmebehandlung ist der Kälte vorzuziehen.

Das Wichtigste am Ende: Aktivität

Diese Tipps haben wir gesammelt, um Ihnen zu helfen die Schmerzen im Rücken zu reduzieren, sodass Sie sich besser und aktiver bewegen können.

Bewegen Sie sich weiter so normal wie möglich. Alles von gewöhnlichen Tätigkeiten drinnen bis hin zu längeren Ausflügen draußen tut gut. Das Ziel ist, Ihrem Körper und Ihrem Rücken so viel abwechslungsreiche Bewegung wie möglich zu geben.

Denken Sie daran, dass es nicht gefährlich oder schädlich ist, wenn es weh tut, während Sie sich bewegen und aktiv sind. Hatten Sie einen Vorfall, versuchen Sie Bewegungen zu vermeiden, die den ausstrahlenden Schmerz verschlimmern. Das Ziel ist, sich und seinen Körper zu überzeugen, dass Sie wieder bereit sind, normal zu funktionieren!

Rückenschmerzen sind schwer und ermüdend. Dieser ganze Schmerzlinderungsabschnitt wird Ihnen helfen, die akuten Rückenschmerzen zu überwinden. Aber um einen nachhaltig gesunden Rücken zu haben, sollten Sie Ihren Blick auf die verschiedenen Faktoren des Gesundheitsrades lenken.

Fünf Übungen für eine effektive Schmerzlinderung im Rücken

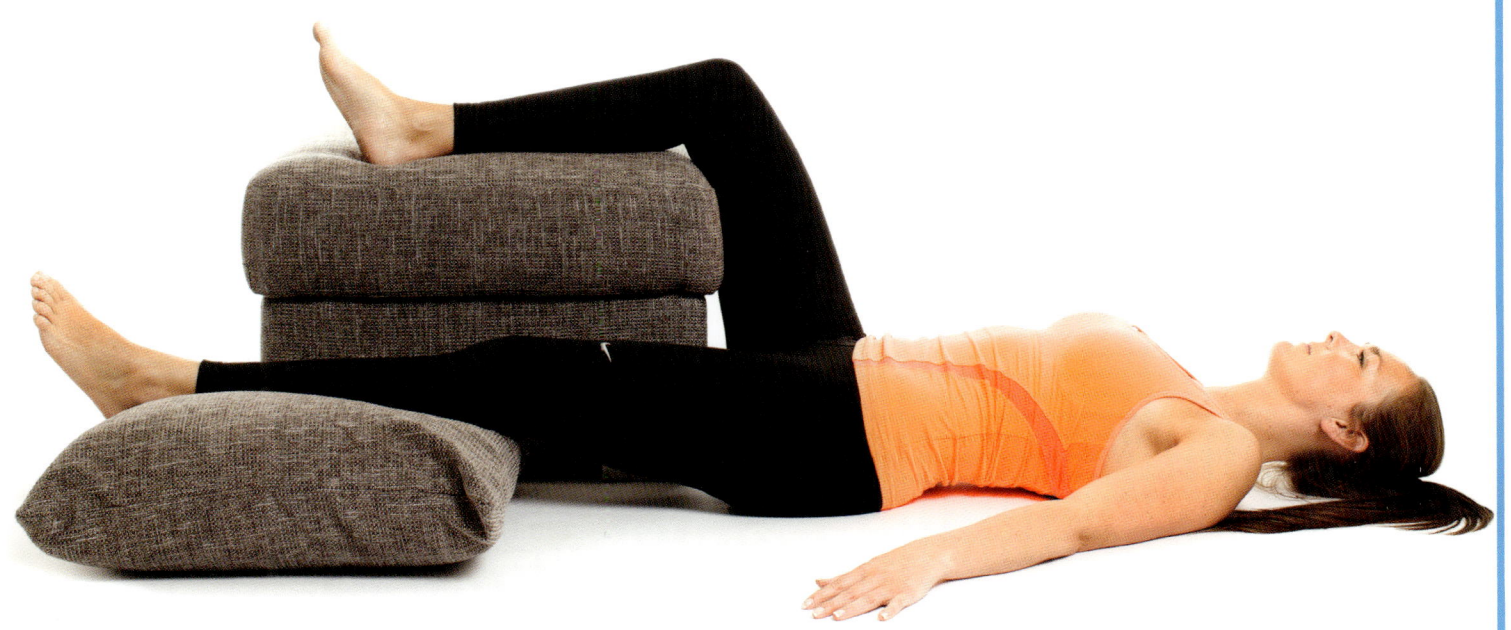

Die Übungen sind konzipiert den Rücken aufzuwärmen, „aus der Reserve zu locken" und akute Schmerzlinderung zu geben. Zu Beginn sollten Sie herauszufinden, wie weit Sie Ihren Rücken vor- und zurückbewegen können, ohne Schmerzen zu haben. Oft geht hier viel mehr, als Sie denken!

1.1

Effektive Schmerzlinderung

Beckenwippe in Rückenlage

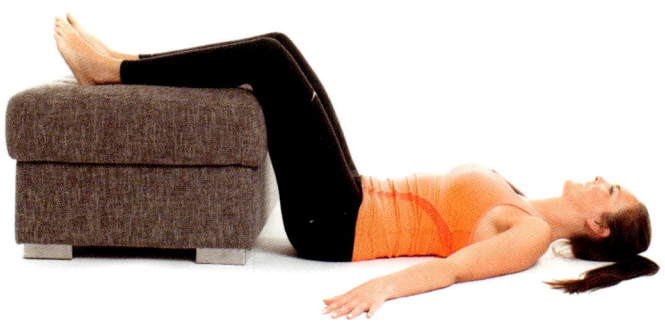 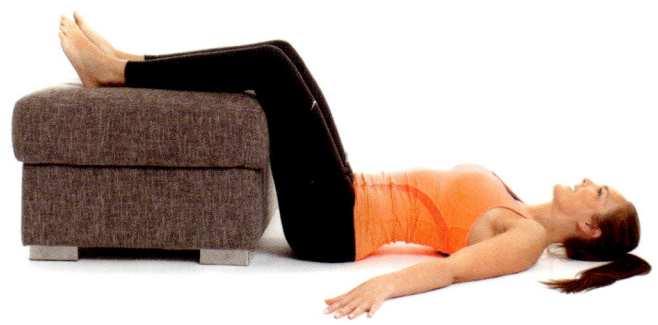

So führen Sie die Übung aus:

Legen Sie sich auf den Rücken mit Ihren Beinen auf einem Sofa oder einem niedrigen Stuhl. Lassen Sie Ihre Arme auf beiden Seiten ruhen. Krümmen und wiegen Sie Ihren unteren Rücken leicht innerhalb der Schmerzgrenze. Sie können auch zur Beckenwippe oder nächsten Übung „hin-und-her" übergehen.

Experten-Tipp

Sie können die Übung auch mit den Beinen am Boden machen.

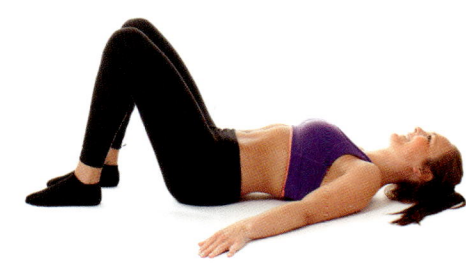

24

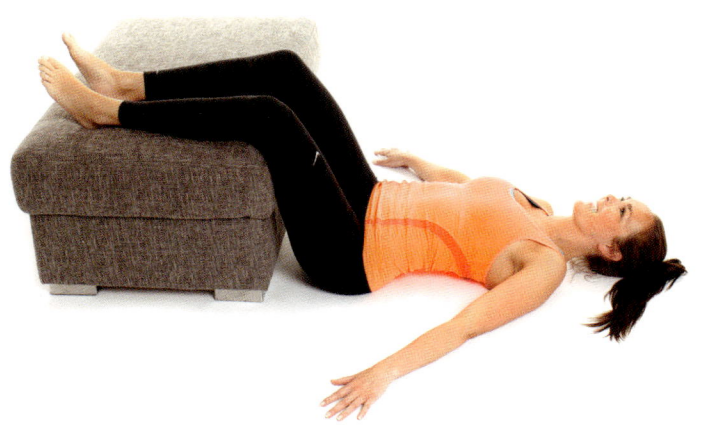

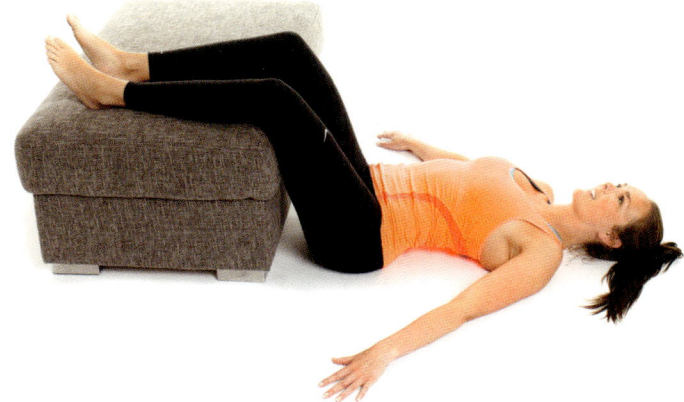

So führen Sie die Übung aus:

Legen Sie sich auf den Rücken mit Ihren Beinen auf einem Sofa oder einem niedrigen Stuhl. Versuchen Sie, das Gesäß so nah wie möglich beim Stuhl zu haben. Lassen Sie Ihre Arme auf beiden Seiten ruhen. Bewegen Sie die Hüften leicht innerhalb der Schmerzgrenze von einer Seite zur anderen.

Experten-Tipp

Sie können auch zur Beckenwippe oder nächsten Übung „hin-und-her" übergehen. Spüren Sie, wie die Beweglichkeit des Rückens allmählich zunimmt.

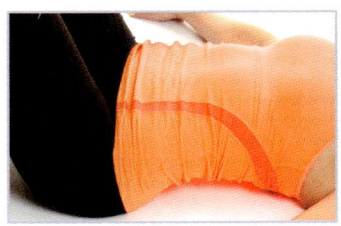

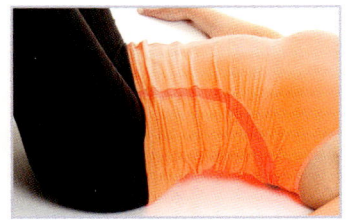

1.3 Katzenbuckel-Pferderücken

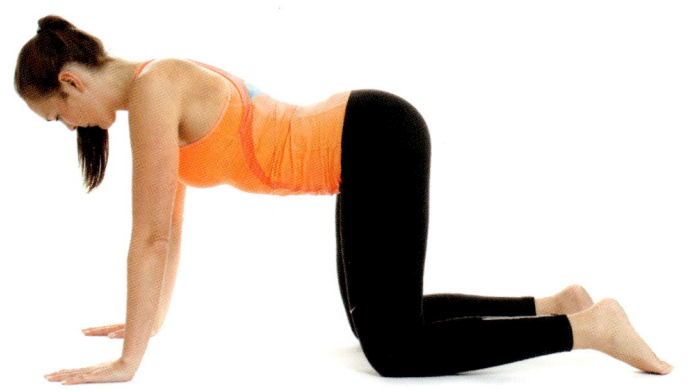 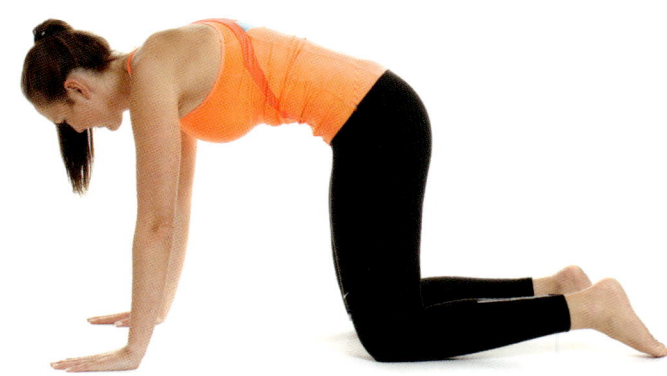

So führen Sie die Übung aus:

Beginnen Sie auf allen Vieren, mit den Knien und Handflächen auf dem Boden. Stehen Sie mit einer 90-Grad-Beugung in den Hüften und den Händen direkt unter Ihren Schultern. Machen Sie innerhalb Ihrer Schmerzgrenze abwechselnd einen Katzenbuckel (Rücken rund nach oben gewölbt) und einen Pferderücken (Kopf und Gesäß hinausgestreckt und Rücken durchgedrückt). Machen Sie die Bewegungen langsam.

Experten-Tipp

Bewegen Sie sich entspannt hin und her und fühlen Sie, was passiert. Sie sollten nicht zu viel Kraft oder Druck anwenden, um sich in die richtige Position zu bringen. Ziel ist es, dass die Bewegung in der Wirbelsäule und Hüfte entsteht, nicht in den Schultern und im Oberkörper.

Hin-und-her im Vierfüßler

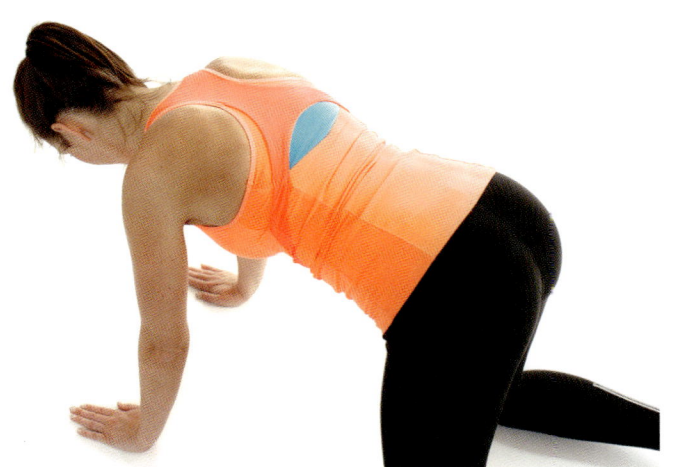 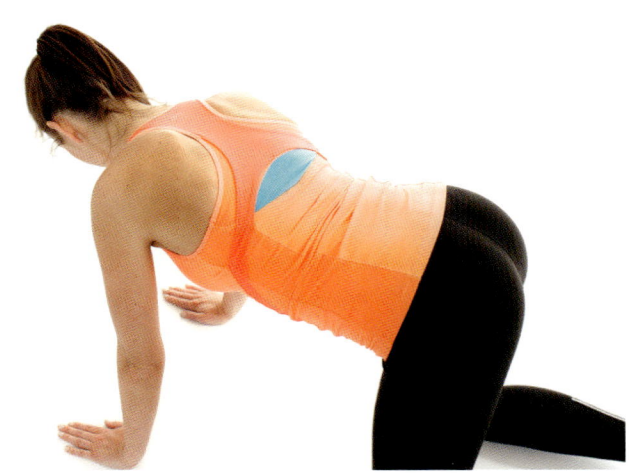

So führen Sie die Übung aus:

Beginnen Sie auf allen Vieren, mit den Knien und Handflächen auf dem Boden. Stehen Sie mit einer 90-Grad-Beugung in den Hüften und den Händen direkt unter Ihren Schultern. Bewegen Sie Ihr Gesäß von Seite zu Seite, wie ein Hund, der mit dem Schwanz wedelt.

Experten-Tipp

Sie können auch zum „Katzenbuckel-Pferderücken" oder der nächsten Übung „hin-und-her" übergehen. Spüren Sie, wie die Beweglichkeit des Rückens allmählich zunimmt.

Die Übung sollte so einfach und schmerzfrei wie möglich gemacht werden. Stellen Sie sich vor, dass Sie Ihrem Rücken nach und nach mehr und mehr Bewegung entlocken.

1.5 Progressive Hüftentspannung

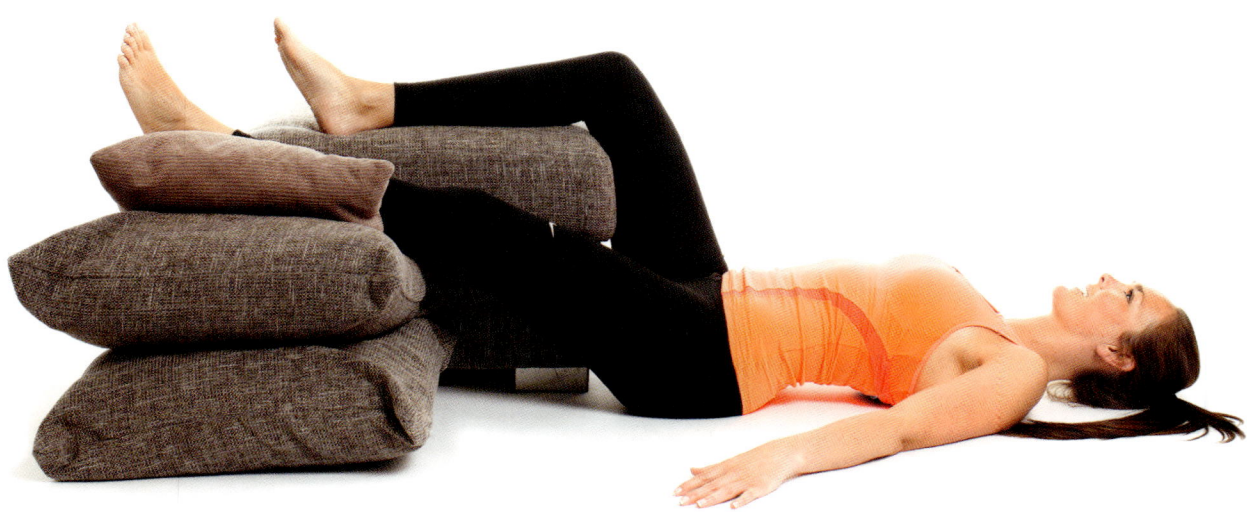

So führen Sie die Übung aus:

Liegen Sie auf dem Rücken mit dem rechten Bein auf einem Stuhl ruhend. Das linke Bein ist auf einem Stapel Kissen ausgestreckt. Die Kissen sollten solide und stabil sein. Lassen Sie Ihre Arme auf beiden Seiten ruhen. Bauen Sie die ausgestreckten Fuß hoch genug auf, dass Sie bequem und im Rücken entspannt liegen können.

Das Ziel der Übung ist es, den unteren Rücken schwer auf dem Boden ruhend zu spüren. Beginnen Sie damit, den ganzen Körper zu entspannen und für fünf Minuten nur zu liegen, jedenfalls so lange, bis der untere Rücken am Boden aufliegt. Atmen Sie tief durch die Nase ein und durch den Mund aus. Dies wird Ihnen helfen, sich schneller zu entspannen. Wenn Ihr unterer Rückenbereich fest auf dem Boden aufliegt, können Sie das oberste Kissen unter dem Bein entfernen und sich in dieser neuen Position entspannen. Wiederholen Sie das auf der anderen Seite.

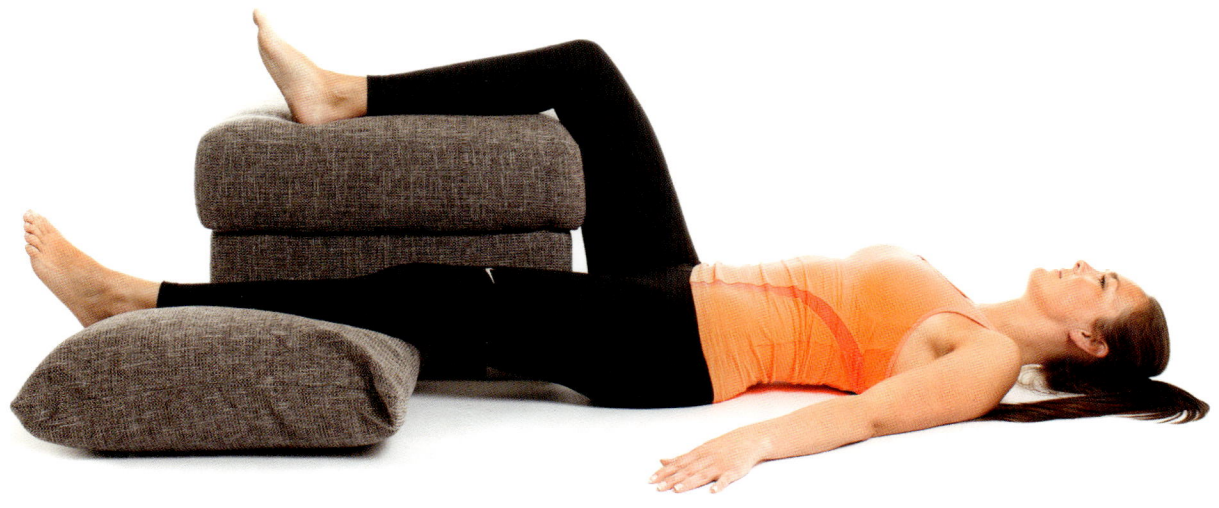

Experten-Tipp

Die Übung ist inspiriert durch Egoscues „Painfree"-
Programm und ist besonders gut für Menschen,
die damit kämpfen, die Hüfte auszustrecken.

Erfahren Sie mehr über Egoscue und schauen Sie
ein Video zur progressiven Hüftentspannung an
unter www.mentorverlag.de/friskrygg/extras

Lassen Sie sich von Muskelknoten im Rücken befreien

Massage ist eine einfache und kostengünstige Maßnahmen, um steife Muskeln zu erweichen, Stress zu reduzieren, Triggerpunkte zu lockern und Rückenschmerzen zu reduzieren. Aber eine Massage ist teuer und für viele ist es zu zeitintensiv mehrmals pro Woche zum Masseur zu gehen. Eine gute Alternative zu regelmäßigen Massagen ist die Massagerolle und die Triggerpunkt-Therapie. Das sind Behandlungen, die Sie an sich selbst vornehmen können und die kaum etwas kosten.

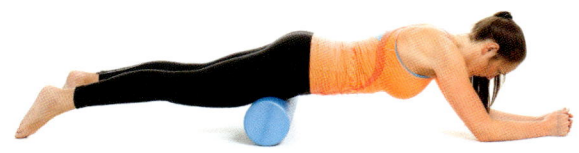

Gute Forschungsergebnisse sind schwer zu finden, wenn es um Massage geht. Die Rückenrichtlinien empfehlen Massage als Ergänzung zu den Übungen und zum Training, vor allem für Menschen, die lange Zeit Beschwerden haben. Massage hilft nicht nur gegen Rückenschmerzen, sondern auch gegen Angst und Depression.

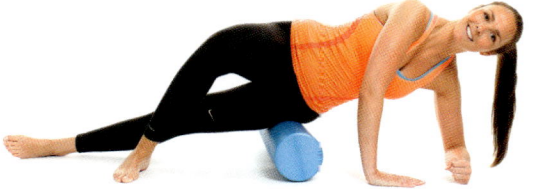

Wir wissen nicht viel darüber, warum Massage hilft. Wahrscheinlich schafft die Massage ein Bewusstsein für den Körper, sendet positive Signale an das Gehirn und lockert schmerzhafte Muskelknoten. Eine Erklärung zur richtigen Verwendung der Massagerolle/Schaumstoffrolle finden Sie auf Seite 133.

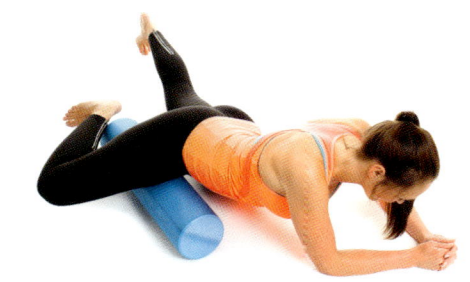

Triggerpunkt-Therapie

Ein Triggerpunkt ist ein kleiner, harter und schmerzender Knubbel in einem Muskel. Manche nennen ihn Muskelknoten. Es gibt keine Forschung, die zeigt, dass Triggerpunkte die Ursache für Rückenschmerzen sind, aber es fühlt sich oft gut an, diese wunden Punkte zu „lösen".

Speziell für Triggerpunkte ist, dass sie ausstrahlende Schmerzen in andere Bereiche auslösen können. Ausstrahlende Schmerzen in den Kopf kommen beispielsweise oft von Triggerpunkten in der Nackenmuskulatur.

Wer ist dafür geeignet?

Triggerpunkttherapie kann zu Schmerzlinderung führen und funktioniert oft gut, wenn Sie „diesen einen Punkt" haben, der weh tut. Bedenken Sie jedoch, dass Triggerpunkt-Therapie Symptom-Behandlung ist. Sie schafft die Ursache der Schmerzen nicht aus der Welt.

Wenn ungünstige Körperhaltungen Spannung und Triggerpunkte in den Muskeln erzeugen, kann es Schmerzlinderung bieten, diese schmerzenden Bereiche zu behandeln. Sitzen Sie aber weiterhin in einer ungünstigen Position, kommen die Triggerpunkte zurück!

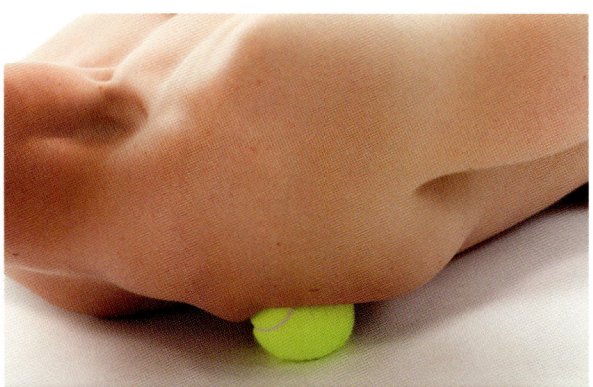

Am besten benutzen Sie einen Lacrosse-Ball. Die Härte passt, er behält die Form und ist einfach zu reinigen.

Wenn Sie eine sanftere Massage wollen, können Sie mit einem Tennisball beginnen.

Welche Geräte sollte ich verwenden?

Auf einen Ball kann man ideal Druck ausüben und damit
die Triggerpunkte auflösen. Lacrosse-Bälle, die aus reinem
Gummi hergestellt werden, sind die besten Bälle hierfür. Die
Härte passt, er behält die Form und ist einfach zu reinigen.

Wie mache ich das?

Eine Selbstbehandlung von Triggerpunkten ist einfach.
Verwenden Sie die Triggerpunktkkarte, um den Teil des
Muskels zu finden, den Sie behandeln möchten. Legen
Sie den Ball in diesen Bereich und rollen Sie darüber,
bis Sie den Punkt finden, der besonders schmerzhaft
oder hart ist. Dies ist der Triggerpunkt. Sie können
entweder direkt auf den Punkt Druck ausüben oder
Sie rollen langsam über dem Punkt hin und her.

Das kann schmerzen, aber es wird nicht so schmerzhaft
sein, dass Sie die Muskeln anspannen. Das Ziel ist
trotzdem, die Muskeln zu entspannen. Nach zwei bis
drei Minuten sollten Sie fühlen, dass der Schmerz
weniger wird. Wenn der Schmerz weg ist, gehen Sie zum
nächsten Bereich über.

Viele Menschen finden es hilfreich, den Ball auf
ihren Muskeln zu visualisieren. Das macht Ihnen
die Spannung in den Muskeln bewusster, sodass die
Triggerpunkte sich schneller „öffnen". Versuchen Sie
auch, tief in den Bauch zu atmen, um sich während
der Selbstbehandlung mehr zu entspannen.

Wie man Triggerpunktkarten einsetzt

Auf den folgenden Seiten finden Sie einen Überblick
über die meisten Triggerpunkte des Rückens. Das weiße
Kreuz zeigt an, wo die üblichen Punkte zu finden sind
und die roten Bereiche zeigen, wo es häufig schmerzt.

Erkennen Sie Ihre Schmerzen auf einem der
Bilder wieder, kann es sich lohnen zu versuchen,
die Bereiche mit weißen Kreuzen zu lösen.
Vielleicht ist es das, was für die Linderung der
schlimmsten Schmerzen notwendig ist.

Alle Triggerpunkte und Schmerzbereiche sind auf einer
Seite des Modells gezeigt. Die gleichen Bereiche und
Punkte finden sich auf der gegenüberliegenden Seite.

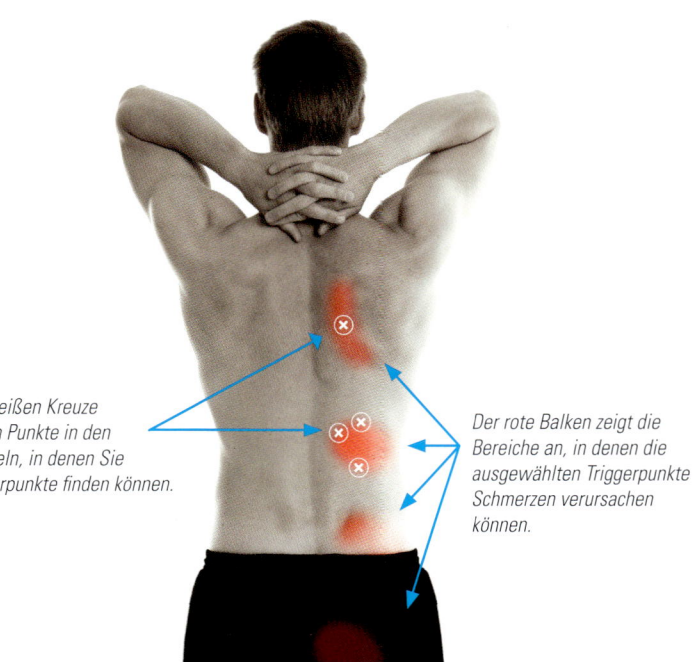

Die weißen Kreuze zeigen Punkte in den Muskeln, in denen Sie Triggerpunkte finden können.

Der rote Balken zeigt die Bereiche an, in denen die ausgewählten Triggerpunkte Schmerzen verursachen können.

Experten-Tipp

Wenn Sie auf einem Holzboden liegen und sich selbst massieren, kann es ein Vorteil sein, eine Gymnastikmatte unter dem Ball zu haben, um Verrutschen zu verhindern.

Wollen Sie die Triggerpunkte lieber im Stehen lösen, können Sie dies gegen eine Wand stehend tun. Um zu verhindern, dass der Ball hinunterfällt, stecken Sie ihn in eine lange Socke. Mit dem Ball in einer Socke können Sie leichter steuern, wo der Ball ist.

Möchten Sie die Muskeln massieren, die entlang der Wirbelsäule verlaufen? Versuchen Sie einen Doppelball zu machen, indem Sie zwei Kugeln in einer Socke zusammenbinden. Legen Sie sich auf die Kugeln, mit der Wirbelsäule zwischen den Bällen, und rollen Sie auf und ab.

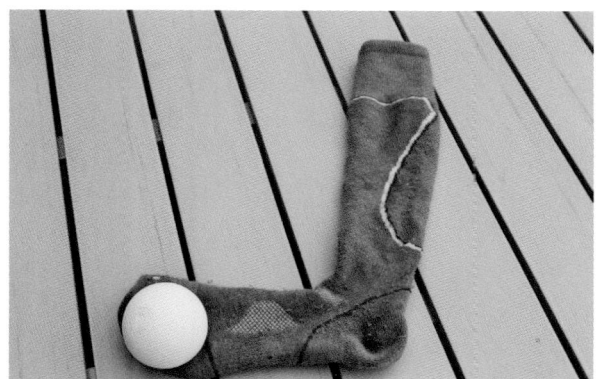

Stecken Sie den Ball in eine lange Socke, um sich im Stehen den Rücken zu massieren.

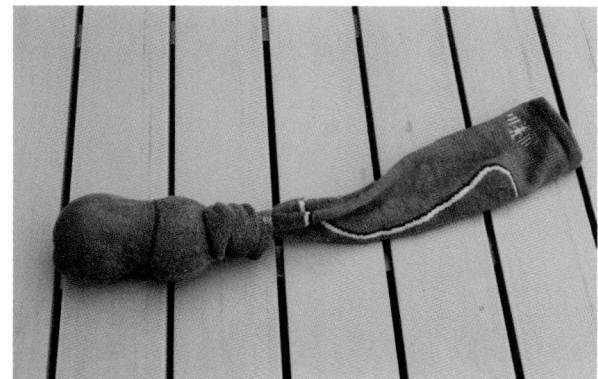

Verwenden Sie zwei Kugeln in einer Socke mit einem Knoten zusammengehalten, um die Muskeln entlang der Wirbelsäule zu massieren.

Der lange Rückenmuskel (Erector spinae)

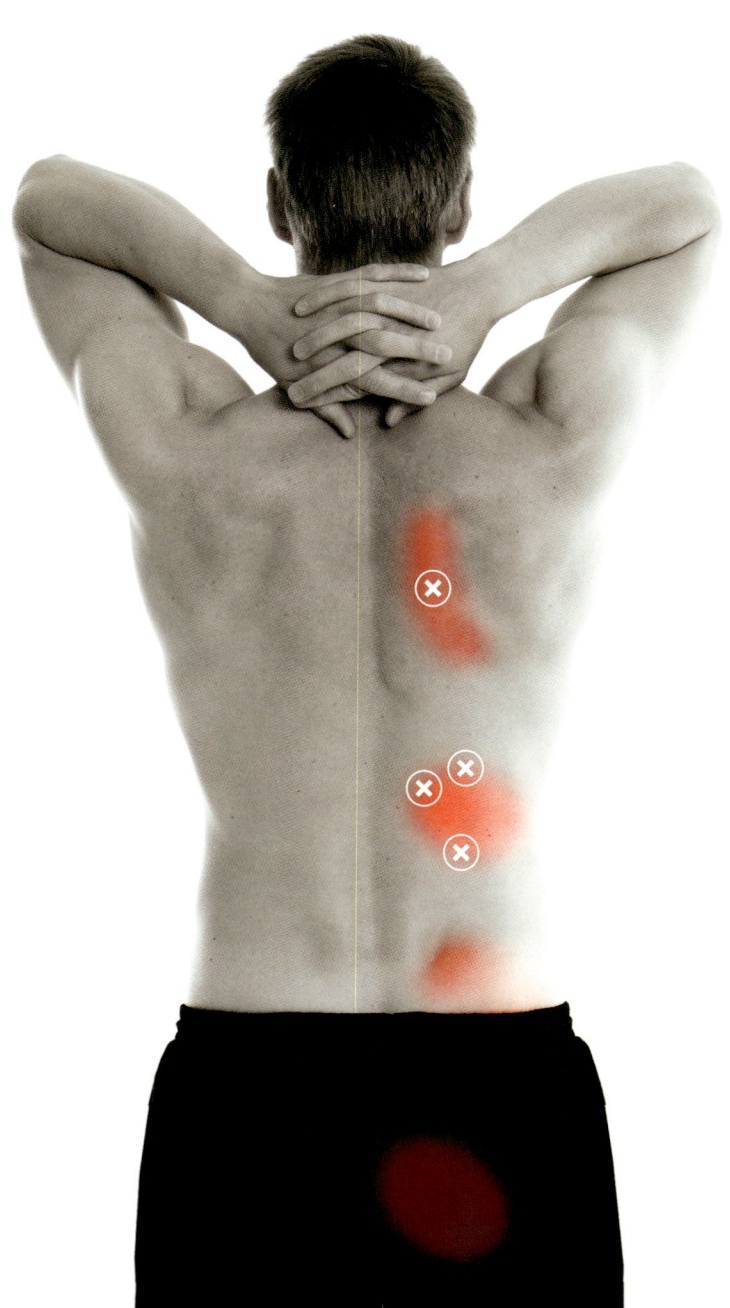

Der breite Rückenmuskel (Latissimus dorsi)

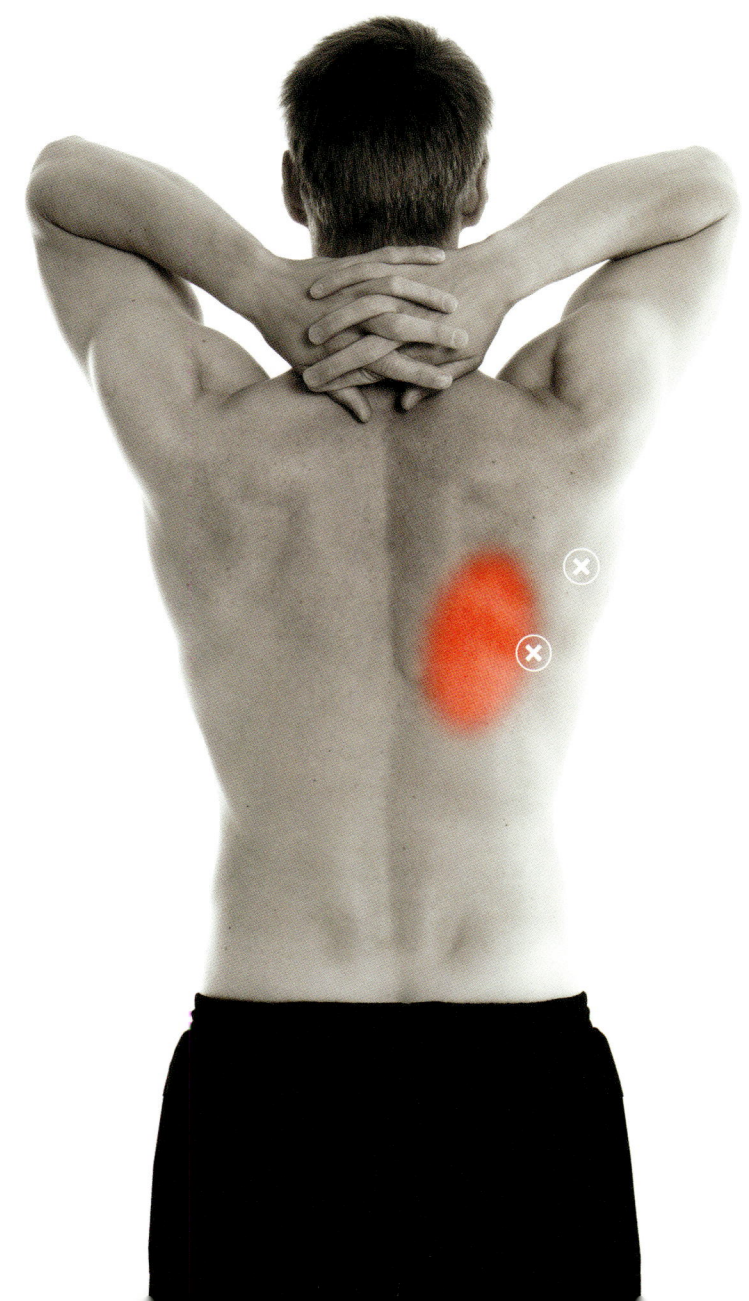

Der große Gesäßmuskel (Gluteus maximus)

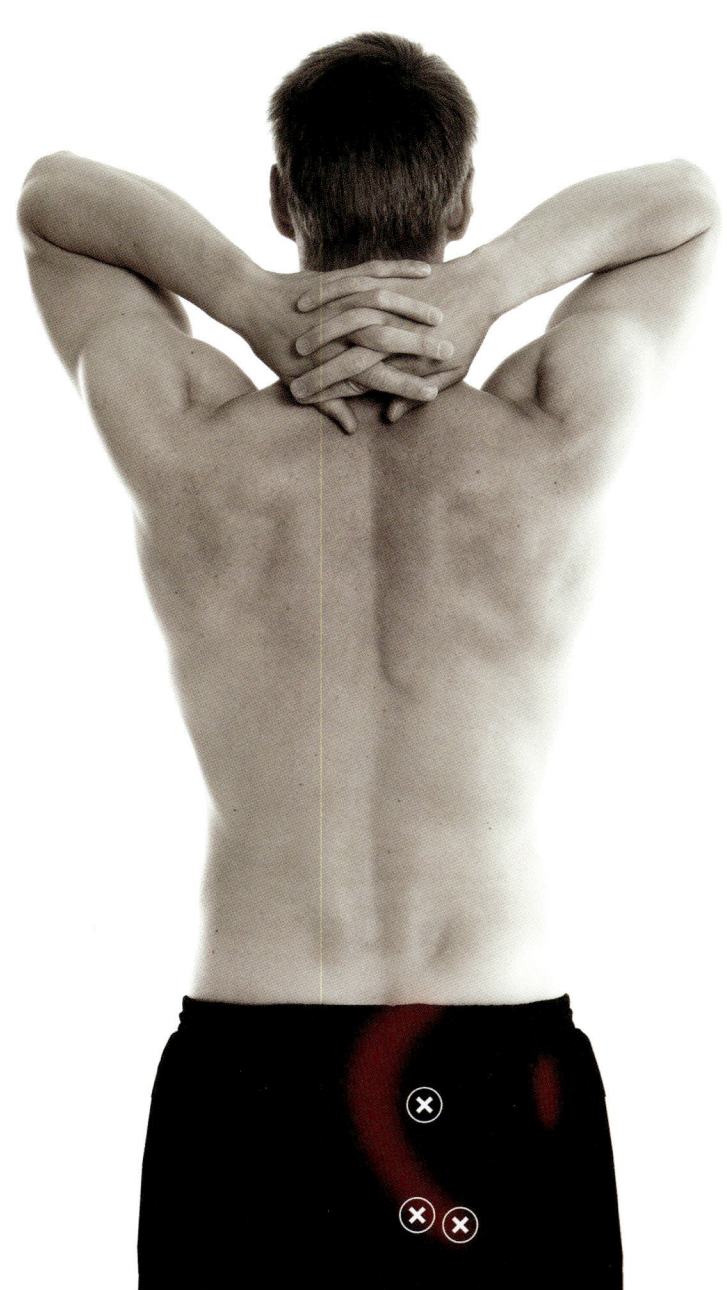

Der quadratische Rückenmuskel (Quadratus lumborum)

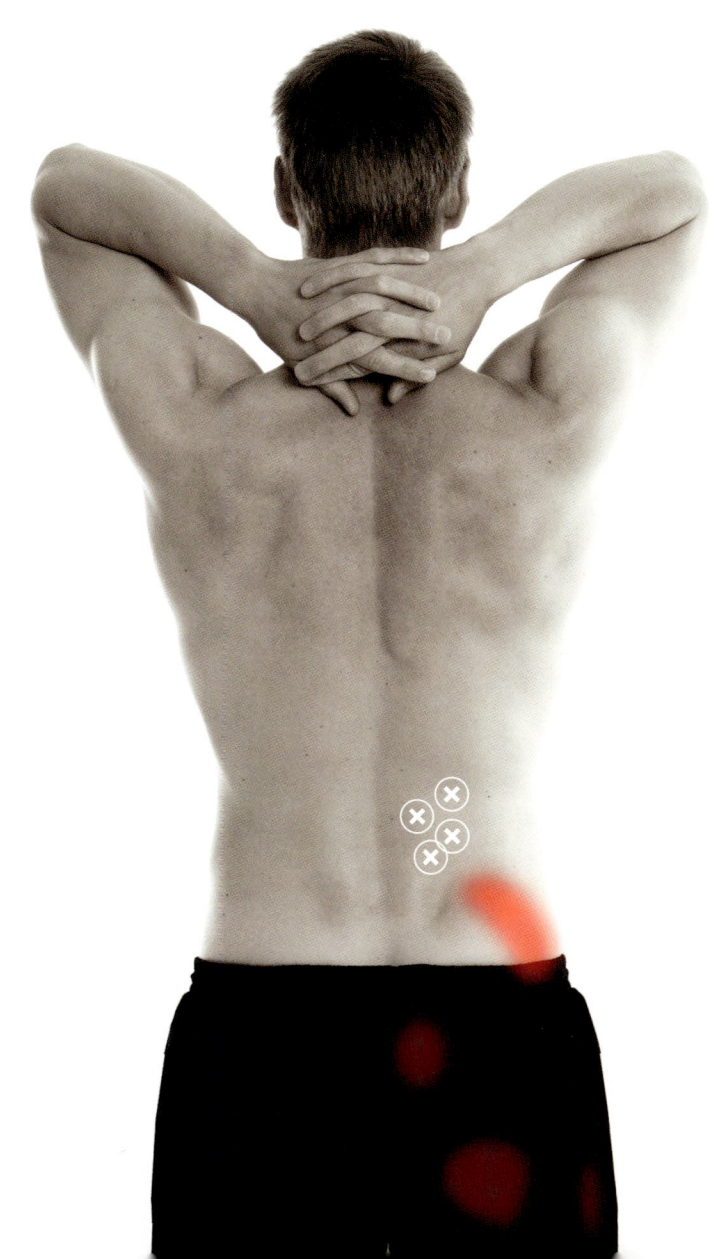

Die geraden Bauchmuskeln (Rectus abdominis)

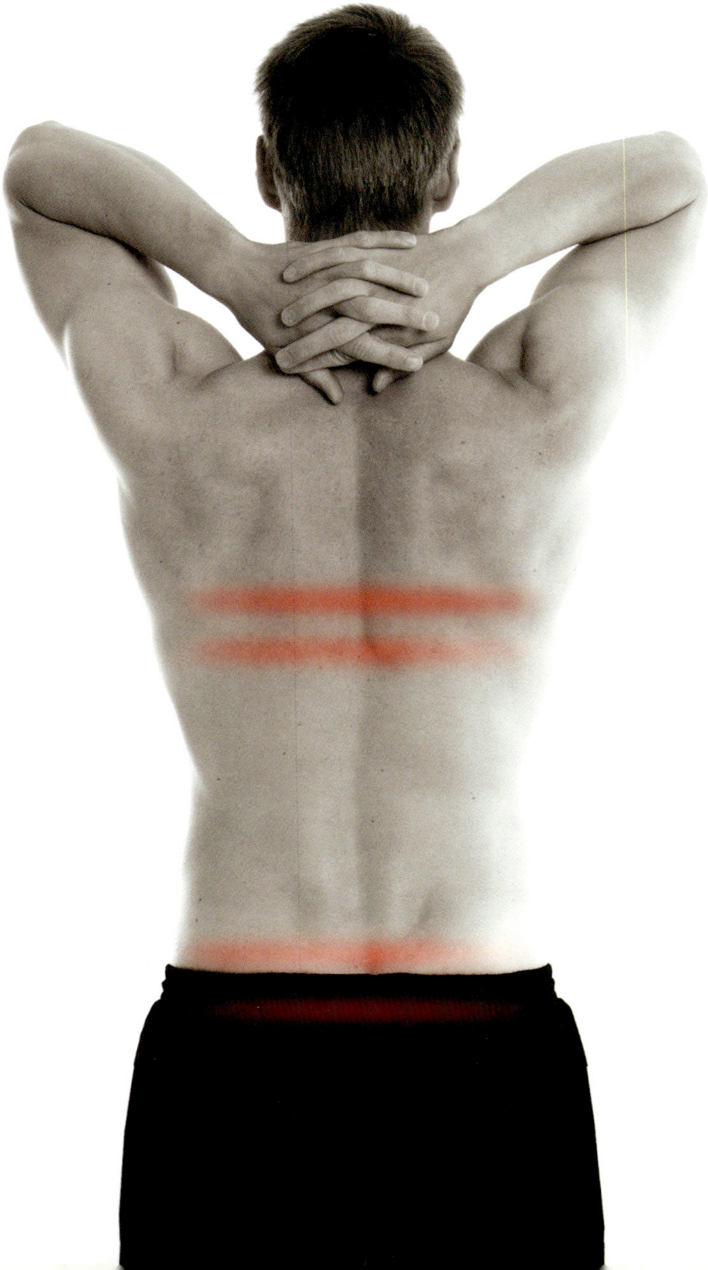

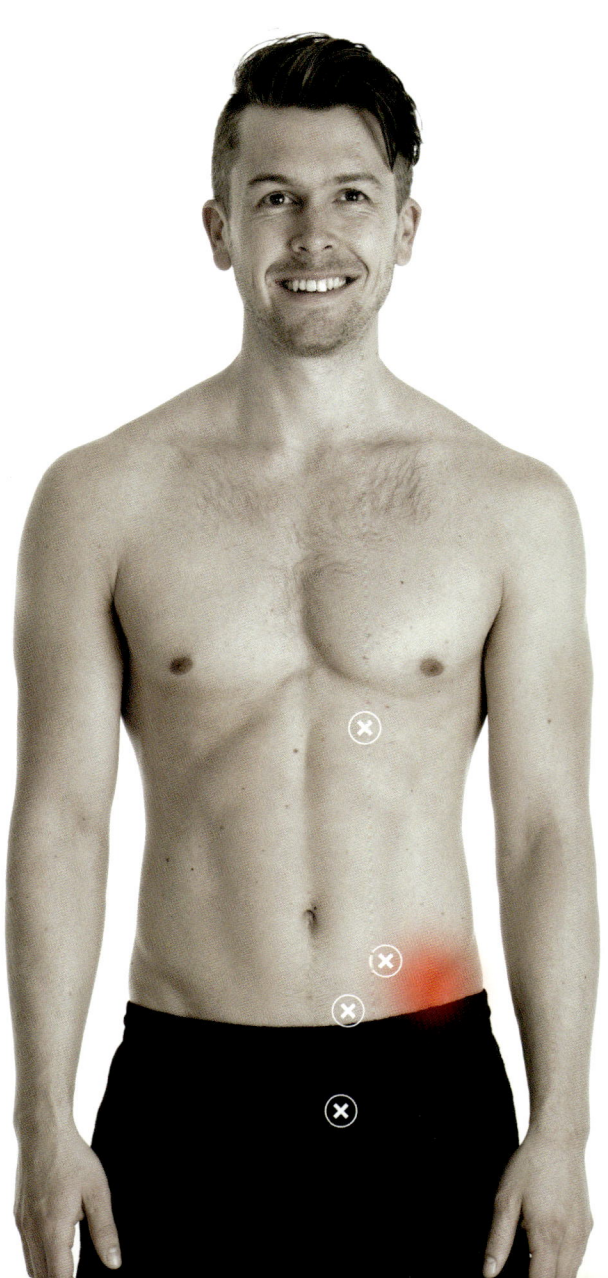

Das Gesundheitsrad

Langfristige Rückenschmerzen entstehen oft aufgrund einer Kombination von mehreren Faktoren: Kraft, Haltung, Aktivität, Mobilität, Arbeit, Wissen, Schlaf und Ruhe. Die Fragen im Gesundheitsrad zeigen Ihnen auf, welche dieser Faktoren Sie ändern sollten, um weniger Rückenschmerzen zu haben.

Einführung in das Gesundheitsrad

Woher kommen die Rückenschmerzen und wieso verschwinden sie nicht? Es ist so frustrierend, keine Antworten zu bekommen. Oder vielleicht bekommen Sie zu viele Antworten. Vielleicht wissen Sie, dass alles „Kopfsache" ist oder dass es „unspezifische Schmerzen" sind. Was genau ist eigentlich die Ursache dafür, dass die Schmerzen nicht verschwinden?

Früher gab es einfache Erklärungen. Aber der Mensch ist keine einfache Maschine. Mit der Zeit fanden die Forscher heraus, dass langfristige Rückenschmerzen nicht durch die alten Theorien erklärt werden können. Es brauchte ein neues Modell.

Die moderne Medizin orientiert sich an einem biopsychosozialen Modell. Das heißt: Sowohl Biologie und Psychologie als auch Ihre Umwelt kommen hier ins Spiel. Langanhaltende Rückenschmerzen werden sowohl von physischen und psychischen als auch von sozialen Faktoren beeinflusst. Das Gesundheitsrad berücksichtigt die sieben wichtigsten Faktoren.

Der Gesundheitsradtest auf den folgenden Seiten zeigt Ihnen, an welchen dieser Faktoren Sie arbeiten sollten, um Ihre Rückenschmerzen zu reduzieren. Für jeden dieser Faktoren werden später im Buch konkrete Schritte zu finden sein, die Sie probieren können. Wir empfehlen Ihnen, den Test nach einem Monat zu wiederholen. So können Sie Ihren Fortschritt beobachten.

Wenn Sie nicht in das Buch schreiben möchten, können Sie das Gesundheitsrad auch herunterladen unter www.mentorverlag.de/friskrygg/extras

Was, wenn ich schon überall die höchste Punktezahl erreiche?

Der erste Teil des Buches dreht sich darum, Sie von 0 auf 8 Punkte in allen Faktoren des Gesundheitsrades zu bringen. Teil zwei besteht aus anspruchsvollen Programmen und passt zu Ihnen, wenn Sie gute Punkte bei Kraft, Flexibilität und Haltung punkten. Sobald Sie die grundlegenden Übungen meistern, bieten die erweiterten Programme neue Herausforderungen.

Die moderne Medizin orientiert sich an einem biopsychosozialen Modell. Das heißt: sowohl Biologie und Psychologie als auch Ihre Umwelt kommen hier ins Spiel. Langanhaltende Rückenschmerzen werden sowohl von physischen und psychischen als auch von sozialen Faktoren beeinflusst.

Die sieben Faktoren, die Ihren Rücken beeinflussen

Wissen: Wissen hilft Ihnen zu verstehen, was mit Ihrem Rücken geschieht und zu wissen, was die aktuelle Forschung über Schmerzen sagt. Dies sorgt für innere Ruhe.

Wissen

Haltung: Eine gute Haltung ermöglicht es dem Rücken sich dort zu belasten, wo er am stärksten ist. Dies ist besonders wichtig, wenn Sie schwer heben oder trainieren wollen.

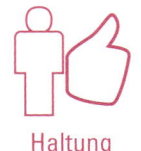

Haltung

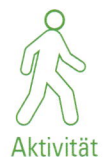

Aktivität: Inaktivität über längere Zeit erhöht das Risiko von Rückenschmerzen. Längere Zeit zu Sitzen verschlechtert Rückenschmerzen und erhöht den Druck auf die Wirbelsäule mehr als im Stehen oder Gehen.

Aktivität

Beweglichkeit: Gute Beweglichkeit ermöglicht es Ihrem Rücken in der mittleren Position zu arbeiten, während die großen Gesäßmuskeln den härtesten Job übernehmen.

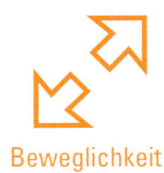

Beweglichkeit

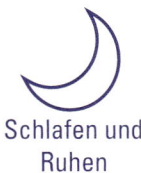

Schlafen und Ruhen: Guter Schlaf reduziert Rückenschmerzen. Weniger Schmerz verbessert den Schlaf. Diese Aspekte wirken sich positiv aufeinander aus.

Schlafen und Ruhen

Kraft: Starke Muskeln haben eine bessere Durchblutung und können mehr standhalten als schwache Muskeln. Spezifisches Training stärkt die Bauch- und Rückenmuskulatur und reduziert die Beschwerden.

Kraft

Beruf: Ist Ihr Arbeitsplatz „rückenfreundlich"? Wie es Ihnen im Beruf geht, hat Einfluss auf Ihren Rücken.

Arbeit

Machen Sie den Test, der auf der nächsten Seite beginnt, um herauszufinden, welche Faktoren für Sie wichtig sind.

Beantworten Sie die Fragen und zählen Sie die Punkte für alle Faktoren zusammen:

Wissen

Ja = 0 Punkte Naja = 1 Punkt Nein = 2 Punkte

Sind Sie unsicher, warum Ihr Rücken weh tut? _____

Haben Sie Angst, dass es Ihrem Rücken nie wieder besser gehen wird? + _____

Wüssten Sie gern mehr darüber, was Sie tun können, wenn Sie Schmerzen haben? + _____

Haben Sie Angst, dass Bewegung Ihre Rückenschmerzen schlimmer macht? + _____

Punkte auf Wissen: = _____

Aktivität

Finden Sie Ihre Werte auf der Punkteskala

Zählen Sie alle Wachstunden, die Sie in der Arbeit, unterwegs, beim Fernsehen, vorm PC oder Ähnlichem verbringen. Sitzen Sie 11 Stunden oder mehr ist Ihre Punktzahl 0. Drei Stunden sitzen oder weniger pro Tag gibt Ihnen 8 Punkte.

Wie viele Stunden sitzen Sie pro Tag?

11 Stunden	10 Stunden	9 Stunden	8 Stunden	7 Stunden	6 Stunden	5 Stunden	4 Stunden	3 Stunden
0 Punkte	1 Punkt	2 Punkte	3 Punkte	4 Punkte	5 Punkte	6 Punkte	7 Punkte	8 Punkte

Schlafen und Ruhen

Ja = 0 Punkte Naja = 1 Punkt Nein = 2 Punkte

Schlafen Sie in der Nacht im Allgemeinen schlecht? _____

Dauert es länger als 30 Minuten vom Hinlegen bis zum Einschlafen? + _____

Wenn Sie gestresst sind, fehlt Ihnen dann eine Methode, mit dem Stress umzugehen? + _____

Finden Sie es schwierig, sich auf das zu konzentrieren, was Sie im Laufe des Tages zu tun haben? + _____

Punkte Schlaf: = _____

Arbeit

Üben Sie auf der Arbeit eine sitzende Tätigkeit aus?

Ist Ihr Arbeitsplatz schlecht für Ihre Arbeit eingerichtet? +

Haben Sie eine Arbeit, die durch hohe Anforderungen und Zeitdruck gekennzeichnet ist? +

Werden Ihre Rückenschmerzen schlimmer, wenn Sie bei der Arbeit sind und besser an den Wochenenden und an Feiertagen? +

Punkte Arbeit: =

Haltung

Kein Unterschied = 8 Punkte Etwas Unterschied = 4 Punkte Großer Unterschied = 0 Punkte

Versuchen Sie, sich in der gleichen Position wie das Modell rechts hinzusetzen: die Arme auf dem Tisch ruhend mit geschlossenen Augen. Lassen Sie eine Person ein Foto direkt von der Seite machen, wenn Sie glauben, dass Sie genau wie das Modell sitzen.

Geben Sie sich selbst Punkte für den Unterschied zwischen dem Bild und wie Sie saßen. 8 ist kein Unterschied und 0 ist ein sehr großer Unterschied.

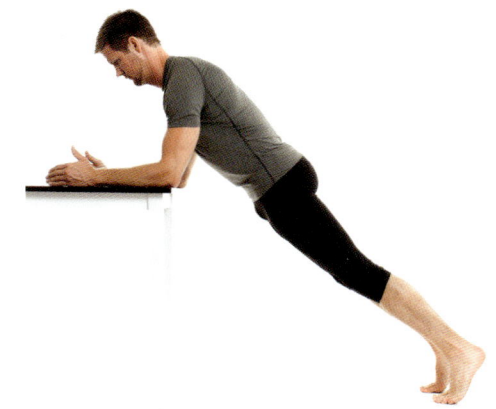

Punkte Haltung:

Bis auf den Boden = 8 Punkte Auf halbem Weg auf den Boden = 4 Punkte Weniger als 5 Grad = 0 Punkte

Beginnen Sie damit, die Position des Rückens zu spüren, wenn Sie mit angewinkelten Beinen liegen. Legen Sie Ihre Hände unter den unteren Rücken und spüren Sie, dass Ihr Rücken während des Tests in der gleichen Position bleibt.

Heben Sie die Beine in Richtung Decke. Wie weit können Sie Ihre Beine zum Boden senken, bevor Ihre Lendenwirbelsäule sich vom Boden hebt? Die Beine sollten während der Übung gestreckt sein

Punkte Test:

Kraft

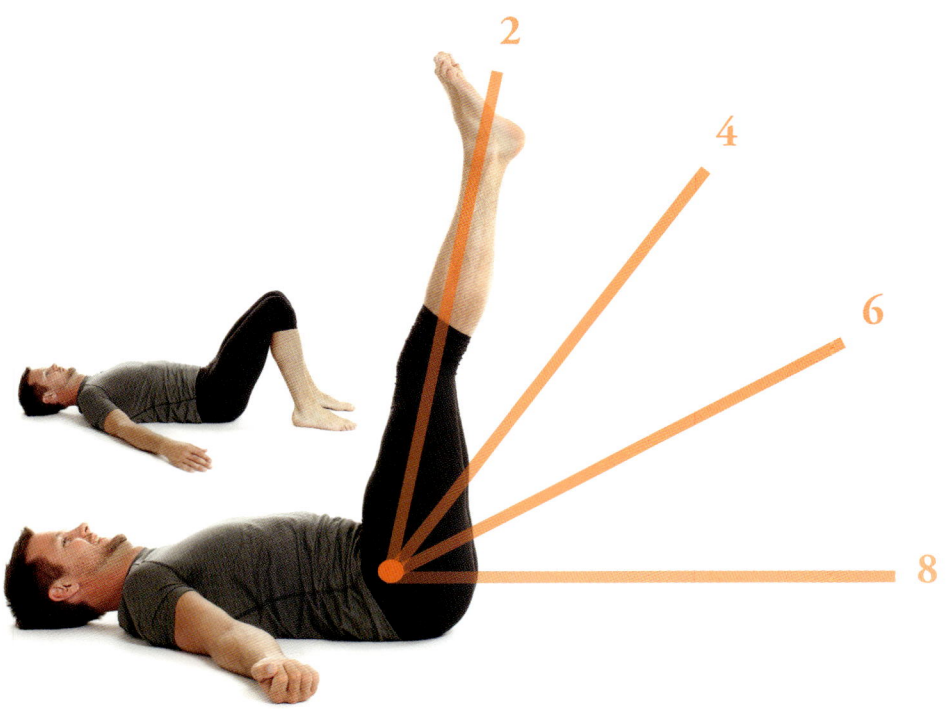

2

4

6

8

Beweglichkeit Test 1

Finden Sie einen langen Stab (Besenstiel, Staubsaugerrohr etc.) und halten Sie ihn an Ihren Rücken. Halten Sie den Griff mit einer Hand zum unteren Rücken und einer zum Nacken. Gesäß, Brustrücken und Hinterkopf berühren den Stab. Bewahren Sie die Rundung in der Wirbelsäule, sodass eine flache Hand zwischen den Stab und die Lenden- und Halswirbelsäule passt.

Aus dieser Ausgangsposition und mit geraden Beinen: Wie weit nach vorn kommen Sie, bevor der Stab den Kontakt zum Gesäß, Brustrücken und Kopf verliert?

Punkte Test:

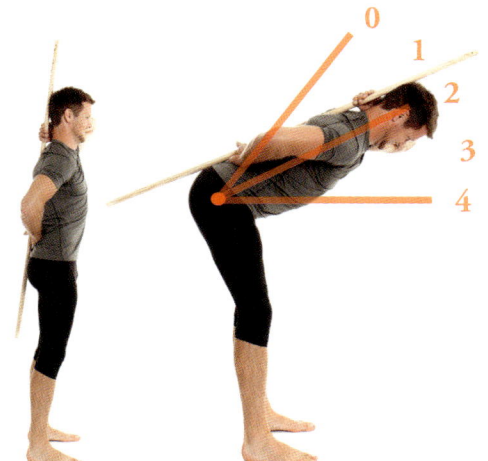

Das gesamte Bein in der Luft = 4 Punkte Bein berührt den Boden = 2 Punkte Schenkel ruht auf dem Boden = 0 Punkte

Mobilität Test 2

Sitzen Sie am Boden mit einem Knie am Brustkorb. Rollen Sie zurück in die Rückenlage, während Sie weiterhin das Knie in Richtung Brust drücken. Das ausgestreckte Bein sollte ganz entspannt sein. Welche Beschreibung passt am besten zum ausgestreckten Bein?

Das ganze Bein ist in der Luft = 0 Punkte
Bein berührt den Boden = 2 Punkte Schenkel ruht auf dem Boden = 4 Punkte

Punkte Test:

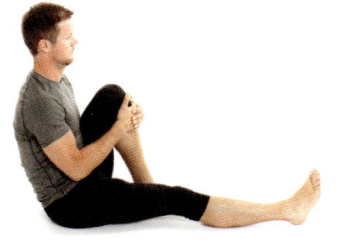

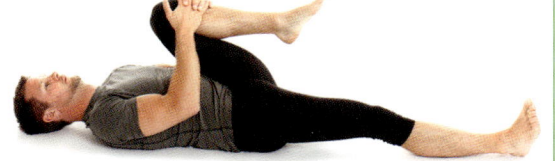

Wie man das Gesundheitsrad ausfüllt

Nils hat die Fragen beantwortet. Er zählt die Punkte aller Faktoren zusammen und trägt sie als Punkte ins Gesundheitsrad ein. Er zieht eine Linie zwischen allen Punkten, um zu sehen, wie sein Rad aussieht. Wie Sie sehen können, ähnelt es einem Rad noch nicht so besonders! Allerdings ist es leicht zu sehen, bei welchen Faktoren Nils etwas machen sollte.

Nils entscheidet an zwei Faktoren weiter zu arbeiten: „Beweglichkeit" und „Aktivität". Er liest die Kapitel und findet Maßnahmen, die zu ihm passen. Nach einem Monat mit den neuen Maßnahmen ist Nils' Alltag anders. Er hat höhere Beweglichkeit in den Beinen und ist aktiver. Der neue Alltag bewirkt, dass Nils weniger Rückenschmerzen hat. Nils macht den Test noch einmal und füllt das Gesundheitsrad ein zweites Mal aus. Jetzt sieht es schon eher wie ein Rad aus!

Beginnen Sie an einem oder zwei Faktoren Ihrer Wahl zu arbeiten. Ihr Ziel ist es zunächst, das Rad gleichmäßiger zu machen, nicht unbedingt so groß wie möglich. Versuchen Sie zuerst, das Rad ins Rollen zu bringen, bevor es nach und nach größer werden kann. Machen Sie den Test einen Monat später noch einmal und prüfen Sie, ob die Änderungen, die Sie vorgenommen haben, zu weniger Schmerzen und einem größeren, runderen Gesundheitsrad geführt haben!

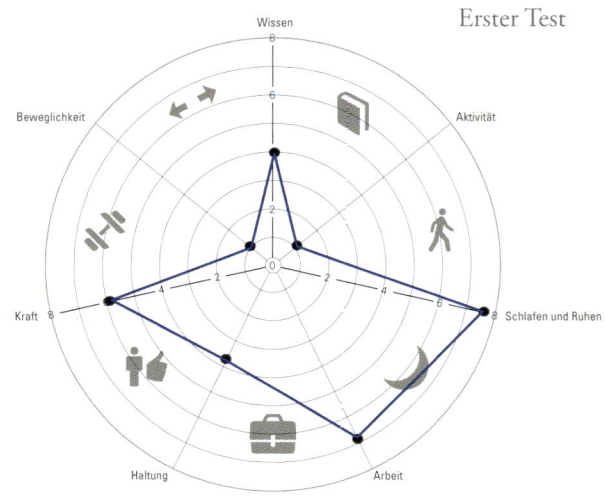

Erster Test

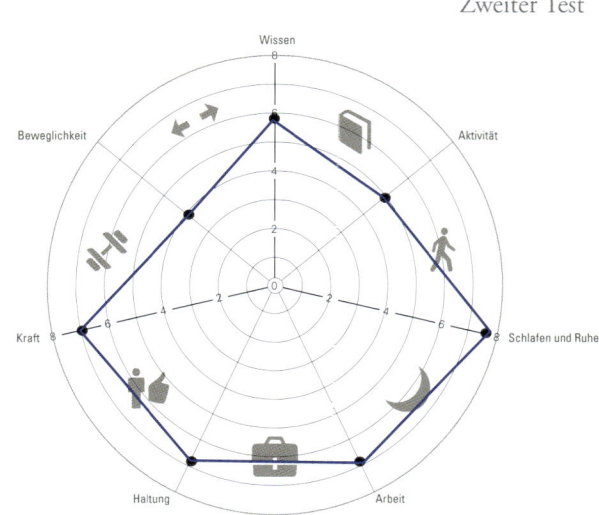

Zweiter Test

Füllen Sie das Gesundheitsrad hier aus

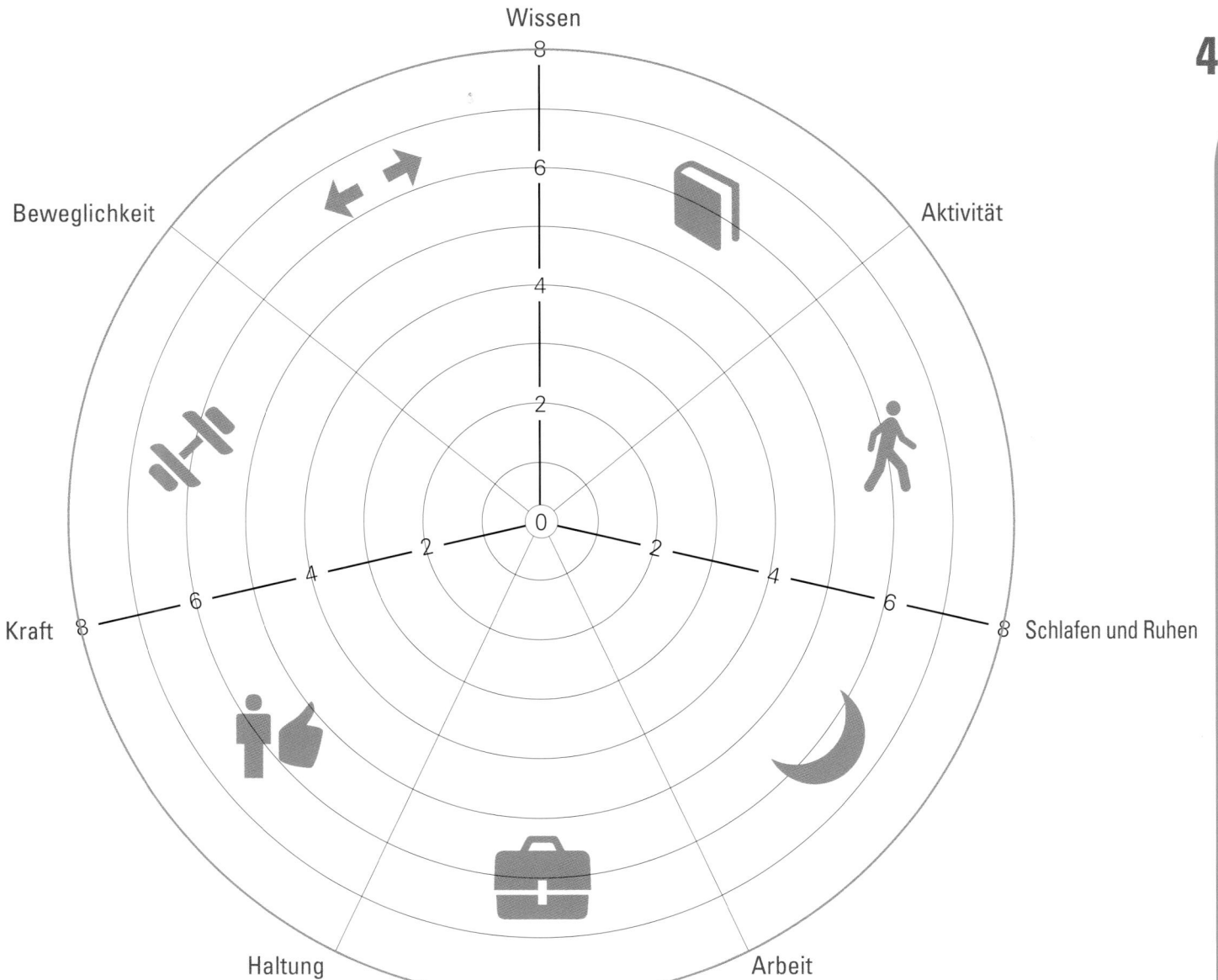

Testen Sie Ihren Fortschritt

	Datum:_____	Datum:_____	Datum:_____
Punktezahl: Wissen			
Punktezahl: Aktivität			
Punktezahl: Schlaf			
Punktezahl: Arbeit			
Punktezahl: Haltung			
Punktezahl: Kraft			
Punktezahl: Beweglichkeit			

Wissen

Der erste Schritt zu einem gesunden Rücken ist zu verstehen, warum er weh tut. Wenn Sie sich Ihres Wissens sicher sind, können Sie sich sicher fühlen, dass Sie die Schmerzen durch das, was Sie tun, nicht verschlimmern. Sie treffen bessere Entscheidungen und tun das, was am besten für Ihren Rücken ist.

Was sagt die Forschung über den Rücken

Gute Kenntnisse über den Rücken mindern Sorgen, Angst und Schmerzen. Wissen macht Sie sicher, dass Ihr Rücken stark und der Schmerz zeitlich begrenzt ist. Es gibt Ihnen eine bessere Grundlage zu wählen, was Sie tun können, wenn Sie Schmerzen haben.

In diesem Artikel besprechen wir die Prinzipien eines gesunden Rückens. Später werden wir Ihnen von den sieben überraschenden Mythen über den Rücken erzählen, wie man Schmerz besser verstehen kann, sich die richtigen Fragen stellt und wie man einen erfahrenen Therapeuten auswählt.

Es gibt viele Mythen über den Rücken und die meisten werden wir Ihnen später erzählen. Aber ein Mythos ist besonders ausgeprägt, deshalb ist es notwendig, ihn gleich aus dem Weg zu räumen. Der Mythos besagt, dass der Rücken schwach und verletzlich ist. Tatsache ist, dass der Rücken stark und stabil ist. In Laborversuchen kann eine normale Wirbelsäule 1200-1500kg direktem Druck von oben standhalten. Im Vergleich dazu wiegt ein kleiner PKW rund 1.000kg. Der Rücken kann somit dem Gewicht eines Autos standhalten, ohne sich zu verletzen.

Denken Sie auch daran, dass ein lebendiger Rücken, mit all seinen Schichten von Muskeln und Bindegewebe viel mehr standhalten kann, als in Laborversuchen an „toten" Wirbelsäulen getestet werden kann. Beispielsweise haben Berechnungen gezeigt, dass olympische Gewichtheber einem viel höheren Druck in ihrer Wirbelsäule ausgesetzt sind, wenn sie schwere Lasten heben, als einen PKW.

Ihr Rücken ist nicht nur stark und stabil, sondern auch weich und flexibel. Der Rücken kann starke Kräfte übertragen, wie beim Rudern oder Paddeln. Er kann zu anmutigen und präzisen Bewegungen beitragen, wie im Tanz oder der Akrobatik, und er kann extreme Schnelligkeit trainieren, wie bei der Drehung im Golfschwung.

Der Rücken ist die Festung, die die Nerven beschützt

Das Rückenmark besteht aus allen Nerven, die aus Ihrem Kopf in Ihren Körper gehen. Zum Schutz der Nerven verlaufen diese in einem gesonderten Hohlraum in der Rückseite der Bandscheiben bis in Ihre Hauptnervenbahn. Hier kommen sie in einem geschützten Kanal auf der Rückseite der Wirbelsäule heraus. In diesem Bereich kann man gelegentlich Druck auf die Nerven wahrnehmen. Der häufigste Grund dafür ist ein Bandscheibenvorfall (darüber können Sie auf Seite 57 mehr erfahren).

Ihr Rücken hält extrem viel aus. Er ermöglicht Ihnen aufrecht zu gehen, schwer zu heben und wendig zu tanzen, aber er kann auch so weh tun, dass er Sie in allen Bewegungen hemmt.

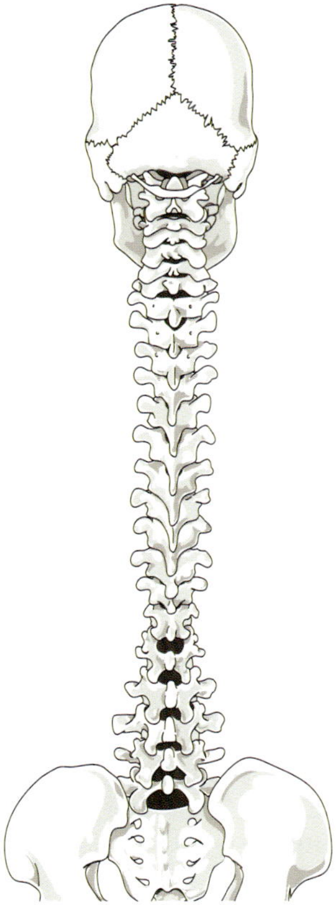

Das ist nicht Ihr Rücken

Ein Schädel sagt nicht viel über ein Gesicht aus und ein Turm aus Gelenken nicht viel über einen Rücken. Wie viele Muskeln zählen Sie auf dieser Wirbelsäule? Bilder wie diese machen es einfach, sich Sorgen zu machen. Das vermittelt den Eindruck, dass der Rücken aus einer Vielzahl von Knochen besteht, die auf dem jeweils anderen balancieren.

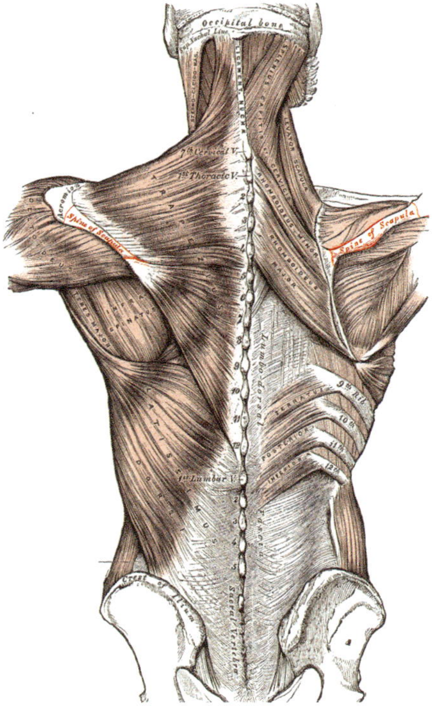

Muskeln und Bänder

Im Rücken verlaufen Bänder kreuz und quer. Bänder haben eine hohe Zugfestigkeit, sind jedoch trotzdem verhältnismäßig elastisch. Auf der linken Seite des Bildes sehen Sie äußere Muskelschicht des Rückens, auf der rechten Seite die tieferen inneren Muskeln und die dickeren Sehnenzüge, die den Rücken zusammenhalten.

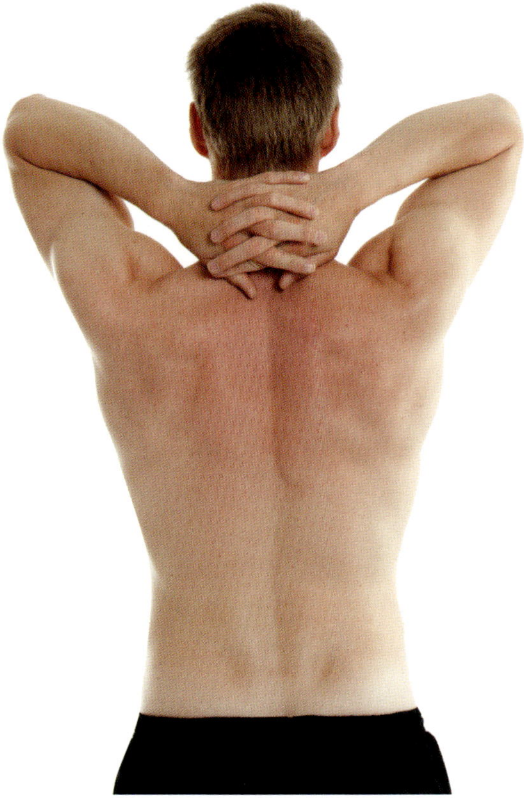

Das ist Ihr Rücken!

Zwischen der inneren und äußeren Muskelschicht liegt Bindegewebe, Unterhaut, Lederhaut und Oberhaut. Zusammen ergibt das viele Schichten Unterstützung und Kraft für den Rücken. Betrachten Sie Ihren Rücken wie eine starke Einheit.

Grafik: Mariana Ruiz Villarreal

**Starke Schmerzen gleichen nicht
schweren Verletzungen**

95% aller Rückenschmerzen sind harmlos. Mit „harmlos" meinen wir, dass Ihre Verletzungen oder Beschwerden sich nicht verschlechtern, wenn Sie aktiv sind und sich bewegen oder den Rücken belasten. Die meisten haben unspezifische Rückenschmerzen, was bedeutet, dass wir nicht sicher wissen, woher der Schmerz kommt. Unspezifisch bedeutet, dass aus körperlichen Untersuchungen oder einem MRT keine klare Antwort hervorgeht, warum der Rücken schmerzt. In der Regel rühren akute Rückenschmerzen von kleineren Vorfällen wie einer Muskelzerrung im Rücken her. Der Schmerz kann auch ein Ergebnis von psychischer Belastung wie langanhaltendem Stress sein.

Das Besondere am Rücken ist, dass seine Schmerzen selten im Zusammenhang mit dem Grad der Verletzung stehen. Der Schmerz kann sehr mächtig sein, plötzlich auftauchen und Sie stocksteif machen, und trotzdem ist nur etwas zu hohe Spannung in der Rückenmuskulatur schuld.

Von den bekannten Diagnosen unter den Rückenschmerzen sind Spinalstenose und ein Prolaps die beiden häufigsten. Spinalstenose bedeutet einen „engen Spinalkanal" zu haben, in dem die Nerven zu wenig Platz haben. Die Krankheit tritt am häufigsten bei älteren Menschen auf.

Zwischen 5-10% der Rückenschmerzen kommen von einem Prolaps, der Druck auf einem Nerv ausübt, was auch Ischias oder Bandscheibenvorfall genannt wird. Es ist ein Zustand, der an sich nicht gefährlich ist, aber starke ausstrahlende Schmerzen verursachen kann. Die Symptome eines solchen Vorfalles verschwinden normalerweise nach und nach zwischen drei bis sechs Monaten.

Mit den Jahren altert der Rücken. So wie die Haut Falten bekommt, passieren auch altersbedingte Veränderungen im Rücken. Von „degenerativen Veränderungen" haben Sie vielleicht schon gehört? Es ist ein unheimlicher Begriff für so etwas wie innere Falten. Alle Gelenke werden ein wenig steifer mit dem Alter, in gleicher Weise wie es die Haut wird. Das ist harmlos und tut an sich nicht weh.

Ein Bruch des Rückens ist zum Glück sehr selten, aber kann bei heftigen Unfällen oder durch fortgeschrittene Osteoporose (Knochenschwund) auftreten.

*Das Besondere am Rücken ist,
dass seine Schmerzen selten
im Zusammenhang mit dem
Grad der Verletzung stehen.*

Was genau sind akute Rückenschmerzen?

Obwohl Rückenschmerzen oft plötzlich auftreten, ist der Begriff „akute Rückenschmerzen" irreführend. Sie können einen Vorfall eher als Tropfen, der das Fass zum Überlaufen brachte, ansehen. Setzen Sie den Rücken schlechten Bedingungen aus, bewegen sich wenig oder heben langfristig schwer, wird er sich schließlich wehren. Wenn das Fass überläuft, gibt der Rücken dem Menschen eine Warnung und man bekommt akute Schmerzen.

Lange dachten wir, dass die Rückenschmerzen als eine Beziehung zwischen Ursache und Wirkung beschrieben werden können: Ihre Rückenschmerzen kamen aus Grund „X" und Sie können „Y" machen, um sie loszuwerden. Jetzt wissen wir, dass Rückenschmerzen komplizierter sind. Es kann mehrere Gründe für sie geben und diese können sich gegenseitig beeinflussen.

Eine Reihe von Faktoren im Alltag können Ihren Rücken positiv oder negativ beeinflussen. Bei unspezifischen Rückenschmerzen ist es nicht möglich, eine Ursache zu finden. Woher sollen Sie also wissen, was Ihre Rückenschmerzen verursacht?

Das Gesundheitsrad ist das System, das die wahrscheinlichsten Ursachen für Ihre Rückenschmerzen anzeigt. Entdecken Sie selbst, was Ihre Rückenschmerzen besser oder schlechter macht.

Ein optimaler Alltag für den Rücken wäre, dass keiner der Faktoren ihn negativ beeinflusst. Wenn das Gesundheitsrad einfach rollt und im Gleichgewicht ist, könnte man sagen, dass jeder Tag Sie gesünder macht. Das Gesundheitsrad haben wir bereits besprochen. Wenn Sie es nicht ausgefüllt haben, würden wir empfehlen, dass Sie dies jetzt tun. Sie finden das Gesundheitsrad auf Seite 53.

**Belasten Sie in der Mittelstellung: Eine
gute Haltung bringt weniger Stress**

Die Mittelstellung ist etwa in der Mitte zwischen einem
Schwanken und einem gekrümmten Rücken, dort
fühlt sich Ihr Rücken am wohlsten. So haben sowohl
die Bauch-, als auch die Rückenmuskulatur die besten
Arbeitsbedingungen und Gelenke, Knochen und
Bänder werden angenehm und gleichmäßig belastet.

Ein gesunder Rücken ist stark und bleibt in der
Mittelstellung, auch bei schweren Lasten. Heben
Sie einen schweren Koffer mit einem Arm,
müssen die Muskeln auf der gegenüberliegenden
Seite der Rückens aktiver arbeiten, um die
Mittelposition des Rückens zu halten.

Indem Sie sich Ihrer Mittelposition bewusst sind,
werden Sie lernen den Rücken zu belasten, wo er es
am besten aushalten kann. Die mittlere Position ist
auch der Ausgangspunkt für eine bessere Haltung.
Auf Seite 114 (Athletische Haltung mit dem Rücken
in der Mittelstellung) lernen Sie die Mittelposition
des Rückens zu finden und den Rücken in dieser zu
benutzen, wenn Sie anstrengende Arbeiten verrichten.

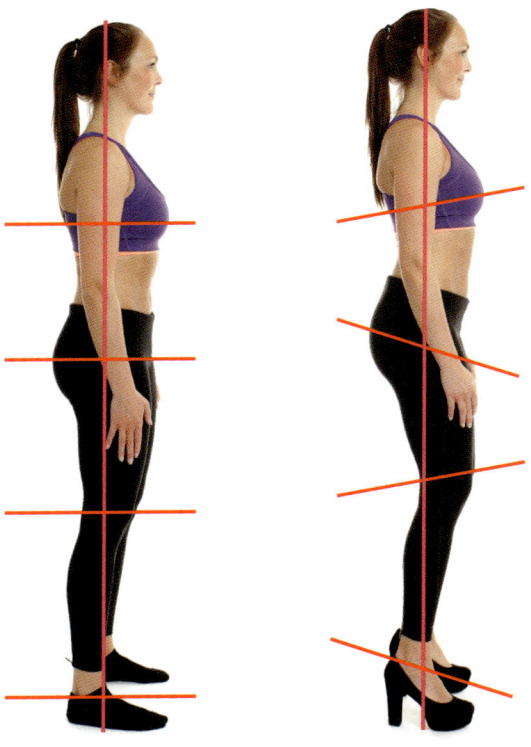

Hochhackige Schuhe können mehr Krümmung
im unteren Rücken hervorrufen und den Rücken
aus seiner Mittelposition bringen. Lesen Sie mehr
über Schuhe mit hohen Absätzen auf Seite 117.

Bewegung: Hilft gegen fast alles

Stellen Sie sich vor, der Motor würde größer, je länger Sie Ihr Auto fahren. Stellen Sie sich vor im Gelände zu fahren und die Karosserie würde stärker, bei jedem Schlagloch und Stoß, den sie aushalten würde. So funktioniert Ihr Körper!

Ihr Körper und Ihr Rücken werden stärker und härter, je mehr Sie sie verwenden. Aber auch das Gegenteil ist wahr: Wenn Sie inaktiv sind, werden Ihre Muskeln schwächer. Ein Auto wird keinen kleineren Motor haben, aber der Körper baut ab Deshalb ist es so wichtig, körperlich aktiv zu sein.

Wenn Sie Ihre Muskeln heftig oder lange verwenden, werden sie sich aufbauen. Wenn Sie gehen oder laufen, wird das Skelett gerüttelt und belastet. Der Körper fängt den Zersetzungsprozess auf und informiert Sie, dass Ihre Muskeln sich wieder aufbauen. Nicht nur so, wie sie waren, sondern sogar stärker, als sie vorher waren!

Die Rückenmuskulatur kann auf die gleiche Weise „sauer" werden wie der Rest der Muskeln. Wenn die Muskeln hart arbeiten oder statisch belastet werden, bekommen sie nicht genug Blutversorgung. Mangelnde Durchblutung kann Schmerzen und Steifheit verursachen. Sie können dieses Gefühl provozieren, wenn Sie eine Weile mit den Knien 90 Grad gebeugt stehen. Die Oberschenkel sagen eindeutig Bescheid!

Ihr Rücken fühlt sich am wohlsten, wenn man ihn bewegt und der Körper in der Aktivität ist. Die kleinen Muskeln schalten sich an und ab, die Wirbel erhalten Reize, um sich stärker zu machen und die Bandscheiben werden durch erhöhten Blutfluss wieder genährt.

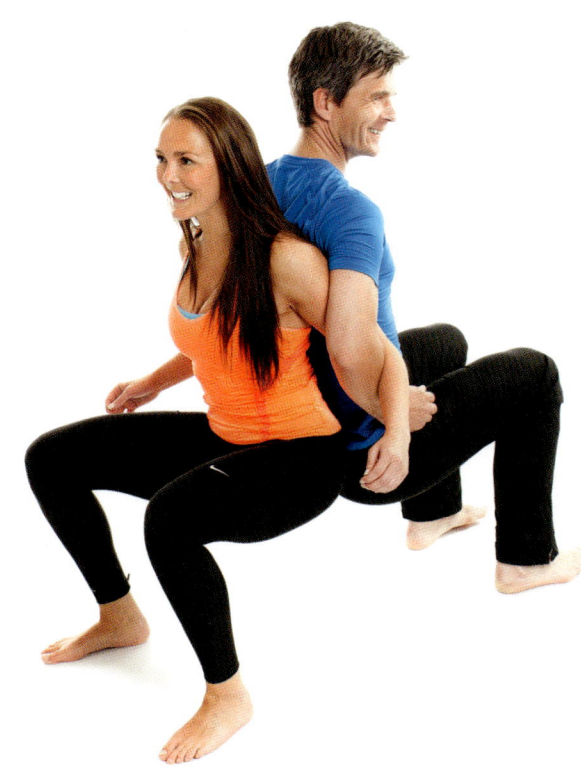

Stellen Sie sich eine Minute lang in einer Kniebeuge gegen eine Wand und spüren Sie, wie schnell die Muskeln in den Oberschenkeln sauer werden, wenn der Blutfluss reduziert wird.

Funktionale Kraft: Versicherung für den Rücken

Ein Profi-Handballer muss schnellen Drehungen
und Stößen standhalten können, ohne die Spannung
im Rücken zu verlieren. Eine Krankenschwester,
die schwere Patienten heben und drehen muss,
muss starke Rücken- und Gesäßmuskeln haben,
um das zu schaffen. Eine Büroangestellte hat keine
körperlichen Herausforderungen im Job, sondern
muss allgemein Kraft trainieren, um Schwäche
der Muskeln durch Untätigkeit zu verhindern.
Dies sind Beispiele für funktionale Stärke.

Bevor Sie mit Krafttraining beginnen, sollten
Sie gute Beweglichkeit und grundlegende Stärke
aufgebaut haben. Das Beweglichkeitsprogramm
auf Seite 126 und das Kraftprogramm auf
Seite 148 wird Ihnen dabei helfen.

Bei gutem Rückentraining geht es darum,
funktionell zu trainieren in den Situationen,
die Sie täglich meistern. Arbeiten Sie daran die
Mittelposition zu finden und in Übungen zu halten,
die Kraft geben, die Sie im Alltag brauchen.

Ab Seite 157 (Fortgeschrittene Programme) finden
Sie schwierigere Herausforderungen und gute
Rückenübungen mit verschiedenen Geräten als Zubehör.

Prolaps und Bandscheibenprobleme

Die Wirbelsäule besteht aus Knochen, die Wirbel genannt werden. Zwischen den Wirbeln liegt eine weichere Scheibe aus Knorpel. Die Bandscheibe hat die Funktion Stöße von unten zu dämpfen und den Rücken beweglicher zu machen. Die Scheiben bestehen aus einem weichen Gallertkern, der von einem härteren äußeren Ring von Bindegewebe umgeben ist. Wenn man älter wird ist es normal, dass Veränderungen im äußeren Teil der Bandscheibe auftreten. Das kann in Form von kleinen oder größeren Aneurysmen, die auch Bandscheibenvorfall genannt werden, oder Rissen im Außenring passieren. Entstehen solche Risse, kann ein Teil des Kerns austreten und dies wird Prolaps genannt. Sowohl der Prolaps selbst, als auch die Bandscheibenausbuchtungen im Rücken sind normal und tun nicht weh.

Haben Sie die 40 hinter sich gebracht, ist die Wahrscheinlichkeit hoch, dass Sie bereits mehrere Prolapse oder Hernien hatten, ohne es gemerkt zu haben. Wenn die Veränderungen jedoch zu Druck auf einen Nerv geführt haben, kann das sehr schmerzhaft sein.

Ob Sie Schmerzen haben oder nicht, hängt mehr damit zusammen, wohin die Hernie drückt und wie groß sie ist.

Die Forschung zeigt, dass der körpereigene Reparaturprozess bei großen Prolapsen schneller läuft als bei kleineren. Bei den größten Prolapsen schafft die körpereigene Heilung es in der Hälfte der Fälle den innersten Kern, der ausgetreten ist, komplett wieder zu entfernen. In den übrigen Fällen wird etwas übrig bleiben, aber wenn die Reste nicht mehr auf die Nerven drücken, wird der Prolaps keine negativen Auswirkungen auf die Wirbelsäule mehr haben.

Der Schmerz wird nach und nach abklingen, nachdem das Gelee, das ausgelaufen war entfernt oder eingetrocknet wurde und das wird den Druck auf den Nerv reduzieren. Dies ist ein langsamer Prozess, der mehrere Monate in Anspruch nehmen kann. Wenn der Vorfall auf den Nerv drückt, der das Urinieren oder Darmtätigkeiten kontrolliert oder wenn Sie Lähmungen unterhalb der Beine spüren, kann eine Operation in Betracht gezogen werden. Bei einer Operation wird der Chirurg Sie aufschneiden und mehr Platz um den Ort schaffen, an dem der Kern durchgesickert ist.

Je älter man wird, desto geringer ist das Risiko eines Prolapses. Mit zunehmendem Alter nimmt die Flüssigkeitsmenge im inneren Kern der Scheibe ab. Wenn Sie sich den 60 nähern, ist so wenig Flüssigkeit übrig, dass ein Vorfall sehr unwahrscheinlich wird.

Über Operationen und MR-Bilder

Der Artikel wurde in Zusammenarbeit und mit den Ratschlägen von Professor Jens Ivar Brox verfasst. Brox erforscht die Wirbelsäule und Rückenschmerzen seit mehr als 20 Jahren und war an der Entwicklung der norwegischen und europäischen Richtlinien für die Behandlung von Schmerzen im unteren Rücken beteiligt.

Nicht nur unsere Haut altert

Ab dem Tag unserer Geburt verändert sich unser Körper ständig. Im Laufe der Jahre bekommen wir viele Erinnerungen daran, dass der Körper altert: graue Haare, Falten und ein Gefühl, dass der Körper mehr Zeit zur täglichen Arbeit benötigt. Wir sind an diese Veränderungen mit dem Alter gewöhnt und akzeptieren sie als natürliche Folge, dass wir älter werden. Zu den Veränderungen, die im Inneren des Körpers auftreten, haben wir natürlich nicht die gleiche Beziehung. Der Rücken wird auch älter, aber das sehen wir nur durch MR-Bilder.

Im Laufe der Jahre ist es normal, im Rücken verspannter zu sein. Die Krümmung im unteren Rückenbereich wird begradigt und die Krümmung der Brustwand verstärkt sich. Die Bereiche um die Wirbel erfahren Verschleiß. Die Bandscheiben zwischen den Wirbeln schrumpfen und gleichzeitig enthalten sie weniger Flüssigkeit. Viele bekommen nach und nach Arthrose in den kleinen Gelenken im Rücken. Die überwiegende Mehrheit werden Prolapse oder Hernien bekommen. Solange der Vorfall nicht auf einen Nerv drückt, ist es nicht einmal sicher, ob Sie es bemerken.

Was sagt ein MRT über den Rücken?

MRT ist die Abkürzung für Magnetresonanztomographie. Eine MRT-Maschine besteht aus Magneten, Funksendern und -empfängern. Harmlose Funkwellen werden durch den Körperbereich gesendet, von dem ein Bild aufgenommen werden soll. Die Radiowellen reflektieren von den Muskeln und Knochen des Funkempfängers zurück. Ein Computer analysiert die Ergebnisse und erstellt „Bilder", wie Ihr Körper von innen aussieht. Diese Bilder werden von einem Radiologen interpretiert, der einen Bericht darüber schreibt, was sich von einem normalen Körper unterscheidet.

MR-Bilder können bei der Behandlung von schweren Verletzungen und Krankheiten von entscheidender Bedeutung sein. Aber für Rückenschmerzen zeigen Studien Anzeichen für das Gegenteil, dass das MRT die Beschwerden noch schlimmer macht. Mehrere Studien deuten darauf hin, dass Patienten sich schlechter fühlen, nachdem sie Ihre MRT-Ergebnisse erfahren haben.

Das sollten wir ernst nehmen, nicht nur im Interesse des einzelnen Patienten. MRTs kosten die Gesellschaft viel Geld. Eine Sache sind die Kosten der Untersuchung, schlimmer ist die Tatsache, dass die nachfolgende Behandlung viel teurer ist und der Krankenstand länger wird - ohne die Prognose zu verbessern.

Ab einem Alter von zwanzig Jahren sollten Sie überraschter sein, wenn Ihr MRT ohne Befund ist, und nicht wenigstens eine oder zwei Diagnosen enthält. Die Beschreibung variiert von Radiologe zu Radiologe und das Alter des Patienten wird nicht immer ernst genommen. Dass der Rücken Anzeichen des Alterns zeigt, bedeutet nicht, dass etwas falsch ist. Einige haben keine Rückenschmerzen, aber das MRT zeigt erhebliche Abweichungen. Andere haben erhebliche Rückenschmerzen, aber keine Diagnosen im MRT. MRT-Bilder sind schwer zu interpretieren und die internationalen Richtlinien empfehlen nicht einmal bei gewöhnlichen Rückenschmerzen ein MRT aufzunehmen. MRTs sollten nur gemacht werden, wenn es Anzeichen für eine schwere Wirbelsäulenerkrankung oder Schmerzen und Kraftausfälle in den Beinen gibt.

Operation oder keine Operation?

Basierend auf norwegischen und internationalen Richtlinien ist es zur Zeit sehr ungewöhnlich, Operationen bei Rückenschmerzen zu empfehlen. Die Ausnahme bilden seltene, schwere Wirbelsäulenerkrankungen oder Verletzungen, wie eine instabile Fraktur, eine Infektion oder ein Tumor im Rücken.

Viele werden wegen in die Beine ausstrahlenden Schmerzen durch Hernien oder spinale Stenose operiert. Die meisten Diagnosen durchlaufen einen natürlichen Schmerzkreislauf, der sich nach und nach auflöst. Das verdanken wir unserer Fähigkeit und selbst zu heilen. Manchmal bleiben die Schmerzen, obwohl der Auslöser reduziert wurde oder verschwunden ist. Es kann sein, dass Sie sich unbewusst daran erinnern, was den Schmerz ausgelöst hat oder Sie empfindlicher werden (Sensibilisierung). Es kann auch sein, dass Sie Ihre Muskeln auf eine andere Art und Weise verwenden oder Sie bewusst oder unbewusst vorsichtiger geworden sind.

Haben Sie länger als ein Jahr lang starke Schmerzen, multidisziplinäre Rehabilitation erfolglos versucht oder signifikante Veränderungen im Rücken auf einer oder zwei Bandscheibenebenen, werden Sie in Norwegen für eine Operation in Betracht gezogen. Die Wirkung solcher Operationen ist weltweit umstritten.

In gewissem Sinne könnte man sagen, dass eine Operation zu einer neuen Verletzung im Rücken führt. Auf der anderen Seite vertragen die meisten, die operiert werden alles gut, wenn es eine Indikation für die Operation gibt. Der Zweck dieser Operation ist eine bessere Funktion und weniger Schmerzen zu erreichen. Was genau der Wirkmechanismus ist, wissen wir nicht.

Es kann sein, dass eine physische Veränderung passiert oder es ein Placebo ist, oder nichts oder beides. Studien deuten darauf hin, dass solche Operationen kurzfristige Schmerzlinderung bieten, aber die Wirkung nach ein paar Jahren für die meisten recht begrenzt ist. In einer norwegischen Studie fanden wir keinen Unterschied zwischen den Rückenschmerzen und der Funktion ein Jahr nach der Operation im Vergleich zur Behandlung mit kognitiver Intervention und Bewegung. Diejenigen, die nicht operiert worden waren, waren inzwischen stärker und weniger ängstlich geworden, den Rücken zu benutzen. Nach 10 Jahren gab es keinen Unterschied, außer dass die Operierten mehr Schmerzmittel eingenommen hatten.

Die beste Alternative zur Operation ist es, den Rücken zu benutzen. Obwohl es eine Herausforderung sein kann, wenn der Rücken streikt, gibt es allen Grund, optimistisch zu sein. Probieren Sie einiges durch, um die Lösung zu finden, die für Sie am besten passt.

Sechs überraschende Mythen über den Rücken

„Was denken Sie, ist richtig?" Wir haben eine informelle Umfrage mit einer Reihe von Behauptungen über den Rücken und Rückenschmerzen verschickt. 65 Teilnehmer kreuzten an, wie viele Behauptungen sie für richtig hielten. Die Ergebnisse zeigen, dass eine Reihe von Mythen noch blühend am Leben sind. Es ist Zeit, diese Mythen zu beseitigen!

Mythos #1: Ein Bandscheibenvorfall bedeutet, dass die Scheibe zwischen den Wirbeln herausrutscht

Einer der häufigsten und am meisten gefürchtetsten Mythen über den Rücken ist, dass etwas im Rücken „aus der Position gleitet" . Die meisten Menschen wissen, dass der Rücken aus einer Reihe von Knöcheln (Wirbeln) mit Dämpfungsscheiben dazwischen besteht. Da das Wort Bandscheibenvorfall ist, glauben viele es sei logisch, die Scheibe könnte einfach herausfallen.

Es muss ein für allemal gesagt werden: Die Bandscheibe fällt und rutscht nirgendwohin!

Die stoßdämpfenden Scheiben sind zwischen den Wirbeln tatsächlich verankert. Darüber hinaus ist die Wirbelsäule eng mit starken Muskeln und Sehnen verbunden, sodass keine Teile verrutschen oder aus der Position gleiten können. Das, was in einigen Fällen passieren kann ist, dass Sie Probleme mit kleinen Lecks der Dämpfungsscheiben zwischen den Wirbeln bekommen können. Die Fachsprache bezeichnet dieses Ereignis als Prolaps.

Mythos #2: Ein Prolaps ist das gleiche wie ein Kollaps

Die kurze Antwort lautet NEIN. Die meisten Erwachsenen hatten bereits einen Vorfall, ohne davon zu wissen. Ein Prolaps ist normal, aber nicht gefährlich. Ein Prolaps trocknet aus und wird Ihren Rücken nicht für immer beeinflussen. Nach einer Reparaturzeit wird der Prolaps für die meisten keine Auswirkungen auf die Rückenfunktion haben.

Mythos #3: Ein MRT ist notwendig, um herauszufinden, was meine Probleme sind

80-90% der Rückenschmerzen, die wir erleben, sind unspezifische Rückenschmerzen.„Unspezifisch" bedeutet, dass wir nicht wissen, wo der Schmerz herkommt. Hier können weder Röntgen- noch MRT-Bilder eine klare Antwort geben. Ein MRT wird bei Rückenschmerzen nicht empfohlen. Eine neue Studie fand heraus, dass diejenigen, die ein MRT gemacht hatten sich nicht besser, sondern schlechter fühlten.

Kann man sich also schlechter fühlen, wenn man seine MRT-Resultate kennt? Ohne zu viel über die Ursache zu spekulieren, glauben wir, dass Unwissenheit ein Glück sein kann.

Mythos #4: Ein Stützgürtel/Korsett kann die Haltung verbessern und Rückenschmerzen lindern

Erinnern Sie sich an die Halskrausen, die in den Neunzigerjahren eingesetzt wurden? Sie wurden entwickelt, um den Nacken von Schmerz und Erschöpfung zu entlasten und unterstützen. Aber wenn die Halskrause unterstützt und die Aufgabe der Nackenmuskulatur übernimmt, werden die Muskeln im Laufe der Zeit schwächer. Also brauchen Sie wieder mehr Unterstützung von der Halskrause und die Muskeln werden noch schwächer. Das Ergebnis ist ein schwacher Nacken und stärkere Schmerzen.

Die Halskrause ist zum Glück als Maßnahme für den Nacken verschwunden und wird derzeit ausschließlich für akute Versteifungen des Nackens bei Brüchen oder dergleichen eingesetzt. Jetzt wissen wir, dass Krafttraining der Schlüssel zur Reduzierung von Nackenschmerzen ist. Das gleiche gilt für den Rücken. Besser ausgebildete Muskulatur verursacht weniger Schmerzen und bessere Kontrolle. Tragriemen und Korsetts können die Muskeln kurzfristig entlasten und das Gefühl einer besseren Haltung geben, aber auf lange Sicht kontraproduktiv sein. Wir wissen, dass Aktivität und maßgeschneidertes Training das ist, was die besten Ergebnisse liefert. Die Forschung empfiehlt keine Korsetts oder Stützgürtel gegen Rückenschmerzen.

Mythos #5: Meine Rückenschmerzen kommen daher, dass ich unterschiedlich lange Beine (Skoliose) habe

Es ist durchaus üblich unterschiedlich lange Beine zu haben. Einige haben einen tatsächlichen Längenunterschied der Beine, während andere eine Drehung des Beckens oder Verspannungen haben, die es wirken lassen, als hätten die Beine verschiedene Längen.

In der Praxis gibt es keine Beweise, warum man eine Korrektur der Beinlängendifferenz als Behandlung für Rückenprobleme empfehlen sollte. Die Empfehlung besagt nur, dass Ihr Körper bei jeder Anpassung an neue Bedingungen erstaunlich gut ist, und dass es den meisten gut damit geht, mit zwei unterschiedlich langen Beinen zu leben.

Mythos #6: Ich muss regelmäßig zu einem Therapeuten gehen, um zu verhindern, dass die Rückenschmerzen zurückkommen

Bei akuten Rückenschmerzen ist die Wahrscheinlichkeit, dass der Schmerz von selbst verschwindet, sehr groß. Haben Sie jedoch wiederkehrende oder konstante Beschwerden mit Ihrem Rücken, könnte ein Therapeut ein guter Begleiter sein, um richtiges Training einzuleiten. Wenn Sie keine Schmerzen mehr haben, müssen Sie aber nicht automatisch zur „Instandhaltungsbehandlung".

Mehr Wissen für weniger Schmerzen

Dieser Artikel wurde in Zusammenarbeit mit und mit Beratung durch die physiotherapeutische Spezialistin Anne Grethe Paulsberg geschrieben. Paulsberg arbeitet zurzeit in der Abteilung für Schmerztherapie und Palliativmedizin (Schmerzklinik) in der Haukeland Universitätsklinik in Bergen und verfügt über mehr als 20 Jahre Erfahrung in der Arbeit mit Patienten mit langanhaltenden Schmerzen.

Es ist normal, Schmerzen zu haben. Im Laufe des Lebens haben einige wenige Schmerzen, andere mehr. Allen gemeinsam ist, dass wir Schmerz empfinden. Das ist ein natürlicher Teil des Lebens. Schmerzen gibt es, um uns zu beschützen.

Das Gehirn arbeitet ständig daran, Informationen von den Nerven und Sensoren in unserem Körper zu interpretieren. Berührt da eine Haarsträhne Ihre Wange? Sind Sie im Gleichgewicht? Sind Sie auf etwas Spitzes getreten? Was auch immer geschieht, das Gehirn empfängt und interpretiert Nachrichten aus dem Körper. Die unbewusste Entscheidung, ob etwas gefährlich ist oder nicht, hängt von einer Reihe von Faktoren ab.

Ist etwas akut gefährlich, wie wenn Sie an ein heißes Backblech fassen, spüren Sie starke und akute Schmerzen, damit Sie Ihre Hand schnell wegziehen. Ist es weniger gefährlich, wie ein Stein im Schuh, wird die Botschaft an das Gehirn in milderer Form gesendet. Der Schmerz wird im Körper gefühlt, aber es ist die Interpretation der Situation durch das Gehirn, inklusive des Körperzustandes und der Umgebung, die ausmacht, wie viel oder wenig Schmerz Sie verspüren. Wenn das Gehirn die Situation um Sie herum als wichtiger wahrnimmt als den eventuellen Schaden, wartet es mit der Benachrichtigung ab. Ein typisches Beispiel ist, wenn Sie nicht bemerken, dass Sie am Bein bluten, bis das Fußballspiel zu Ende ist.

Der Schmerz wird durch die Situation um Sie herum beeinflusst

In einem Experiment wurde Probanden die Hand in eiskaltes Wasser getaucht. Die Forscher untersuchten, wie lange sie im Schmerz ausharren können. Es stellte sich heraus, dass Testpersonen, die einen Freund im Zimmer hatten, viel mehr Schmerz tolerieren konnten, als die Kontrollgruppe, die alleine war. Das Wasser war gleich kalt, aber die Menschen hielten es immer länger aus und berichteten über weniger Schmerzen, weil eine andere Person anwesend war. Eine Wissenschaftssendung des Norwegischen Fernsehens führte einige ähnliche Versuche mit Testpersonen durch, wo sie sich von den Schmerzen „ablenken" sollten. Sehen Sie das Video auf www.mentorverlag.de/friskrygg/extras.

Diese Experimente zeigen, wie die gleichen Signale unterschiedlich interpretiert werden können.

Andere Experimente haben das gleiche gezeigt: Wie wir erleben, was geschieht und was wir über mögliche Folgeverletzungen wissen, beeinflusst wie das Gehirn Signale aus dem Körper interpretiert. Das alles beeinflusst, wie stark wir Schmerzen erleben. Wir können nicht entscheiden, ob etwas weh tut oder nicht, aber wir können das Schmerzempfinden durch unsere Interpretation von Schmerz beeinflussen.

Akute Schmerzen, wie von einer Verstauchung oder einem Hexenschuss, sind natürlich. Der Körper will den Bereich schützen, damit er ihn heilen kann. Selbst wenn der Knochen gebrochen ist und Sie extreme Schmerzen haben, wächst der Knochen nach sechs bis acht Wochen wieder zusammen. Der Schmerz verschwindet allmählich. Manchmal bleibt der Schmerz noch etwas länger, auch wenn der physische Ursprung der Schmerzen schon fast oder ganz verschwunden ist. Warum tut es immer noch weh?

Das Gehirn funktioniert durch Abkürzungen und Verknüpfungen, die es bildet, wenn Sie neue Dinge lernen. Sie hatten vielleicht schon einmal einen Ohrwurm in einer Situation, die Sie an ein anderes Mal erinnert hat, als Sie dieses Lied gehört haben?

Wenn Sie über einen längeren Zeitraum Schmerzen hatten, kann das Gehirn beginnen, normale Erlebnisse oder einen harmlosen Zustand im Körper als schädlich zu interpretieren.

Wenn Sie über einen längeren Zeitraum Schmerzen hatten, kann das Gehirn beginnen, normale Erlebnisse oder einen harmlosen Zustand im Körper als schädlich zu interpretieren. Sie haben sich daran gewöhnt, dass ihr Körper im „Gefahrenmodus" ist und als Ergebnis empfinden Sie Schmerz. Ein Gehirn, das verwendet wurde, um Signale als Schmerz zu interpretieren, kann leichter auch normale Signale - zum Beispiel aus dem Rücken - als Schmerz interpretieren. Das ist ein automatischer Prozess, der außerhalb unserer Kontrolle liegt, und wir wissen immer noch nicht sicher, warum sich einige Leute mit einem solchen „Gefahrenmodus" im Körper arrangieren müssen.

Glücklicherweise kann man eine Menge tun, um die Situation zu ändern, in der der Körper die Signale interpretiert. Das Wichtigste ist absolut alle Antworten zu bekommen, damit Sie wissen, dass der Schmerz kein Zeichen einer neuen Verletzung ist, oder dass Sie sich keine Sorgen machen müssen. Insofern können Sie viel an Ihrer Situation ändern. Ist Ihre Situation anstrengend, unsicher und beinhaltet viel Angst, werden die Signale leicht als Schmerz interpretiert, als wenn man Ruhe und Frieden hat und sich generell entspannt fühlt.

Die Faktoren im Gesundheitsrad werden auf diesem Weg zu weniger Schmerzen helfen, auch durch das Wissen, wie stark Ihr Rücken in seinem Alltag ist, in dem er weniger gestresst sein muss.

Schmerz und Aktivität

Es ist gut, in Bewegung zu sein, so lange man sich innerhalb der Schmerzgrenze bewegt. Wenn Sie sich bewegen, werden die Impulse im Zentralnervensystem „normalisiert". Bei einigen wird der Schmerz allmählich nachlassen, bei anderen bleiben wie davor. Wenn Sie stärker und in einer besseren körperlichen Verfassung sind, ist es einfacher, den Schmerz zu ertragen.

Ungewohnte Aktivitäten werden schmerzhafter als bekannte Bewegungen wahrgenommen. Wenn Sie Ihren Körper an die Impulse der neuen Aktivitäten allmählich gewöhnt haben, werden die Impulse „normalisiert" und Sie verspüren weniger Schmerzen. Ein Beispiel hierfür ist das Stretching eines Muskels. Von den meisten wird es als schmerzhaft empfunden, während diejenigen, die lange Yoga gemacht haben, die Dehnung nicht mehr als unangenehm empfinden.

Das Quotensystem

Haben Ihre Rückenschmerzen begonnen, als Sie bestimmte Tätigkeiten ausgeübt haben, wie am PC zu arbeiten, ein Buch zu lesen oder zu trainieren? Dann können hier ihr eigenes „Quotensystem" einführen. Entscheiden Sie im Voraus, wie lange Sie sich der Tätigkeit widmen, die Schmerzen erzeugt, und hören Sie auf, wenn die Zeit abgelaufen ist. Wir bezeichnen dies als eine Quote. Es ist wichtig, dass das Zeitkontingent, das Sie sich selbst geben, realistisch ist. Wenn Sie wissen, dass Sie nach 40 Minuten vor dem PC Rückenschmerzen bekommen, können Sie sich eine Quote von 30 Minuten geben.

Haben Sie Geduld mit Ihrem eigenen Fortschritt, da es immer lange dauert, den Körper zu lehren, Signale auf eine neue Weise zu interpretieren.

Das Quotensystem gibt Ihnen die Kontrolle. Sie entscheiden, wann Sie die Tätigkeit beenden, nicht die Schmerzen. Damit vermeiden Sie, dass Sie sich zu lange unter Druck setzen und lernen, wie viel Ihr Rücken aushält. Nach und nach können Sie Ihre Quotenzeiten verlängern. Dies ist ein wirkungsvolles Werkzeug für diejenigen, die bei bestimmten Tätigkeiten Schmerzen bekommen. Dies kann Ihnen helfen, im Alltag längere schmerzfreie Perioden zu erreichen. Diesen Tipp bekamen wir von Jens Ivar Brox, Oberarzt an der Universitätsklinik Oslo.

Bei lang andauernden Schmerzen kann es nützlich sein, Hilfe von einem Therapeuten zu bekommen, der Sie auf dem Weg begleiten kann. Dies kann ein Manualtherapeut, Physiotherapeut oder Chiropraktiker sein. Wenn der Schmerz unerträglich wird, besitzen die meisten Krankenhäuser jetzt sogar eigene Abteilungen für Schmerztherapie. Fragen Sie Ihren Hausarzt.

Unter www.mentorverlag.de/friskrygg/extras können Sie spannende und informative Videos sehen, in denen Sie mehr über Schmerzen erfahren.

Die Fragen, die Sie gesünder machen

Holen Sie Stift und Papier. Ich werde Ihnen ein paar persönliche Fragen stellen. Es sind einfache, vielleicht offensichtliche Fragen, aber ich denke trotzdem, dass Sie sich noch nicht alle schon einmal beantwortet haben. Überspringen Sie diese Fragen nicht und lesen Sie sie nicht bloß flüchtig, bevor Sie weiterblättern.

Nehmen Sie sich Zeit, jede Frage zu beantworten. Es ist Ihr Rücken, und Sie kennen ihn am besten. Ich hoffe, dass diese Fragen einige Aha-Erlebnisse auslösen können.

Vielleicht entdecken Sie etwas, das Sie vergessen hatten? Vielleicht wissen Sie schon, was Sie tun sollten, um einen gesünderen Rücken zu bekommen? Sinn der Sache ist, Ihnen deutlich zu machen, was den Rücken stärkt, sodass Sie wissen, was zu tun ist.

Die Antworten auf diese Fragen werden Ihnen hoffentlich viele neue Ideen geben, wie Sie auf Ihre Art und Weise zu einem gesunden Rücken finden.

Wann geht es Ihrem Rücken am besten?
Zu welcher Tageszeit? In welcher Jahreszeit?
Was kennzeichnet diese Tage / Zeitpunkte?

Wo geht es Ihrem Rücken am besten?
Wo im Alltag?
Wo in der Welt?
Was macht diese Orte so besonders?

Welche Aktivitäten tun Ihrem Rücken gut?
Was zeichnet diese Aktivitäten aus?
Können Sie mehr davon ausüben?

Gibt es Situationen, Orte oder Menschen, die den Schmerz verschlimmern?
Können Sie diese meiden?
Wenn nicht, was können Sie tun, um diese Situationen zu verändern?

Sind Rückenschmerzen für Sie so normal geworden, dass die Menschen in Ihrem Umfeld schon davon ausgehen?

Ernährung für weniger Schmerzen

Es gibt immer noch vieles, das wir über den Zusammenhang zwischen Ernährung und Schmerz nicht wissen, aber in Schmerzkliniken zählen Fragen zur Ernährung zu den ersten, die den Patienten gestellt werden. Was Sie essen, kann Rückenschmerzen beeinflussen. Hier geben wir konkrete Empfehlungen für eine gesunde Ernährung, die den Schmerz reduzieren kann.

Essen Sie so wenige Halbfertigprodukte wie möglich

Eine einfache Regel ist, dass Fertigsuppen, halbfertige Abendessen und Tiefkühlpizzen mehr ungesunde Substanzen enthalten, als die Speisen, die Sie selbst zubereiten. Das Internet ist voll von tollen Rezepten, und oft geht es genauso schnell, selbst zu kochen. Wenn Sie das Essen selbst zubereiten, haben Sie die volle Kontrolle darüber, was es tatsächlich enthält.

Lassen Sie den versteckten Zucker weg

Ein durchschnittlicher Norweger nimmt 40kg reinen Zucker pro Jahr zu sich. Notwendig sind null Kilogramm. Zucker ist kein essenzieller Nährstoff. Der Körper produziert bei Bedarf selbst Zucker aus anderen Kohlenhydraten, Fetten oder auch Proteinen. Nun, da das gesagt ist, muss man hinzufügen, dass Zucker das Leben natürlich versüßt und Sie süße Desserts oder Naschereien zwischendurch ohne schlechtes Gewissen genießen können. Alles in Maßen.

Eine clevere Methode, um die Aufnahme von Zucker zu reduzieren, ist, den versteckten Zucker loszuwerden. Es gibt viele versteckte Zuckerbomben. Wussten Sie zum Beispiel, dass Fruchtnektar und Saft fast so viel Zucker enthält wie Softdrinks? Einige Trinkjoghurts haben einen höheren Zuckergehalt als Softdrinks und ein Fruchtjoghurt enthält oftmals mehr Zucker als ein Eis am Stiel.

Ersetzen Sie den flüssigen Zucker (Softdrinks, Säfte und Trinkjoghurt) durch Wasser oder Diät-Getränke. Suchen Sie nach Alternativen zu gezuckerten Joghurts und sparen Sie sich die Leckereien für besondere Anlässe auf. Es gibt viele kompetente Ernährungsberater, die Ihnen helfen können, sollte der Gedanke an eine Ernährungsumstellung überwältigend wirken.

Ein durchschnittlicher Norweger nimmt 40kg reinen Zucker pro Jahr zu sich. Notwendig sind null Kilogramm.

Essen Sie die richtigen Fette: Mehr Omega-3, weniger Omega-6

Omega-3-Fettsäuren haben eine entzündungshemmende Wirkung. Das heißt, dass dadurch eine Entzündung im Körper verhindert oder gelindert werden kann. Omega-6-Fettsäuren haben die gegenteilige Wirkung. Sie haben nämlich eine entzündungsfördernde Wirkung.

Studien über Gelenkschmerzen haben gezeigt, dass eine höhere Aufnahme von Omega-3 Schmerzen lindern kann. Omega-3 kann zum Beispiel durch Fisch, Leinsamen oder Nüsse aufgenommen werden. Omega-6 ist in vielen der billigeren Speiseöle zu finden. Steht auf einer Zutatenliste nur "Pflanzenöl", so steckt normalerweise ein billiges Öl mit viel Omega-6 dahinter.

Speiseöle wie Sojaöl, Maisöl und Sonnenblumenöl enthalten eine Menge Omega-6 und wenig Omega-3 Fettsäuren. Diese werden daher nicht empfohlen. Stattdessen kann man Rapsöl und Olivenöl verwenden, die weniger Omega-6 und mehr Omega-3 beinhalten. Pflanzliche Öle eignen sich nicht zur starken Erhitzung und sollten nur in Suppen, Saucen und Eintöpfen verwendet werden. Zum Braten können Sie Kokosöl oder Butter verwenden, die hohen Temperaturen standhalten.

Neben einer geringeren Omega-6-Aufnahme durch geeignete Öle, sollten die meisten auch die Omega-3-Zufuhr erhöhen. Dies wird in erster Linie dadurch erreicht, dass man mehr fetten Fisch zu sich nimmt, Nüsse in die Ernährung miteinbezieht und möglicherweise Nahrungsergänzungsmittel wie Lebertran, Krill- oder Robbenöl einnimmt.

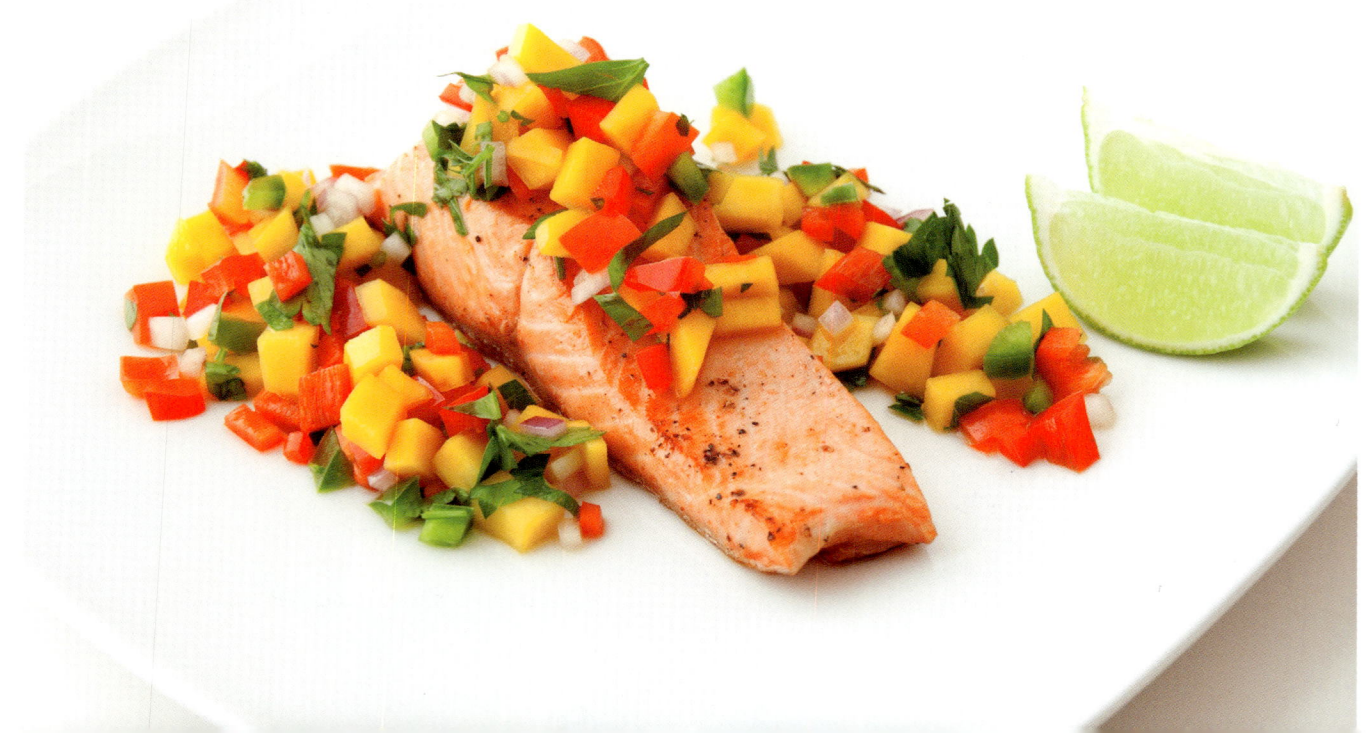

Drei Anzeichen dafür, dass Sie den Therapeuten wechseln sollten

Es gibt gute und schlechte Therapeuten. Diese Seiten werden Ihnen eine Vorstellung davon geben, ob Ihr Therapeut das Geld und die Zeit wert ist, die Sie in die Behandlung investieren. Therapeuten können alle möglichen Spezialisten sein, wie zum Beispiel Manualtherapeuten, Chiropraktiker oder Physiotherapeuten.

1. Wenn Sie nur passive Behandlung erhalten

Wenn Sie bei Ihrem Therapeuten sind, bedeutet es für Sie für 30 Minuten auf einer Bank zu liegen und „behandelt zu werden"? Oder besteht die Einheit zum größten Teil daraus, dass der Therapeut ein Gerät verwendet, ohne sich nennenswert dabei anstrengen zu müssen? Wenn ja, sollten Sie darüber nachdenken, den Therapeuten zu wechseln.

Aktivität ist die wichtigste Maßnahme gegen Muskel- und Gelenkprobleme. Ein Zitat des norwegischen Gesundheitsministeriums:„*Für fast alle Arten von Muskel- und Gelenkbeschwerden sieht es danach aus, als helfe körperliche Aktivität bei der Vorbeugung, Aussetzung und Linderung der Beschwerden.*"Wenn Sie für eine lange Zeit zu einem Therapeuten gehen, der nur passive Behandlung anbietet, sollten Sie darüber nachdenken, den Therapeuten zu wechseln.

2. Wenn Sie wie am Fließband behandelt werden

Sind Sie einer von mehreren, die gleichzeitig auf Behandlung warten, wenn Sie zu einem Therapeuten gehen? Springt der Therapeut zwischen den verschiedenen Kabinen hin und her und wirft mit Wärmepackungen oder anderen passiven Maßnahmen um sich? Müssen Sie 30 Minuten bezahlen, obwohl Sie nur fünf Minuten Aufmerksamkeit bekommen? Wenn ja, sollten Sie darüber nachdenken, den Therapeuten zu wechseln.

Ein Therapeut sollte sich die Zeit nehmen, um Ihnen zuzuhören, Ihren Zustand von Zeit zu Zeit zu überprüfen und zu evaluieren, welchen Effekt die Behandlung hat. Sie sollten nicht das Gefühl haben, dass Sie wie am Fließband abgefertigt werden.

3. Wenn Sie keine Nachbehandlung mit aktiver Betreuung erhalten

Können Sie Ihr Trainingsprogramm auswendig? Haben Sie es mehrere Monate lang immer wieder das gleiche gemacht? Haben Sie das Programm nie zwischendurch bewertet? Wenn ja, sollten Sie darüber nachdenken, den Therapeuten zu wechseln.

Ein aktiver Ansatz ist toll, aber Sie trainieren, um ein Ziel zu erreichen, nicht wahr? Wenn Sie regelmäßig in der Ordination trainieren und keine Evaluierung und Anpassung Ihres Trainingsprogrammes erhalten, sollten Sie darüber nachdenken, den Therapeuten zu wechseln.

Drei Anzeichen dafür, dass Ihr Therapeut gut ist

1. Der Therapeut verbringt Zeit mit Ihnen

Nimmt der Therapeut sich Zeit für Sie? Lässt man Sie Ihre Situation erklären und fühlen Sie sich verstanden? Nimmt der Therapeut sich Zeit zu erklären, welche Maßnahmen angewandt werden und warum? Das ist ein Zeichen dafür, dass Ihr Therapeut es richtig macht. Ein erfahrener Therapeut weiß, wie wichtig es ist, den Patienten zu verstehen. Für eine effektive Behandlung ist es wichtig, dass Sie sich verstanden und wertgeschätzt fühlen. Ein Therapeut, der sich die Zeit nimmt, kann mehr wichtige Signale wahrnehmen und Ihnen die beste Behandlung geben.

2. Der Therapeut setzt Ziele für die Behandlung und wiederholt Tests häufig

Woher wissen Sie, dass die Behandlung funktioniert? Dadurch, dass Sie zusammen mit dem Therapeuten Ziele setzen und herausfinden, ob Sie auf dem richtigen Weg sind. Wenn Sie Ihrem Ziel nicht näher kommen, wechseln Sie den Therapeuten oder die Behandlung. Ein erfahrener Therapeut setzt klare Ziele für die Behandlung mit Ihnen. Es sollte klar sein, was wie oft zu tun ist und welche Wirkung die Behandlung haben sollte.

3. Der Therapeut will Sie loswerden

Ist das Ziel der Behandlung für Sie unabhängig zu werden? Möchte der Therapeut, dass Sie gesund werden und gut allein zurechtkommen? Das ist ein Zeichen dafür, dass Ihr Therapeut es richtig macht. Obwohl Therapeuten von Ihren Patienten leben, wird ein guter Therapeut anstreben, dass Sie gesund werden. Dies bedeutet, dass die Behandlung mit der Zeit aktiver und weniger passiv werden wird und dass Sie mehr Übungen selbst machen können. Ein guter Therapeut will Sie loswerden, weil das bedeutet, dass Sie keine Behandlung mehr brauchen!

Ist das Ziel der Behandlung für Sie unabhängig zu werden? Möchte der Therapeut, dass Sie gesund werden und gut allein zurechtkommen?

Aktivität

Wir leben in einer Gesellschaft, in der man Bewegung fast den ganzen Tag vermeiden kann. Es ist vielleicht angenehm, still zu sitzen, aber es ist nicht gut für Sie. Jeden Tag in Bewegung zu sein, ist das Wichtigste, was Sie für Ihren Rücken tun können. Aktivität ist die beste Medizin.

Seien Sie aktiver im Alltag

Das ist eine Medizin, die Ihr Lebensalter erhöht, durch die das Risiko von kardiovaskulären Erkrankungen reduzieren wird, Depressionen und Demenz entgegenwirkt, die Sexualität verbessert und Schmerzen verhindert und lindert. Dieses Medikament kann Typ-2-Diabetes verhindern, das Risiko einer Vielzahl von Krebsarten senken, und zusätzlich löst diese Medizin aus, dass Sie mehr Energie und Ressourcen im Alltag erhalten. Das Medikament wird Aktivität genannt.

Inaktivität auf der anderen Seite erwies sich als so schlecht, wie sich Aktivität als gut erweist. Sitzen Sie mehr als 11 Stunden täglich, haben Sie eine 40% größere Chance, in den nächsten drei Jahren zu sterben, im Vergleich zu Ihren aktiven Kollegen. Sind Sie körperlich inaktiv, werden die Muskeln geschwächt, einschließlich des Herzmuskels und die Gelenke funktionieren schlechter. Hüften und Knie sind leichter verletzbar und die Knochen werden schwächer und porös. Sie können Verdauungsprobleme bekommen, trägeren

Stoffwechsel, Gewicht und Blutdruck können steigen und es ist wahrscheinlicher, psychische Probleme zu entwickeln. Es ist nie zu spät, aktiver zu werden und die größten Gesundheitsgewinne erreichen diejenigen, die in der schlimmsten Form sind.

Für uns geht es speziell um Rückenschmerzen. Experten sind sich einig, dass Aktivität die wichtigste Aktion ist, die Sie setzen können, um Rückenschmerzen zu reduzieren und für die Zukunft vorzubeugen.

Es muss nicht Training, Fitness, Laufen, Radfahren oder Ballspielen sein. Es geht eher darum, die tägliche Aktivität zu erhöhen. Zu Fuß ein paar Spaziergänge zu unternehmen kann genug sein, wie eine Studie herausgefunden hat: Zweimal pro Woche spazieren zu gehen ist für inaktive Menschen gleich effektiv, wie spezifische Rückenübungen zu machen. Alle Aktivitäten wecken die Rückenmuskulatur auf und erhöhen den Blutfluss.

Sechs Tipps für einen aktiveren Alltag

1. Bewegen Sie sich mindestens 30 Minuten pro Tag

Diese 30 Minuten sind die wichtigsten, sowohl für den Rücken, als auch Ihre Gesundheit im Allgemeinen. Es ist egal, ob Sie zur Arbeit gehen, Gartenarbeit verrichten oder ins Fitnessstudio gehen. Tun Sie, was Ihnen am besten gefällt, solange Sie sich bewegen.

2. Sitzen Sie weniger bei der Arbeit

Wenn Sie einen aktiven Job haben, haben Sie Glück! Dann sind Sie bereits viel in Bewegung bei der Arbeit. Haben Sie eine sitzende Tätigkeit, eine typische Büroarbeit, dann finden Sie auf Seite 104 (Gesunder Rücken im Büro) Ideen, wie Sie zu mehr Bewegung kommen. Wenn Sie sitzen müssen, machen Sie jede Stunde eine Pause und bewegen sich wenige Minuten lang. Wenn Sie einen höhenverstellbaren Schreibtisch haben, stehen Sie so viel wie möglich. Wenn Sie ein Meeting mit wenigen Kollegen haben, schlagen Sie vor, es im Gehen abzuhalten (auf dem Gang oder um das Gebäude). Es gibt eine Vielzahl von Möglichkeiten.

3. Sitzen Sie weniger in der Freizeit

Wenn TV, Video, Computer und Kino Ihre einzigen Freizeitaktivitäten sind, denken Sie darüber nach, ob Sie irgendwelche anderen Aktivitäten interessieren könnten. Alles von Tanz bis Bierbrauen ist gut - der Punkt ist, dass Sie sich bewegen, denn das ist das Beste für Ihren Rücken.

4. Gehen Sie den Aktivitäten zusammen mit anderen nach

Es ist viel einfacher sich zu motivieren, wenn Sie eine verbindliche Abmachung mit jemand anderem haben. Es macht mehr Spaß zu Fuß zu gehen oder mit dem Fahrrad zu fahren, wenn Sie einen Gesprächspartner haben.

Mit wem könnten Sie Aktivitäten gemeinsam durchführen? Es gibt Online-Gruppen, in denen andere Menschen nach Bewegungspartnern suchen. Suchen Sie nach „Radfahren Berlin" oder „Fußball Weimar" auf Facebook und Sie finden viele Gruppen im deutschsprachigen Raum.

5. Nutzen Sie Gesundheitsberatungsstellen

Fast alle Gemeinden, jedenfalls alle Städte, haben ihr eigenes Gesundheitsinstitut. Diese können Ihnen den Einstieg erleichtern, haben oft Plätze frei in den Gruppentrainings und gute Vorschläge für Aktivitäten in Ihrer Gemeinde.

6. Benutzen Sie Technologien

Auf www.mentorverlag.de/friskrygg/extras haben wir Vorschläge für Programme, Apps und andere Gadgets gesammelt, die Sie aktiv halten und helfen können, Sie zu motivieren.

Vorteile, aktiv zu sein

Verhindern von Rückenschmerzen

Der Rücken ist für Bewegung ausgelegt. Wir wissen mit Sicherheit, dass der Rücken am besten und am schnellsten heilt, wenn Sie aktiv sind. Aktiv sein meint Gehen, Laufen, Spielen oder Arbeiten. Langes Sitzen verschlimmert die Schmerzen bei vielen. 20-30 Minuten (vorzugsweise täglich) Aktivitäten wie Gehen sind sehr gut.

Aufmerksamkeit, Wachsamkeit und mentale Stärke

Gehen steigert die Durchblutung des ganzen Körpers und weckt Sie. Die erhöhte Blutzirkulation des Gehirns schärft den Fokus. Mehrere Studien verbinden eine bessere körperliche Form mit höherer Intelligenz sowie größerer geistiger Flexibilität.

Reduziert das Risiko von Osteoporose und Knochenbrüchen

Norwegen ist weltweit führend bei Knochenbrüchen, ohne dass Wissenschaftler genau wissen warum. Glücklicherweise ist es möglich, das Risiko durch körperliche Aktivität zu reduzieren. 30 Minuten moderate Aktivität pro Tag sind genug, um das Risiko von Osteoporose und Knochenbrüchen zu verringern.

Ausdauer und verbesserte geistige Gesundheit

Ein 15-Wochen-Trainingsprogramm, in dem Sie 10.000 Schritte pro Tag gehen liefert Ausdauerleistung, erhöhtes psychisches Wohlbefinden und kann viele andere Variablen beeinflussen, die Indikatoren für gute Gesundheit sind.

Positive Wirkung auf Verstopfung, Übergewicht, Muskelkraft, Reaktionszeit, Stimmung und Sexualleben

10.000 Schritte pro Tag können auch das Risiko von Darmkrebs, Prostatakrebs und Brustkrebs verringern.

Besserer Schlaf

Mindestens 30 Minuten pro Tag zu gehen gibt Ihnen eine bessere Schlafqualität und macht Sie im Laufe des Tages wacher. Das macht es leichter einzuschlafen, bietet tieferen Schlaf und macht Sie weniger schläfrig während des Tages.

Vorteile, still zu sitzen

Was, wenn ich es hasse, zu trainieren?

Dieses Buch ist nicht nur für diejenigen, die es genießen, zu trainieren. Es gibt viele, die den hohen Puls nicht mögen, nicht ins Schwitzen kommen wollen und beim Gedanken an Sport lachen. Das ist okay. Wenn Sie Training hassen, gibt es trotzdem viel, was Sie tun können, um einen gesunden Rücken zu bekommen.

In erster Linie müssen Sie das Gesundheitsrad ausfüllen: Identifizieren Sie Ihre Stärken und Schwächen auf der Seite 39 und entdecken Sie, in welchen Bereichen Sie am meisten aufholen müssen. Nur zwei der sieben Faktoren handeln von Training!

Darüber hinaus sollten Sie „Die Fragen, die Sie gesünder machen auf Seite 66 ausfüllen" und darüber nachdenken, was Ihnen früher gut tat und schlecht für Sie war. Die Ergebnisse dieser Seiten geben Ihnen einen Überblick darüber, was Sie tun können, um Beschwerden zu verhindern und einen gesunden Rücken zu haben.

Aber was ist, wenn Ihnen das Gesundheitsrad sagt, dass Sie an den Bereichen Kraft und Beweglichkeit arbeiten sollten? Was passiert, wenn es tatsächlich Bewegung ist, was Ihnen „fehlt"? Kein Stress, eine Studie aus 2012 gibt Trainingshassern Hoffnung.

Das Ziel der Studie war es, normales Gehen mit speziellem Rückentraining für Patienten mit Kreuzschmerzen zu vergleichen. Die Patienten waren inaktive Menschen zwischen 18-65 Jahren mit langwierigen Schmerzen. Eine Gruppe ging spazieren, die andere Gruppe trainierte mit spezifischen Rückenübungen.

Beiden Gruppen erlebten eine signifikante Verbesserung nach sechs Wochen, und das Zufußgehen war genauso wirksam wie das Kraftprogramm. Wenn Sie davor nicht sportlich waren, werden zwei Spaziergänge in der Woche Ihnen die gleichen Vorteile wie spezifisches Rückentraining geben. Sie umgehen das Fitnessstudio, solange Sie einen schönen Spazierweg finden und zwei halbe Stunden in der Woche dort verbringen. Der Vorteil ist, dass Sie nicht trainieren müssen. Aber Sie sollten immer in Bewegung bleiben.

Hier finden Sie Hilfsmittel, mit denen es mehr Spaß macht, aktiv zu sein: www.mentorverlag.de/friskrygg/extras

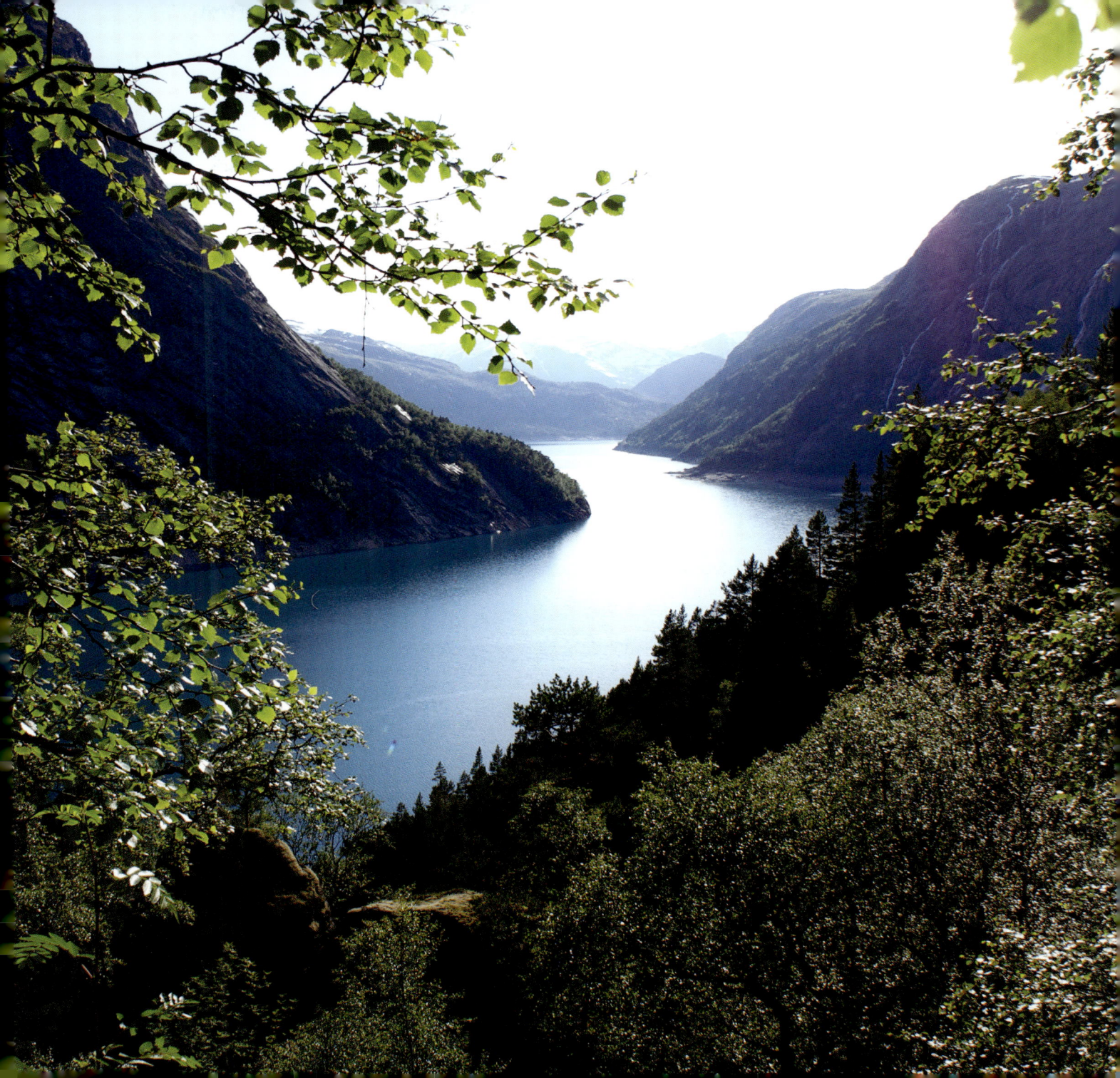

Gesunder Rücken im Fahrradsattel

Der Text wurde in Zusammenarbeit mit dem Physiotherapeuten und Doktoranden Benjamin Clarsen geschrieben. Clarsen ist Physiotherapeut der norwegischen Radsport-Nationalmannschaft und forscht an der Norwegischen Sporthochschule zu Belastungsschäden bei Spitzenradfahrern. Er arbeitet seit vielen Jahren mit internationalen Spitzenradfahrern zusammen, die bei der Tour de France und den Olympischen Spielen gefahren sind.

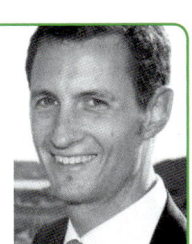

Radfahren ist ein fantastisches Training und sanft zu den meisten Gelenken. Es ist auch eine der Sportarten, die die Wirbelsäule am meisten belasten. Unter den Top-Fahrer in Norwegen können wir erwarten, dass 16% immer wieder Rückenprobleme haben. Warum haben so viele Radfahrer Rückenschmerzen? Und was können Sie tun, um Schäden zu vermeiden?

Es gibt selten einen einzelnen Faktor, wegen dem ein Radfahrer Rückenschmerzen bekommt. Mehrere Faktoren kommen ins Spiel und das Beste, was Sie tun können ist, die verschiedenen Faktoren in systematischer Weise durchzugehen. Starten Sie mit den Faktoren, die für Sie am einfachsten zu ändern sind, und merken Sie, wie das Ihren Rücken beeinflusst, bevor Sie weitermachen.

Stellen Sie Ihr Fahrrad in eine rückenfreundliche Position

Sie müssen nicht aussehen, als kämen Sie direkt von der Tour de France. Radprofis haben sich im Laufe der Zeit an diese Position angepasst und können diese heftige Stellung daher besser bewältigen. Eine so heftige Position am Fahrrad erfordert das Vorbeugen des Oberkörpers und erhöht die Anforderungen an den Rücken.

Stellen Sie Ihr Fahrrad so ein, dass die Lenkung nicht zu weit von Ihnen entfernt ist oder der Sitz zu hoch ist in Bezug auf die Lenkung. Haben Sie die Lenkung 5-10 cm unterhalb des Sitzes.

Stellen Sie den Sitz gleichzeitig leicht nach vorne, zwischen 1 und 5 Grad. Dies wird Ihnen helfen, mehr Bewegung aus den Hüften herauszunehmen, wenn Sie sich nach vorne in Richtung Lenkung beugen. Mehr Bewegung der Hüften bedeutet weniger Möglichkeit für Krümmung im Rücken. Der Sitz sollte nur so stark gekippt werden, dass Sie noch darauf sitzen können, ohne herunterzugleiten.

Haben Sie den Lenker 5-10 cm niedriger als den Sitz und den Sitz 1-5 Grad nach vorn gekippt.

Verteilen Sie die Belastung über den ganzen Rücken

Wenn Sie sich nach vorn beugen, bewegt sich der Rücken wieder in seine natürliche Krümmung. Weil es nicht von Vorteil ist, mit gekrümmten Rücken eine längere Zeit lang zu sitzen, möchten Sie, dass die Krümmung gleichmäßig über die gesamte Rückseite verteilt wird. Niemand wünscht sich einen Buckel, in dem sich die ganze Bewegung in einem kleinen Bereich abspielt. Dies schafft eine größere Belastung für einen kleineren Bereich.

Radprofis werden genau überwacht und lernen, eine ungleichmäßige Krümmung zu korrigieren, sodass die Last gleichmäßiger über den Rücken verteilt wird. Es gibt keine guten, einfachen Übungen, um eine ungleichmäßige Krümmung zu korrigieren, wenn Sie auf dem Fahrrad sitzen. Wenn Sie gehört haben, dass Sie mit einem „Buckel" oder einer ungleichmäßigen Krümmung im Rücken sitzen, würden Sie gut daran tun, einen Physiotherapeuten zu finden, mit dem Sie arbeiten können, um dieses Problem zu beheben.

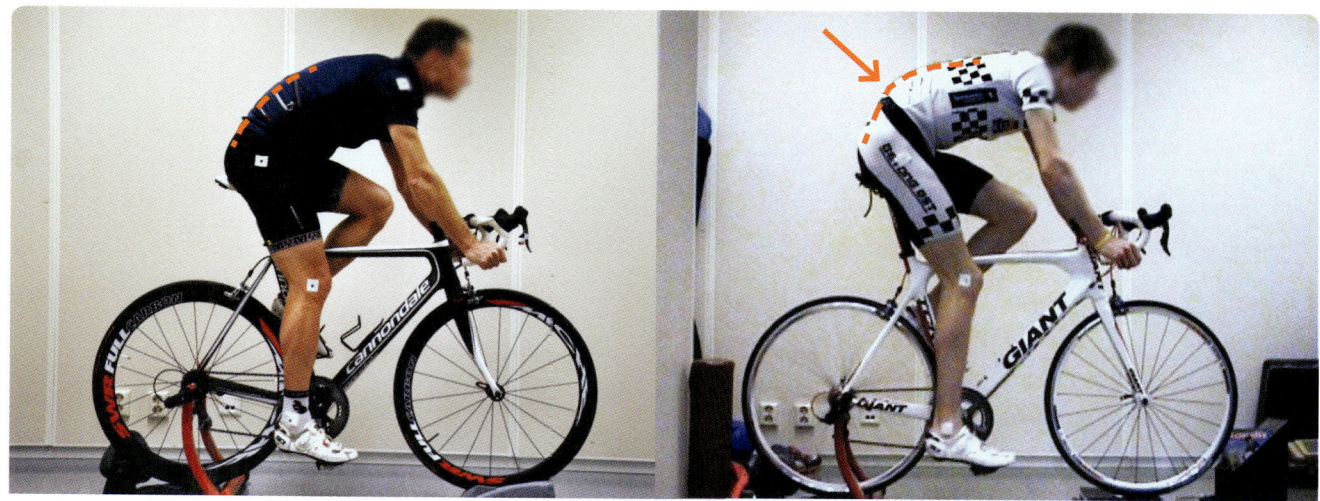

Der Radfahrer auf der linken Seite hat eine gleichmäßige Krümmung im Rücken. Der Radfahrer auf den rechten Seite hat eine ausgeprägte und scharfe Krümmung im unteren Rücken (im oberen Teil des unteren Rückens). Eine stärkere Krümmung erhöht die Belastung in diesem Bereich, und das sollten Sie zu vermeiden versuchen.

Wie Sie Ihre Hüften für eine besseren Tritt und eine bessere Rückenposition einsetzen

Wenn Sie auf dem Rad sitzen und in die Pedale treten, können Sie Folgendes versuchen: Fahren Sie wie sonst auch, aber platzieren Sie Ihre Hände auf den Hüftknochen. Bewegen sich die Hüften? Bewegen Sie sich auf der einen Seite mehr, als auf der anderen?

Auf dem Fahrrad soll das Becken still halten, während die Oberschenkel sich bewegen. Dies ist etwas, an dem man ohne auf dem Fahrrad zu sitzen arbeiten kann. Sehen Sie sich auf den folgenden Seiten die Übungen von Lars Arne Andersen mit den Olympiasportlern an.

Allgemeine Hinweise für weniger Rückenschmerzen beim Radfahren

Radfahren ist eine einseitige Herausforderung für den Körper und die besten Rennfahrer variieren deshalb zwischen Training auf dem Fahrrad und anderen Übungen. Nutzen Sie die Zeit außerhalb des Sattels, um Kraft zu trainieren und machen Sie die Übungen, von denen Sie finden, dass Sie Ihrem Rücken helfen.

Sie können sich auch auf Übungen konzentrieren, die die Mobilität aufrecht erhalten und erhöhen. Lesen Sie mehr über Beweglichkeit in 10 Minuten (S. 126). Setzen Sie die alternativen Übungen während der gesamten Saison fort. Arbeiten Sie an Ihren „Schwachstellen" im Gesundheitsrad, um einen guten Alltag für Ihren Rücken zu etablieren. Je besser Ihr Rücken es normalerweise hat, desto länger wird er in der Lage sein, es gut auf dem Fahrrad zu haben.

Weniger Schmerzen und effizienteres Pedaltreten

Auf Seite 161 finden Sie Übungen von Lars Arne Andersen, die er mit Olympiasportlern macht.

Lars Arne hat mit Benjamin Clarsen zusammengearbeitet und beide haben diese Übungen mit Radfahrern ausprobiert, um den Sportlern zu helfen, die Kontrolle über den Rücken und die Hüften zu gewinnen. Das Ziel der Übungen ist es, besseres Gleichgewicht im Becken zu finden, wenn Sie mit einem Fuß nach unten treten. Die erste Übung ist einfach, während andere größere Herausforderungen darstellen.

Mittelstellung durch Steppen 2.1

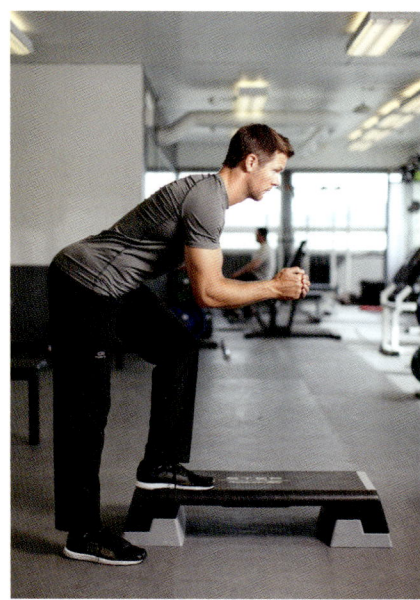 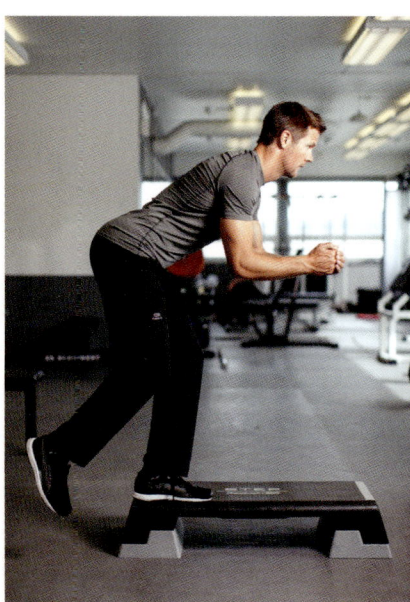 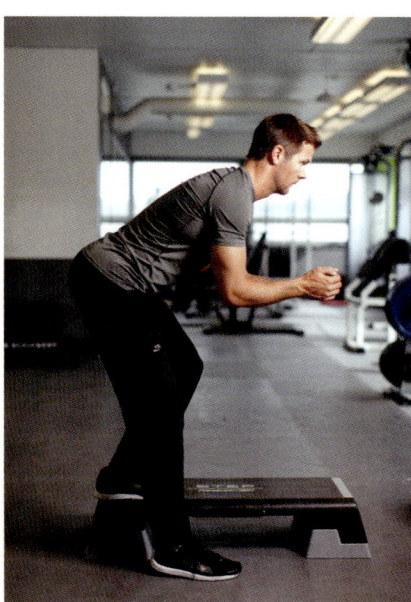

Sätze: 2 Wiederholungen: 20-30 (je Seite)

Stehen Sie mit dem linken Fuß auf dem Stepper, Oberkörper und Arme in einer simulierten Radfahrstellung. Finden Sie die Balance, machen Sie einen Schritt vorwärts mit dem linken Bein und halten Sie die Balance auf einem Bein. Führen Sie Ihr rechtes Bein nach vorn und senken Sie sich wieder nach unten, sodass das rechte Bein auf dem Boden vor Ihnen liegt. Wiederholen Sie alles mit dem anderen Bein auf dem Stepper.

Experten-Tipp

Der Rücken und das Becken sollen während der gesamten Übung in der mittleren Position sein. Sie sollten versuchen, nicht zu einer der beiden Seiten umzukippen. Diese Übung trainiert die Muskeln in der Wirbelsäule und der Hüfte und kann helfen, Schmerzen zu verringern und effizienteres Pedaltreten zu fördern.

Machen Sie die Übung auf einer instabilen Oberfläche wie auf einem Balance-Kissen, sobald Sie sie beherrschen.

2.2 Mittelstellung durch Ziehen am Band

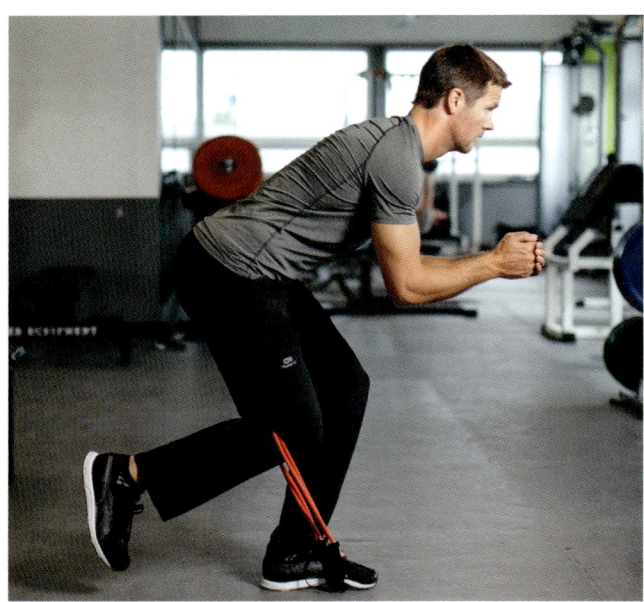 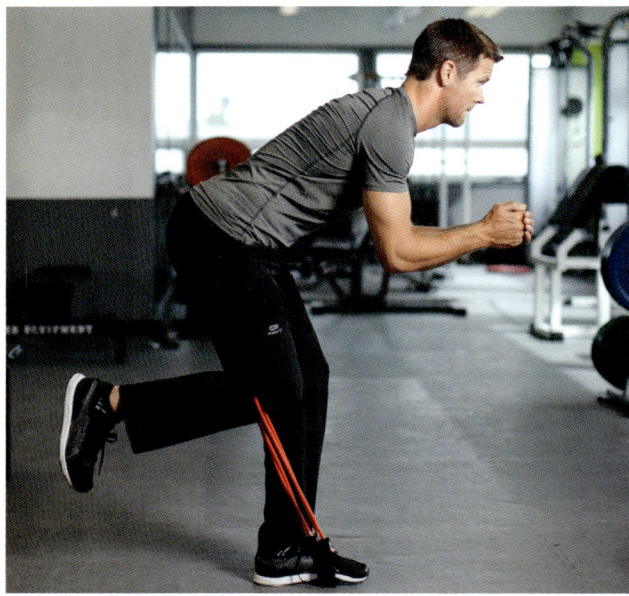

Sätze: 2 Wiederholungen: 20-30 (je Seite)

Bringen Sie ein Gummiband zwischen dem linken Bein und den Kniekehlen des rechten Beins an. Stellen Sie sich auf Ihr linkes Bein, das rechte Bein hinter sich mit den Zehen am Boden. Strecken Sie Ihr linkes Bein langsam, bis es ausgestreckt ist. Senken Sie es langsam wieder nach unten ab. Wiederholen Sie es mit dem anderen Bein.

Experten-Tipp

Der Rücken und das Becken sollen während der gesamten Übung in der mittleren Position sein. Sie sollten versuchen, nicht zu einer der beiden Seiten umzukippen. Diese Übung trainiert die Muskeln in der Wirbelsäule und der Hüfte und kann helfen, Schmerzen zu verringern und effizienteres Pedaltreten zu fördern.

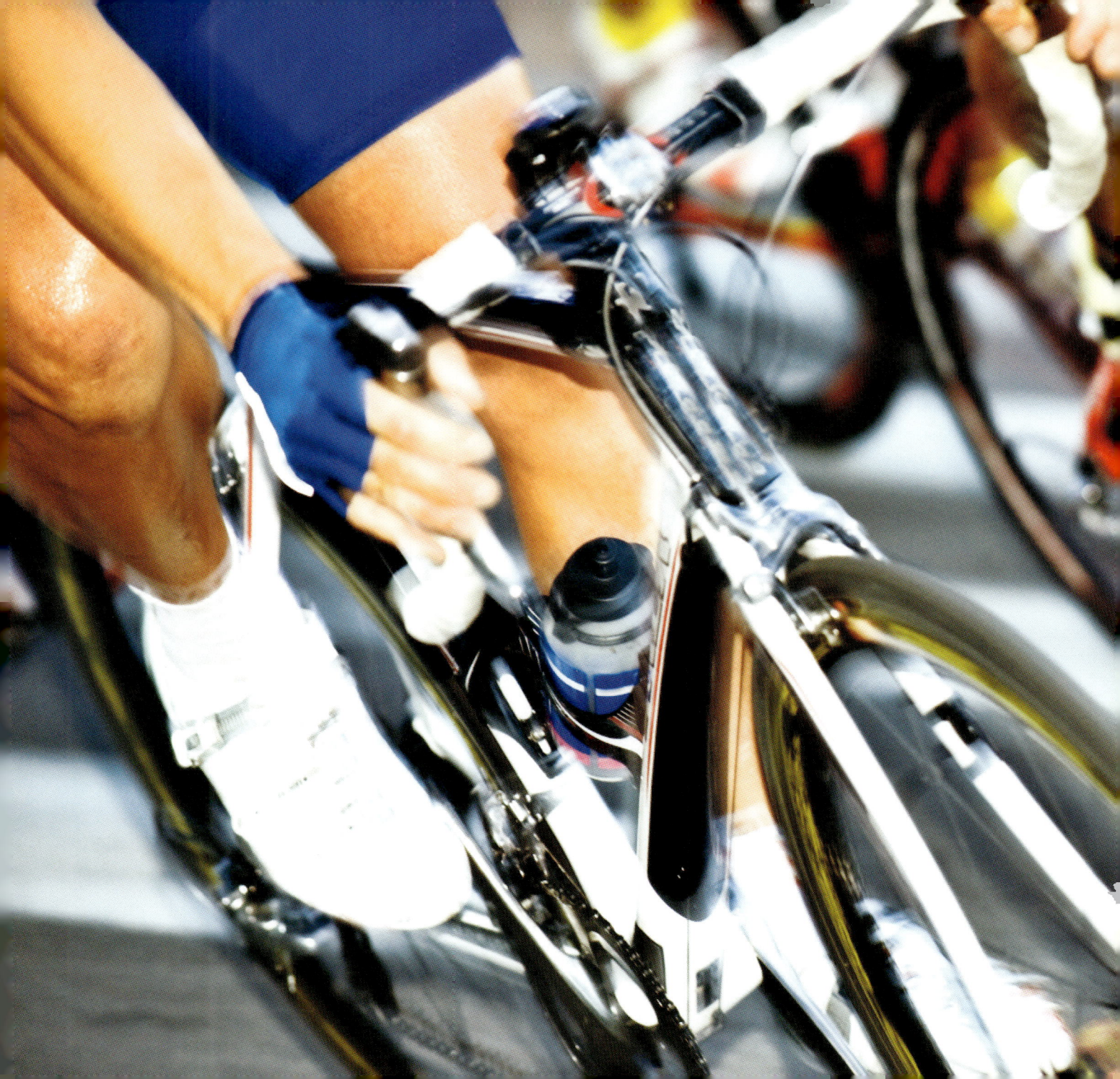

Laufen und ein gesunder Rücken: Die Ratschläge, die funktionieren

Geschrieben in Zusammenarbeit mit Bjarne Vad Nilsen. Vad Nilsen ist Physiotherapeut, Spezialist für Sport-Physiotherapie, Leichtathletiktrainer, aktiver Läufer und betreibt die Website løpestilsanalyse.com.

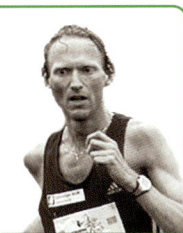

Auf www.mentorverlag.de/friskrygg/extras findet man Links zu Musikplaylists, mit denen man die Schrittfrequenz halten kann.

Wenn Sie gern laufen und unter Rückenschmerzen leiden, kann es sinnvoll sein, Ihren Laufstil zu analysieren. Klinisch sehen wir zunehmend, dass eine Verbesserung der Lauftechnik die Beschwerden reduzieren kann und bessere Laufergebnisse bringt. Lesen Sie weiter, um herauszufinden, was Sie mit Ihrer Lauftechnik machen können.

Wie laufen Sie?

Eine schlechte Lauftechnik wird unter anderem durch schlechte Haltung, lange Schritte und dadurch, dass der Fuß weit vor dem Schwerpunkt des Körpers auftrifft gekennzeichnet. Dies sorgt für einen heftigen Stoß bei der Landung und kann Schmerzen und Schäden verursachen.

Eine gute Lauftechnik ist unter anderem gekennzeichnet durch die Tatsache, dass der Fuß näher am Schwerpunkt landet, eine hohe Schrittfrequenz und kürzere Schritte. Stabilität in Knöcheln, Knien, Hüfte und Rücken sind ebenfalls wichtig. Alle Faktoren können die Belastung für den Rücken reduzieren und das Verletzungsrisiko und die Laufergebnisse in eine positive Richtung beeinflussen.

Wie besser laufen mit weniger Verletzungen?

Der einfachste Weg, seine Lauftechnik zu verbessern, ist die Schrittfrequenz zu erhöhen. Eine Erhöhung der Anzahl der Schritte pro Minute kann dazu führen, dass die Lauftechnik effektiver wird.

Wie kann man die Schrittfrequenz erhöhen? Versuchen Sie zu Musik zu laufen, die 5-10% schneller geht als das, was Sie sonst hören und versuchen Sie, Schritt zu halten. Wenn die Schrittfrequenz 145 ist, versuchen Sie Musik zu finden, die 160 bpm hat. Wenn Sie 160 Schritte pro Minute laufen, versuchen Sie auf 170 zu erhöhen. Erhöhen Sie schrittweise auf 180 Schritte pro Minute, wenn Sie schneller als 15 km/h (4 min/km) laufen. 165+ Schritte pro Minute sind gut bei niedrigeren/mittleren Geschwindigkeiten. Je niedriger die Schrittfrequenz ist, die Sie bereits laufen, desto wahrscheinlicher profitieren Sie von der Schrittfrequenzerhöhung.

„Halskrausen werden nur in schweren Fällen verwendet;
man heilt keine Nackenschmerzen, indem man sie
„einpackt" und die Muskeln entlastet. Gleiches gilt für
unsere Füße: wir stärken die Fußmuskulatur nicht,
indem wir sie einpacken, abdämpfen und entlasten.

Niemand kennt die zukünftige Entwicklung von
Laufschuhen, aber im Laufe der letzten Jahre ist die
Auswahl an Schuhen mit niedrigerem Sohlengefälle deutlich
gestiegen. In einigen Jahren könnten die meisten Läufer
in flacheren Schuhen mit viel Platz für die Zehen und
lockereren Fersenkappen herumlaufen."

Bjarne Vad Nilsen

Wo sollten Sie laufen?

Laufen auf flachen Asphaltstrecken bringt dem Rücken monotone Belastung und wird daher nicht empfohlen. Wählen Sie lieber abwechslungsreiches Gelände. Laufen Sie am Laufband, fügen Sie gerne ein paar Hindernisse ein.

Übungen zur Verbesserung der Lauftechnik

Kurze oder enge Hüftbeuger können verursachen, dass Sie Ihre Hüften nicht ausstrecken können, während Sie laufen. Schauen Sie sich „Beweglicher in 10 Minuten" (S. 124) an, um die Beweglichkeit im Hüftbeuger anhand von Übungen zu erhöhen.

Zu wenig Aktivität des gluteus maximus (großer Gesäßmuskel) kann zu einem sitzenden Laufstil führen, während zu wenig Aktivität im gluteus medius (mittlerer Gesäßmuskel) während des Laufens zu einem instabilen Becken führen kann. Die Übungen Gesäßheben (S. 149) und Seitenplanke (S. 152) sind gute Übungen, um das Gesäß zu aktivieren.

Eine übermäßige Krümmung kann ungünstige Belastung auf den unteren Rücken ausüben. Halten Sie eine natürliche Mittelposition im Rücken beim Laufen. Sehen Sie sich „Athletische Haltung mit dem Rücken in der Mittelposition" an (S. 114) für einen Selbsttest und gute Übungen, um die zentrale Position des Rückens zu finden.

Welche Ausrüstung brauchen Sie?

Als der moderne Laufschuh eingeführt wurde, gab es keinen Rückgang an Laufverletzungen. Es gibt keine Beweise dafür, dass Überpronationsschuhe zu mehr oder weniger Verletzungen führen, als andere Schuhe. Auch gibt es keine Hinweise darauf, dass spezielle Schuhe oder spezielle Sohlen Rückenschmerzen reduzieren.

Das Beste, was Sie tun können, ist Schuhe zu finden, die Sie gut finden. Wählen Sie nicht Schuhe, weil Usain Bolt sie hat, sondern probieren Sie verschiedene Schuhe durch, bis Sie welche finden, die eng anliegen und sich bequem dem Fuß anpassen. Wenn Sie oft (mehr als vier Mal pro Woche) laufen, macht es Sinn, Ihr Training zu variieren: Wechseln Sie die Art des Geländes, in dem Sie laufen und wechseln Sie zwischen mehreren Paaren Schuhe.

Ein letzter Tipp ist ohne Schuhe oder in offenen Sandalen zu laufen. Das wird Ihre Fußmuskulatur kräftigen.

Wenn Sie bereit sind, etwas Neues zu versuchen, versuchen Sie flache Schuhe mit breiten Zehenflächen. Flache Schuhe haben die gleiche Höhe auf der ganzen Sohle, was anatomisch gesehen besser für die Füße und den Körper ist. Versuchen Sie auch Schuhe mit einer breiten Zehenfläche zu finden. Enge Verhältnisse für die Zehen können Ihr/en Gang/Laufmuster verändern und Schmerzen und Verletzungen verursachen. Seien Sie vorsichtig bei der Umstellung auf flache Schuhe, da Muskeln, Sehnen und Knochen sich schrittweise anpassen, um der veränderten Belastung standzuhalten.

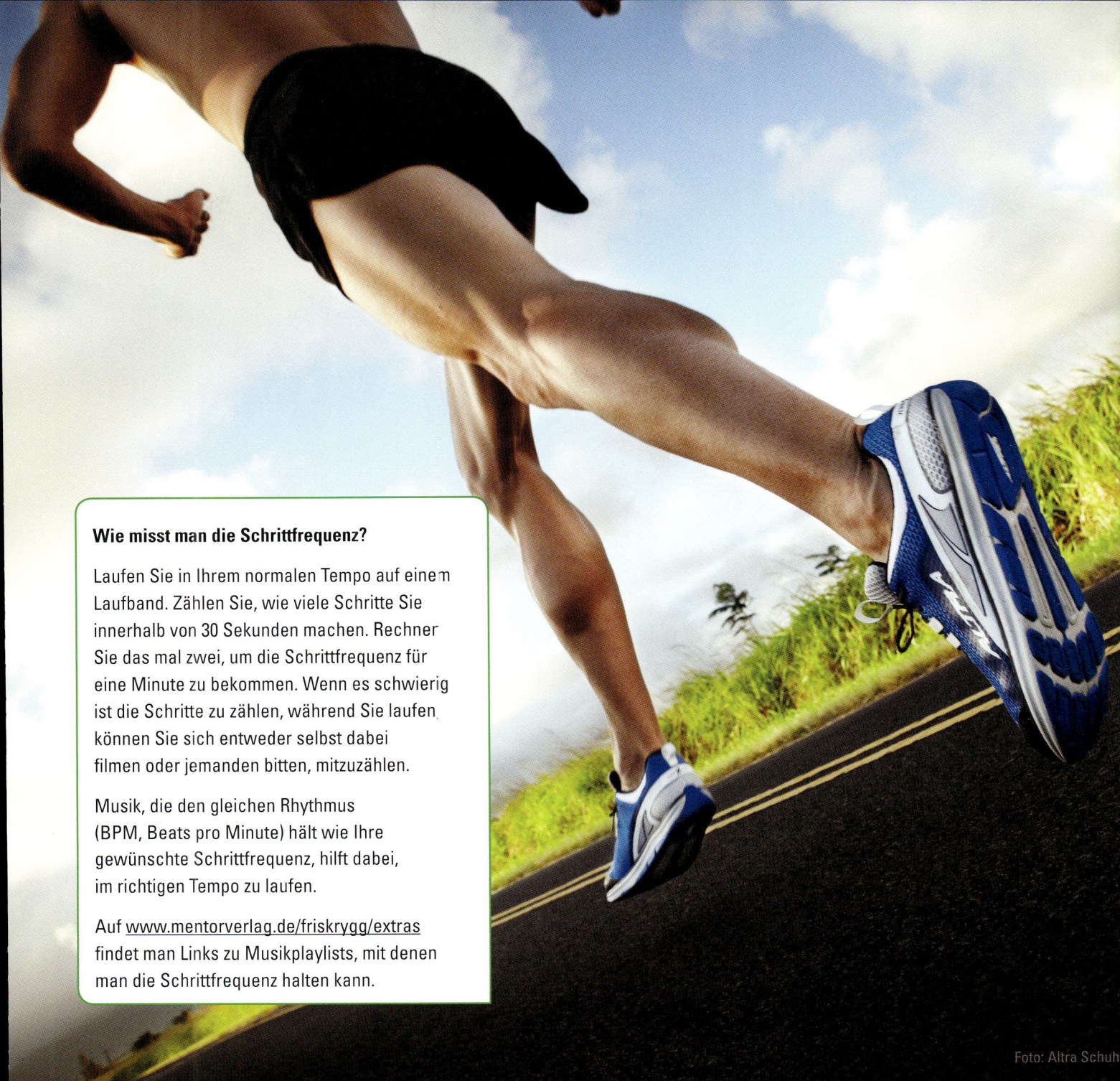

Wie misst man die Schrittfrequenz?

Laufen Sie in Ihrem normalen Tempo auf einem Laufband. Zählen Sie, wie viele Schritte Sie innerhalb von 30 Sekunden machen. Rechner Sie das mal zwei, um die Schrittfrequenz für eine Minute zu bekommen. Wenn es schwierig ist die Schritte zu zählen, während Sie laufen, können Sie sich entweder selbst dabei filmen oder jemanden bitten, mitzuzählen.

Musik, die den gleichen Rhythmus (BPM, Beats pro Minute) hält wie Ihre gewünschte Schrittfrequenz, hilft dabei, im richtigen Tempo zu laufen.

Auf www.mentorverlag.de/friskrygg/extras findet man Links zu Musikplaylists, mit denen man die Schrittfrequenz halten kann.

Schlafen und Ruhen

Der Schlaf ist die Zeit, in der sich Ihr Körper regeneriert. Muskeln und Gelenke werden repariert. Er lädt die mentalen Batterien, sodass man eine Reserve an Energie für den nächsten Tag mitnimmt.

Besser schlafen für weniger Schmerzen

Der Artikel wurde mit Beratung durch die Schlafspezialistin Janne Grønli geschrieben. Janne Grønli ist Schlaf-forscherin am Sleep and Performance Research Center an der Washington State University (USA) und an der Fakultät für Psychologie an der Universität Bergen.

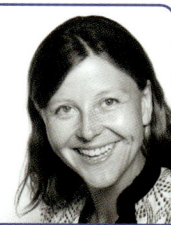

Sie kennen das Gefühl von einer geruhsamen Nacht: Sie fühlen sich gesund, erfrischt und ausgeruht. Der Körper ist voller Energie und Sie sind für alles bereit! Sie kennen wahrscheinlich auch das entgegengesetzte Gefühl: Bei Ihrem Nachbarn wurde laut gefeiert, oder belastende Gedanken haben Sie daran gehindert, gut zu schlafen. Sie fühlen sich schwer und langsam und alles ist einfach nur anstrengend.

Guter Schlaf ist wichtig für den ganzen Körper. Eine gute Nachtruhe kann Sie nach den Abenteuern des Tages auffangen. Die Muskeln und Gelenke werden repariert und wieder aufgebaut. Was wir heute über den Verstand und Schlaf wissen, weist darauf hin, dass die Grundfunktionen des Schlafes Aufräumen, Durchspülen und Regenerieren von Gehirnzellen sind.

Schlafen wir weniger als wir sollten, fallen die positiven Effekte weg. Dann wird schwierig, in guter Stimmung und motiviert zu sein. Darüber hinaus ist es nicht so einfach, konzentriert zu sein, sich etwas zu merken und komplexe Aufgaben auszuführen. Im Laufe der Zeit führt Schlafentzug zu einem geschwächten Immunsystem, stärkerer Schmerzwahrnehmung sowie einer Vielzahl von psychischen Störungen wie Angst und Depression.

So kann guter Schlaf gegen Rückenschmerzen helfen, während schlechter Schlaf dazu beitragen kann, den Schmerz zu verschlimmern.

Der Unterschied zwischen müde und schläfrig?

Es ist natürlich, gelegentlich müde und erschöpft zu sein, aber es gibt einen wichtigen Unterschied zwischen müde und schläfrig. Müde und erschöpft zu sein, bedeutet nicht unbedingt, dass man zu wenig Schlaf bekommt.

Schläfrig zu sein bedeutet, dass Sie im Laufe des Tages zum Einschlafen neigen. Wenn Sie vor dem Fernseher einnicken oder Ihr Kopf in einem Meeting nach vorn kippt, kann dies auf Schläfrigkeit hindeuten.

Einige benötigen acht bis neun Stunden Schlaf, während andere gut mit weniger als sechs Stunden auskommen. Das Ergebnis von einer Nacht Schlaf wird nicht in Stunden gemessen, sondern danach, wie man sich am nächsten Tag fühlt. Sechs Stunden sind vollkommen in Ordnung, wenn Sie sich wach fühlen und sich den ganzen Tag über konzentrieren können.

Die fünf besten Tipps, um besser zu schlafen und erfrischt aufzuwachen

1. Folgen Sie einem regelmäßigen Tagesrhythmus

Sich zur gleichen Zeit hinzulegen und aufzustehen ist das Beste, was Sie für guten Schlaf tun können. Der Körper funktioniert am besten mit guten Routinen.

Bei einem festen Tagesrhythmus erkennt der Körper, wenn sich die Schlafenszeit nähert und Hormone, die das Einschlafen erleichtern, werden ausgeschüttet. In ähnlicher Weise werden am nächsten Morgen zur richtigen Zeit andere Hormone ausgeschüttet, damit man aufwacht.

2. Halten Sie die Nickerchen kurz

Es ist erlaubt, über den Tag verteilt kurze Nickerchen zu halten, aber achten Sie darauf, dass diese weniger als 20 Minuten dauern. Dauern sie länger, fehlt oft das Schlafbedürfnis für den Nachtschlaf.

3. Verzichten Sie nach fünf Uhr auf Koffein

Es braucht ca.20 Minuten, bevor Koffein wirkt, aber der Effekt ist nach vier Stunden am größten! Trinken Sie um sieben eine Tasse Kaffee, ist der stimulierende Effekt um elf Uhr am größten. Kämpfen Sie mit dem Einschlafen oder schlafen schlecht, sollten Sie koffeinhaltige Getränke nach fünf Uhr nachmittags vermeiden.

4. Ruhiger Übergang zum Schlaf

Der Körper reagiert auf das, was Sie tun. Stress und schwere Aufgaben vor dem Zubettgehen machen Sie angespannt und wach. In der letzten Stunde vor dem Zubettgehen sollte schon alles ruhig sein. Vermeiden Sie große Mahlzeiten, harte Trainingseinheiten, Handys, Fernseher und Computer. Können Sie für Ruhe um sich herum sorgen, wird der Körper die Hormone ausschütten, die auf den Schlaf vorbereiten.

5. Nur Schlaf und Sex im Bett

Das Bett sollte nur zum Schlafen und für Sex da sein. Machen Sie andere Dinge im Bett (Filme anschauen, die Nachrichten lesen oder dergleichen), schwächen Sie die Verknüpfung zwischen Bett und Schlaf, und es kann schwieriger sein, einzuschlafen. Wenn Sie nachts nicht schlafen können, stehen Sie lieber wieder aus dem Bett auf. Stehen Sie auf, wenn Sie nicht schlafen können, und tun Sie etwas Entspannendes im Wohnzimmer, bis Sie wieder schläfrig sind.

Matratzenauswahl und Rückenschmerzen

Der Artikel wurde in Zusammenarbeit mit Claus Manniche, Professor und Arzt am Rückencenter Süddänemarks geschrieben. In Zusammenarbeit mit dem Arzt und Professor Tom Bendix hat Manniche praktisch die einzige unabhängige Forschung weltweit über Rückenschmerzen und Matratzen betrieben.

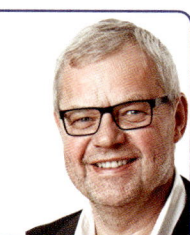

Tom Bendix und Claus Manniche führten 1998 die Spitze der Forschung an und gründeten das Wirbelsäulenzentrum in Dänemark. Sie bemerkten, dass Gesundheitspersonal viel Zeit mit Rückenpatienten damit verbrachten, über Betten, Matratzen und Schlafpositionen zu sprechen. Aber die Ratschläge, die gegeben wurden, basierten auf der Grundlage ihrer eigenen Erfahrungen und Vermutungen - es gab sehr wenig Forschung auf diesem Gebiet.

Tom und Claus entschieden, Schmerzen im Rücken und Matratzen näher zu untersuchen. Claus forschte zusammen mit einer multidisziplinären Gruppe, führte eine Literaturstudie früherer Forschung durch, die Erfahrungen des Gesundheitspersonals und der Produktentwickler der Produzenten miteinbezogen. Die Ergebnisse waren ein Bericht, der ein Loch in viele existierende Mythen stanzte.

Tom ging einen anderen Weg und startete eine groß angelegte randomisierte Studie mit drei verschiedenen Arten von Matratzen. Für 160 Patienten wurde zufällig eine von drei verschiedenen Matratzen ausgesucht, um darauf zu schlafen. Die Matratzen wurden an die Teilnehmer ausgeliefert, die dann ein Monat lang auf der Matratze schliefen, bevor sie evaluierten, ob die Rückenschmerzen besser geworden waren (oder noch schlimmer). Dann erhielten die Patienten eine neue Matratze und das Experiment wurde wiederholt. Stellen Sie sich die Aufgabe, 160 Matratzen drei Mal abzuholen und auszuliefern, vor. Es war ein beeindruckendes und teures Projekt.

Die Studie wurde in Spine, der renommiertesten Zeitschrift für Wirbelsäulenforschung, veröffentlicht. Das Ergebnis? Es gab keine besonders großen Unterschiede zwischen den Matratzen.

Vier Mythen über Matratzen

Mythos #1: Die Matratze sollte dem Rücken eine neutrale Position geben

Es hört sich vernünftig an, dass der Rücken in der „neutralen Position" sein sollte, wenn Sie schlafen. Schon, aber es gibt ein paar Probleme diese Idee betreffend. In erster Linie gibt es keine Forschung, die diese Forderung unterstützt. Und was passiert, wenn Sie sich von der Seitenlage in die Rückenlage begeben? Die Körperseite unterscheidet sich ja von der Rückseite.

Außerdem ziehen die meisten die Beine leicht an, um sicherer zu liegen, wenn sie auf der Seite schlafen. Dadurch ist die natürliche Krümmung des Rückens automatisch anders, als die neutrale Position, die man im Stehen hat.

Mythos #2: Eine Matratze ist besser, je weniger Sie sich in ihr drehen

Eine schlechte Matratze macht, dass Sie sich öfter drehen, während eine gute Matratze weniger Drehungen provoziert und damit besseren Schlaf bietet. Stimmt das? Nein, auch hier gibt es keine Forschung, die diesen Mythos bestätigen kann.

Wir drehen uns wahrscheinlich viele Male jede Nacht, um gute Durchblutung der Haut, Gelenke und Muskeln zu gewährleisten.

Mythos #3: Teure Matratzen bieten besseren Schlaf

Wenn Sie eine Matratze um 6000€ verkaufen wollen (ja, solche gibt es!), müssen Sie die Werbetrommel ordentlich rühren. Von dort ist der Weg anzudeuten, dass billigere Matratzen schlechter sind, nur kurz.

Aber in Verbrauchertests kommen billige Matratzen oft genau so gut weg wie die teureren. Professor Claus selbst schläft auf einer normalen IKEA Matratze und ist glücklich damit.

Mythos #4: Eine härtere Matratze ist besser für den Rücken

Manchmal tauchen Wundergeschichten von Menschen auf, die auf eine sehr harte Matratze umgestiegen sind und plötzlich alle Rückenschmerzen loswurden. Die Erklärung dafür ist, dass eine harte Matratze bessere Unterstützung bietet, die Muskeln stärkt oder die Haltung verbessert.

Es gibt keine Forschung, die dies bestätigt. Ist die Matratze zu hart, werden Sie wund.„Schlechtes soll Schlechtes vertreiben" ist kein Motto, das man im Schlafzimmer anwenden sollte.

Claus' und Toms beste Matratzentipps

1. Ersetzen Sie Ihre alte Matratze rechtzeitig

Schaummatratzen sollten nach fünf bis acht Jahren ersetzt werden, je nachdem, wie schwer Sie sind und welche Unterlage die Matratze hatte. Liegt die Matratze direkt auf dem Boden oder dem Lattenrost, wird der Schaum schneller zerstört, als wenn die Matratze auf Federn ist. Gefederte Matratzen (kontinentale Betten) sollen nach acht bis zehn Jahren ersetzt werden.

2. Wählen Sie eine Matratze, die zu Ihnen passt

Welche Matratze soll man auswählen? Claus und Tom fanden Folgendes heraus: Das ist individuell verschieden. Sie müssen Verschiedenes auszuprobieren. Das Wichtigste ist, was Sie bequem finden und worauf Sie am besten schlafen. Probieren Sie die verschiedenen Matratzen aus und finden Sie heraus, was Ihnen am besten passt. Eine Matratze kann sicherlich zu weich und somit unbequem sein. Sie kann auch zu hart und somit schmerzhaft zum Liegen sein. Was „zu hart" oder „zu weich" ist, müssen Sie selbst herausfinden.

3. Seien Sie vorsichtig bei Behauptungen wie „Schlafgarantie", glänzenden Broschüren und Studien, die die Firma selbst durchgeführt hat.

Fragen Sie nach Quellen für die Behauptungen, die die Verkäufer aufstellen.

4. Holen Sie sich eine Matratze auf Probe mit Rückgaberecht

Um zu wissen, wie sich die Matratze Ihrem Rücken anpasst, sollten Sie mindestens 14 Tage lang darauf schlafen. Daher sollten Sie prüfen, ob Sie das Recht haben, die Matratze zurückzugeben. Das heißt, dass Sie reichlich Gelegenheit haben die Matratze auszuprobieren und möglicherweise zurückzugeben, wenn sie zu hart oder weich ist.

Als dieser Artikel geschrieben wurde, bot IKEA ein Rückgaberecht von 90 Tagen und Dänisches Bettenlager von 100 (!) Tagen an. Wahrscheinlich haben andere Händler auch mindestens 14-tägige Rückgaberechte.

Versuchen Sie dies, wenn Sie Rückenschmerzen haben und nicht schlafen können

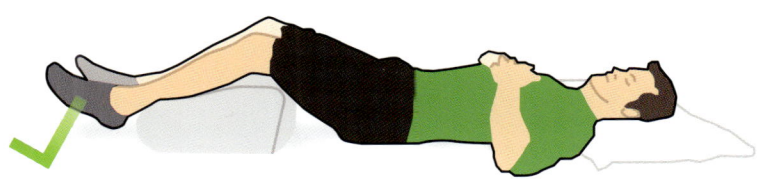

Die Rückenlage ist die beste Entlastungsposition. Legen Sie ein großes Kissen unter die Beine, um zu verhindern, dass die Hüftbeuger im unteren Rücken ziehen.

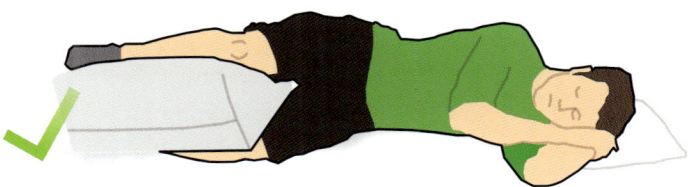

Wenn Sie auf Ihrer Seite liegen, versuchen Sie ein großes Kissen zwischen Ihre Beine zu legen. Das bringt Ihr Becken in eine neutrale Stellung, den Rücken in die Mittelposition und reduziert die Belastung.

Rückenschmerzen und Schlaf:

- Sie verbringen ein Drittel Ihres Lebens im Bett. Finden Sie eine gute Matratze zum Liegen.

- Rückenschmerzen können die Schlafqualität und schlechter Schlaf das Schmerzerleben bei Rückenschmerzen beeinflussen.

- Guter Schlaf ist wichtig für den ganzen Körper. Die Muskeln und Gelenke werden repariert und wieder aufgebaut.

- Psychisch gesehen ist Schlaf wichtig für das Gedächtnis, die Aufmerksamkeit und das Lernen.

Weniger Stress durch Achtsamkeit

Der Text wurde von Christian Kommedal geschrieben, Psychologe und Achtsamkeitstrainer. Kommedal arbeitet in der Universitätsklinik Stavanger und leitet seit mehreren Jahren Achtsamkeitskurse. Sehen Sie sich seine Website an unter www.mindfulnesskurs.com für weitere Informationen über Kurse mit ihm in Stavanger, Norwegen.

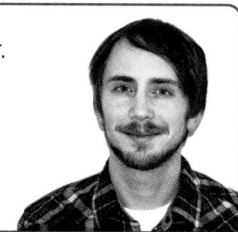

Was ist Achtsamkeit?

Achtsamkeit ist ein Begriff, der die Fähigkeit beschreibt, ganz im Jetzt zu leben - von Moment zu Moment. Sich dessen bewusst zu sein, was Sie gerade jetzt erleben, im Gegensatz zu dem, was passiert ist oder passieren wird. Viele erkennen, dass die Aufmerksamkeit zu leicht zu Gewissensbissen, Analysen über die Vergangenheit oder Sorgen und übermäßige Planung der Zukunft wandert. Bei einigen kann die Aufmerksamkeit so stark abschweifen, dass es zur Last wird.

Sie wollen es nicht, sind aber nicht in der Lage, etwas dagegen zu tun. Es geschieht auf eine Art und Weise von selbst, als ob das Gehirn auf Autopilot schaltet.

Durch Übungen, die Ihre Präsenz im Jetzt erhöhen, erhöhen Sie die Kontrolle, die Sie über Ihre eigene Aufmerksamkeit haben. So können Sie verhindern, dass das Gehirn auf Autopilot schaltet, wenn Sie es nicht wollen. Sie wollen spüren, wirklich präsent zu sein. Darüber hinaus beinhaltet Achtsamkeit, dass Ihre Präsenz durch Akzeptanz und eine nicht-wertende Haltung geprägt ist. Sie versuchen, Erfahrungen zu akzeptieren, die sie wahrnehmen, unabhängig davon, ob sie als angenehm oder unangenehm empfunden werden.

Achtsamkeit wird mit hoher Lebensqualität sowie hoher Fähigkeit zur Problembewältigung verbunden. Sind Sie auf akzeptierende und nicht wertende Weise präsent, so sind Sie in stärkerem Maße in Kontakt mit Ihren Erfahrungen und in geringerem Maße durch eventuell unpassende Gedanken und Verhaltensmuster gesteuert. Das gibt Ihnen einen größeren Spielraum, um die am besten geeignete Strategie zur Problembewältigung zu wählen. Eine gesteigerte Fähigkeit zur Problembewältigung trägt zu einer besseren Gesundheit bei, die wiederum die Lebensqualität erhöht.

Achtsamkeit ist direkt mit der Lebensqualität verbunden. Ganz im Augenblick zu sein, ist einer der Schlüsselfaktoren für eine gute Lebensqualität. Ein gutes Abendessen in angenehmer Gesellschaft bietet nicht die gleiche positive Erfahrung, wenn Sie mehr damit beschäftigt sind, über Vergangenes nachzugrübeln. Ein Spaziergang im Wald gibt Ihnen weniger, wenn Sie mehr damit beschäftigt sind, den nächsten Arbeitstag zu planen. Zeit mit Kindern zu verbringen ist nicht das gleiche, wenn Sie sich von finanziellen Sorgen nicht lösen können.

Ist Stress nur negativ?

Stress ist ein wichtiger Faktor für alle Arten von Schmerzen. Stress ist die Reaktion des Körpers auf Belastung. Bis zu einem gewissen Niveau ist Stress eine angemessene Reaktion, die das Leistungsniveau erhöht, Energie und höhere Konzentration liefert. Wenn die Belastung zu groß wird oder zu lange anhält, kann dies negative Stressreaktionen erzeugen. Bei negativen Stressreaktionen kann es sich um Konzentrationsstörungen, kreisende Gedanken, Unruhe im Magen und angespannte Muskeln handeln. Oft werden die Muskeln im Nacken und Rücken angespannt. Wenn diese Muskeln langfristig angespannt bleiben, kann dies erhebliche Rücken- und Nackenschmerzen verursachen.

Durch Übungen zur Achtsamkeit können solche negativen Stressreaktionen verhindert werden, während Sie selbst Stressreaktionen besser verringern können, wenn sie als negativ empfunden werden.

Achtsamkeit ist ein Begriff, der die Fähigkeit beschreibt, ganz im Jetzt zu leben - von Moment zu Moment.

Achtsamkeit für weniger Schmerzen

Achtsamkeit kann eingesetzt werden, um eine Vielzahl von körperlichen und psychischen Symptomen und Störungen zu bewältigen. Dazu gehören auch Rückenschmerzen. Eine Reihe von psychologischen Faktoren können Schmerzerleben beeinflussen: Beispielsweise Sicherheit, Vertrauen in Ihre eigene Fähigkeit zur Problembewältigung, negative Gedanken und schmerzbezogene Angst. Eine Person, die sich im Allgemeinen sicher fühlt und Vertrauen in die eigene Fähigkeit mit allem fertig zu werden hat, erlebt weniger Schmerzen im Vergleich zu einer Person, die sich nicht sicher fühlt und kein Vertrauen in ihre eigenen Fähigkeiten zur Bewältigung hat.

Schmerz ist ein Überlebensmechanismus, der unter anderem dafür da ist, eine Person zu einer Reaktion zu zwingen, wenn ihr Körper bedroht ist. Eine Person, die sich sicher fühlt und die die Beherrschung der Situation spürt, „hat weniger Notwendigkeit" einer Schmerzreaktion, da sie sich nicht gleich bedroht fühlt. Achtsamkeitsübungen können helfen, trotz der Schmerzen eine wahrnehmbare Sicherheit zu erzeugen, die wiederum den empfundenen Schmerz reduziert. Die Übungen können helfen, das Gefühl der Beherrschung und Kontrolle zu erhöhen, was auch das Schmerzempfinden reduziert. Des

Weiteren reduziert Achtsamkeit Horrorgedanken, was wieder den empfundenen Schmerz reduziert.

Achtsamkeit und weniger Rückenschmerzen

Ein wichtiger Teil Rückenschmerzen sowohl vorzubeugen, als auch zu überstehen, ist die Fähigkeit, sich vollständig entspannen zu können. Eine häufige Wirkung von Achtsamkeitsübungen ist, dass sie sowohl den Körper als auch den Geist beruhigen. Erleben Sie andauernden Schmerz, kann es sich wie eine unmögliche Aufgabe anfühlen, sich zu entspannen. Viele kämpfen gegen Schmerzen und versuchen, Ihnen zu entfliehen.

Durch Achtsamkeitsübungen versuchen Sie stattdessen, sich mit dem Schmerz in Verbindung zu setzen. Die Schmerzen zu akzeptieren macht es leichter, sich zu entspannen, auch wenn es weh tut. Sie versuchen eine

Akzeptanz dafür zu entwickeln, dass der Schmerz jetzt da ist, wie er ist, dass Sie ihn jetzt nicht ändern können und das gerade jetzt in Ordnung ist. Die Schmerzen können sich dann weniger aufdringlich und bedrohlich anfühlen und Ihr Schmerzempfinden wird gemindert. Darüber hinaus können Ihnen die Übungen mehr Kontrolle über den Schmerz geben und es Ihnen ermöglichen, trotz der Schmerzen zu entspannen. Den Schmerz zu akzeptieren mag seltsam und provokativ klingen, aber das bedeutet nur, dass Sie versuchen sollten, den Schmerz so zu akzeptieren, wie er jetzt gerade erlebt wird, ohne vor ihm zu fliehen und ohne ihn als positiv oder negativ zu beurteilen. Das bedeutet nicht, dass Sie sich mit dem Schmerz oder seinen Ursachen abfinden sollen.

Durch meine Erfahrung als Achtsamkeitstrainer habe ich zahlreiche positive Rückmeldungen von Kursteilnehmern sowohl mit temporärer als auch

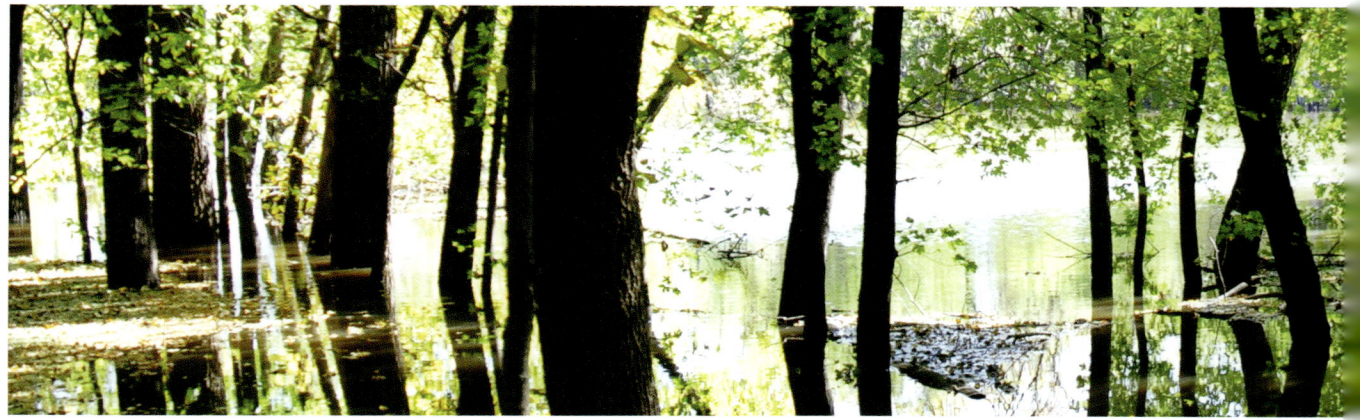

mit permanenter Schmerzproblematik erhalten. Es schließt Menschen mit Rückenschmerzen mit ein, die den großen Nutzen von Achtsamkeitsübungen zum Ausdruck bringen. Sie beschreiben eine sowohl präventive, als auch schmerzmindernde Wirkung. Dies wird durch die Literatur, wie zum Beispiel Jackie Gardner-Nix' Buch „Der achtsame Weg durch den Schmerz" sowie zahlreiche wissenschaftliche Studien bestätigt. Besuchen Sie www.mentorverlag.de/friskrygg/extras für alle Quellen, auf denen das Buch aufgebaut ist.

Gregory Esmer und seine Kollegen führten 2010 eine Studie mit Patienten mit chronischen Schmerzen nach erfolgloser Rückenoperation durch, die alle einen achtwöchigen Achtsamkeitskurs besuchten. Sie stellten fest, dass die Achtsamkeitsübungen den Patienten signifikant bei der Bewältigung half und auch dabei, das Schmerzempfinden zu verringern. Ein weiteres

Beispiel ist eine Studie, die im Jahr 2008 von Natalia Marone und Kollegen durchgeführt wurde, wobei die Wirkung eines achtwöchigen Achtsamkeitskurses für ältere Menschen mit chronischen Schmerzen im unteren Rücken gemessen wurde. Sie stellten eine signifikante Verbesserung der Schmerztoleranz und Funktion fest.

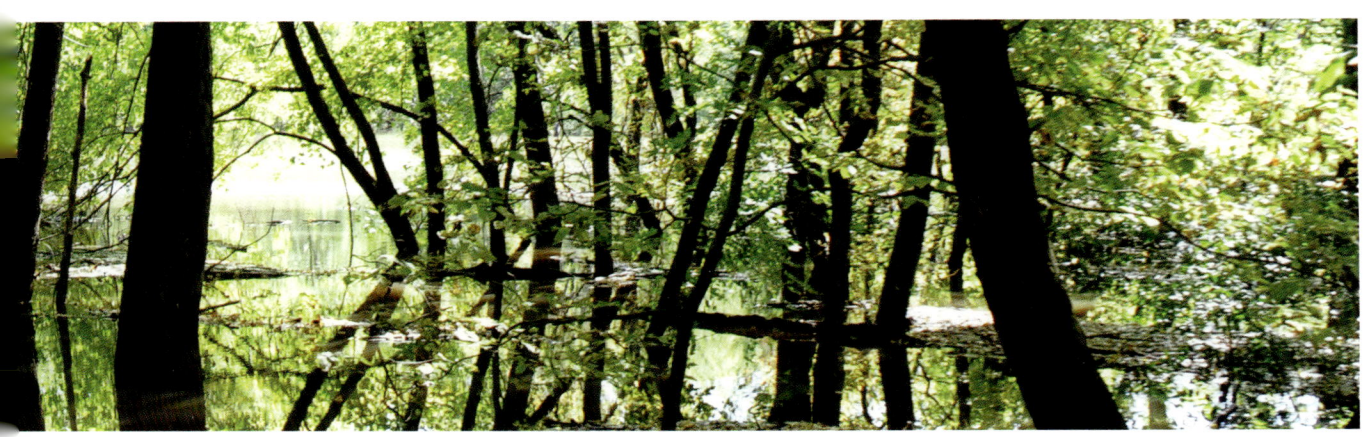

Foto: Ted, bobosh_t (flickr)

M1 Achtsamkeitsübung

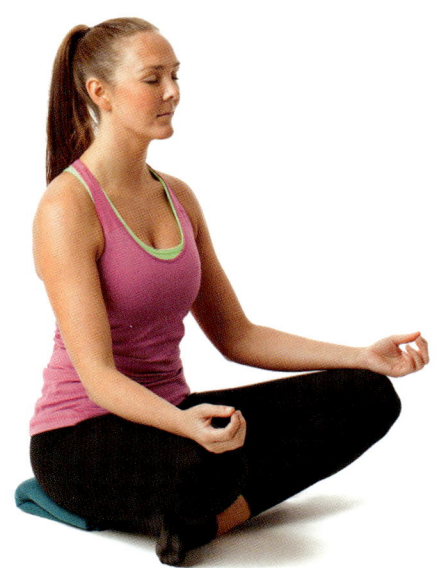

Sätze: 1 Zeit: 5-20 Minuten

Die Fähigkeit, achtsam zu sein, kann trainiert werden. Ich möchte Sie einladen, eine Übung auszuprobieren. Sie können die nächsten fünf Minuten gern dem Versuch widmen, sich ganz auf die Übung zu konzentrieren. Es kann hilfreich sein, an einem Ort oder in einem Raum zu sein, wo Sie nicht gestört werden. Ist Ihr Handy in der Nähe, so stellen Sie es am besten stumm. Sie können wählen, ob Sie die Übung aufrecht sitzend oder auf dem Rücken liegend machen wollen.

Es ist von Vorteil, wenn man die Augen während der gesamten Übung geschlossen hat. Versuchen Sie, Ihre Aufmerksamkeit auf den Atem zu richten. Spüren Sie, wie der Atem genau jetzt in Ihrem Körper ist: Der Bauch, der steigt und fällt, die einströmende Luft, die hinein- und hinausfließt (wie sich das in den Nasenlöchern, dem Nasengang und Rachen anfühlt).

Lassen Sie Ihren Atem seinem eigenen, natürlichen Atemrhythmus folgen, so wie er jetzt ist, ohne zu versuchen, ihn zu kontrollieren. Versuchen Sie, Ihre Aufmerksamkeit auf dem Atem halten. Jedes Mal, wenn Ihre Aufmerksamkeit von Ihrem Atem abschweift (und das kann leicht passieren!), versuchen Sie, die Aufmerksamkeit darauf zurückzulenken, auf eine ruhige Art, ohne daran zu denken, wohin Ihre Aufmerksamkeit wandern wollte. Wenn Sie feststellen, dass Ihre Schultern hochgezogen sind, versuchen Sie, sie zu senken. Wenn Sie feststellen, dass sich Ihre Muskeln zusammenziehen, schauen Sie, ob Sie sich entspannen können. Versuchen Sie, die Aufmerksamkeit mindestens fünf Minuten lang auf dem Atem zu halten.

Wenn Sie zusätzlich Schmerzen im Rücken (oder anderswo) spüren, versuchen Sie, auf die Beurteilung des Schmerzes als gut oder schlecht zu verzichten. Sehen Sie auch, ob Sie es schaffen, nicht darüber nachzudenken, warum der Schmerz da ist oder was Sie tun können, um ihn loszuwerden. Versuchen Sie, die Aufmerksamkeit beim Atem zu halten und zu akzeptieren, dass der Schmerz im Augenblick vorhanden ist, und dass das gerade jetzt in Ordnung ist. Wenn der Schmerz immer wieder die Aufmerksamkeit vom Atem wegzieht und Sie Ihre Aufmerksamkeit nicht auf Ihren Atem zurück lenken können, können Sie sich dafür entscheiden, Ihre Aufmerksamkeit auf den Atem und die Schmerzen aufzuteilen. Versuchen Sie darauf zu achten, ob sich die Schmerzen verändern: dass sich Intensitäten oder Charakterzüge ändern oder dass sie sich im Körper verlagern.

Sobald Sie dies mindestens fünf Minuten lang getan haben, können Sie langsam Ihre Augen öffnen und die Übung beenden.

Nun haben Sie eine Achtsamkeitsübung ausprobiert. Wollen Sie mit der Zeit eine bedeutende Wirkung erreichen, wird empfohlen, sich mindestens 20 Minuten pro Tag für Übungen Zeit zu nehmen.

Viele haben das Gefühl, dass ihnen das sehr schwer fällt: Sie schaffen es zum Beispiel nicht, die Aufmerksamkeit auf den Atem zu richten, weil das Gedankenkarussell sich immer weiter dreht, der Schmerz zu stark wird oder weil sie einschlafen. Es ist normal, das am Anfang zu erleben.

Möchten Sie Achtsamkeit lernen, empfiehlt sich ein 8-wöchiger Achtsamkeitskurs, in dem Sie richtig geschult werden und Beratung und Unterstützung im Prozess erhalten.

Sie lernen dort mehr darüber, was Achtsamkeit ist und wie Achtsamkeit durch eine Vielzahl von Übungen praktiziert werden kann.

Arbeit

Jedes Jahr verbringen Sie fast 2.000 Stunden auf der Arbeit. Ihr Zuhause ausgenommen, ist das der Ort, an dem Sie am meisten Zeit verbringen. Ein guter Arbeitsalltag, ein gut ausgestattetes Büro und gute Arbeitsgewohnheiten sind wichtig für einen gesunden Rücken.

Gesunder Rücken im Büro

Sie sind acht Stunden am Tag, fast 2000 Stunden pro Jahr im Büro. Wie können Sie Ihr Büro rückenfreundlicher machen? Veränderungen in Ihrem eigenen Büroraum vorzunehmen dauert weniger als 15 Minuten, aber es kann Ihnen unzählige Stunden schlechter Haltung und unnötigen Drucks auf Ihren Rücken ersparen.

Beginnen Sie immer mit dem Stuhl und starten Sie damit, eine geeignete Höhe zu finden. Die Oberschenkel können gern ein wenig nach unten geneigt sein. Die Höhe des Stuhls sollte so sein, dass Sie mit beiden Füßen fest auf dem Boden sind.

Dann stellen Sie die Sitztiefe ein. Bewegen Sie den Sitz nach vorn, erhalten Sie mehr Unterstützung vom Stuhl. Bewegen Sie den Sitz nach hinten, sitzen Sie aktiver im Stuhl. Dies ist eine Frage des Geschmacks. Sie sollten etwas Platz zwischen der Kniekehle und Stuhlkante haben, so können Sie Ihre Position nach Wunsch ändern.

Dann stellen Sie den Lehnenwinkel ein. Sitzen Sie vorn auf dem Stuhl mit dem Rücken in der Mittelposition 114 (Athletische Haltung mit dem Rücken in der Mittelstellung). Die Rückenlehne des Stuhls sollte so eingestellt werden, dass sie Ihren Rücken unterstützt. Mit einer guter Rückenstütze sollen Sie in Balance sitzen und nicht glauben, dass Sie vorwärts oder rückwärts mit dem Rücken fallen.

Wenn der Stuhlrücken sich nach außen wölbt, stellen Sie den Stuhl so ein, dass er zu Ihrem unteren Rücken passt, um eine gute Kreuzstütze zu sein. Wenn Sie mit natürlicher Krümmung des Rückens sitzen, gibt das weniger Druck auf die Wirbelsäule.

Armlehnen sind nicht erforderlich. Setzen Sie sich lieber gut zum Tisch und stellen Sie in so ein, dass er eine gute Unterarmstütze bietet.

Eine Kopfstütze ist ebenfalls nicht erforderlich. Sobald Sie den Stuhl richtig eingestellt haben und mit guter Krümmung des Rückens sitzen, wird der Kopf frei auf der Oberseite der Wirbelsäule balancieren.

Nutzen Sie gerne die Neigungsfunktion des Stuhls, um selbst mehr eigene Bewegung zu fördern. Das kleine Rad unter dem Sitz reguliert den Widerstand des Kippmechanismuses. Hat Ihr Stuhl noch mehr Funktionen oder Tasten? Probieren Sie es aus, Sie können keine Fehler machen und es gibt keinen Selbstzerstörungsknopf.

Nachdem Sie eine geeignete Höhe und eine gute Sitzposition im Stuhl gefunden haben, setzen Sie sich zum Tisch. Sie sollten eine gute Unterarmstütze haben, ohne Ihre Schultern heben zu müssen oder den Rücken zu krümmen.

Stehen Sie so viel wie möglich

Ein höhenverstellbarer Tisch erleichtert es, im Büro mehr zu stehen. Denken Sie daran, nach einem hohen Zylinder zu fragen, wenn Sie sich einen solchen Tisch zulegen. Viele höhenverstellbare Tische können nur auf 115 cm erhöht werden, was nicht genug ist, wenn Sie etwa 180 cm groß sind. Es reicht auch nicht aus, wenn Sie auf dem Balance-Pad oder dem Bürolaufband arbeiten wollen. Ein Tisch mit einer halbkreisförmigen Aussparung ist von Vorteil. Das macht es einfacher, nah am Tisch zu sitzen und bietet eine gute Unterarmstütze.

Bürogeräte und Gadgets

Der Bildschirm sollte in einem komfortablen Abstand von Ihrer Sitzposition platziert werden. Spüren Sie, was Ihre Augen Ihnen sagen wollen. Die Höhe des Bildschirms sollte etwas niedriger als auf Augenhöhe sein, sodass Sie schräg nach unten auf den Bildschirm schauen. Schieben Sie die Tastatur und die Maus tief in den Tisch.

Die Tischhöhe sollte so sein, dass Sie Ihre Unterarme auf den Tisch legen können, ohne den Rücken krumm zu machen oder sich nach vorne zu beugen. Kabellose Kopfhörer sind in der Regel Sekretärinnen, Vertriebsmitarbeitern und Mitarbeitern im Kundendienst vorbehalten. Wir empfehlen, dass jeder, der mehr als 10 Minuten am Tag telefoniert solche besitzt. Headsets können zu einer guten Haltung beitragen, auch wenn Sie ein längeres Telefongespräch abhalten.

Wenn die Arbeitsumwelt keine Priorität an Ihrem Arbeitsplatz ist

In Norwegen haben wir ein klares Arbeitsgesetz, das besagt, dass „die Arbeitsumgebung im Unternehmen voll und ganz verantwortungsvoll ausgerichtet sein soll." Das bedeutet, dass Sie das Recht auf ein Büro haben, das gut funktioniert und an Sie angepasst ist. Tisch, Stuhl und PC sind Ihre Arbeitsmittel und diese sollten die richtige Qualität haben. Die richtige Ausrüstung ist eine Investition, die Sie produktiver macht und Beschwerden verhindert.

Wenn Sie selbst nicht alles gut einstellen können, können Sie sich arbeitsmedizinischen Rat holen. Es gibt viele Physiotherapeuten und Ergotherapeuten, die sich hauptberuflich mit der Anpassung des Arbeitsplatzes beschäftigen. Unter www.mentorverlag.de/friskrygg/extras finden Sie weitere Informationen zur Büroanpassung.

Sie haben das Recht auf ein Büro, das gut funktioniert und an Sie angepasst ist.

Der beste Stuhl hilft nicht, wenn man den ganzen Tag sitzt

Die Herausforderung im Büro ist in erster Linie nicht die schlechte Sitzposition, sondern die Anzahl der Stunden, die wir jeden Tag sitzen. Wenn Sie feststellen, dass Ihr Rücken sich beim Sitzen versteift, ist es Zeit, Änderungen vorzunehmen. Der Schlüssel ist Vielfalt: Gehen und stehen Sie gleich viel, wie Sie sitzen. Wenn Sie sitzen müssen, variieren Sie mit Stühlen, auf denen Sie aktiv sitzen können.

Stehende Meetings

Wenn Sie ein kurzes und effizientes Meeting haben, halten Sie es im Gehen ab! Stehen Sie in einem Kreis und fühlen Sie den Unterschied zu einer sitzenden Sitzung. Es aktiviert die Gruppe und reduziert die Sitzzeit.

Gehende Meetings

Zu gehen während Sie Besprechungen haben, ist am besten geeignet für kleinere Gruppen (2-4 Personen). Gehen kann dabei helfen, besser zu denken, andere Lösungen zu sehen und kreativer zu sein. Steve Jobs, der Gründer von Apple, machte lange Spaziergänge zusammen mit seinen Kollegen, wenn sie schwierige Probleme lösen mussten.

Gehendes Büro

Bürolaufbänder machen es möglich zu gehen, während Sie Büroarbeit verrichten. Ein Standlaufband wird unter Ihrem höhenverstellbaren Schreibtisch platziert. Wenn Sie möchten, können Sie aufstehen und in gemächlichem Tempo gehen. Eine neue schwedische Studie des Karolinska Institutes hat festgestellt, dass eine Gruppe, die eine Stunde pro Tag im Büro am Laufband war, erhöhte Aufmerksamkeit und weniger Rückenschmerzen als die Gruppe hatte, die eine Stunde lang stand oder den ganzen Tag saß.

Beleuchtung, Luftqualität und Lärm sind nur einige der wichtigeren Faktoren, die Ihre Gesundheit im Büro beeinflussen. Wenn Sie eine tiefergehende Anleitung für Ihr Büro wünschen, haben wir einen kostenlosen 32-seitigen Leitfaden zur Verfügung gestellt. Schauen Sie auf www.mentorverlag.de/friskrygg/extras

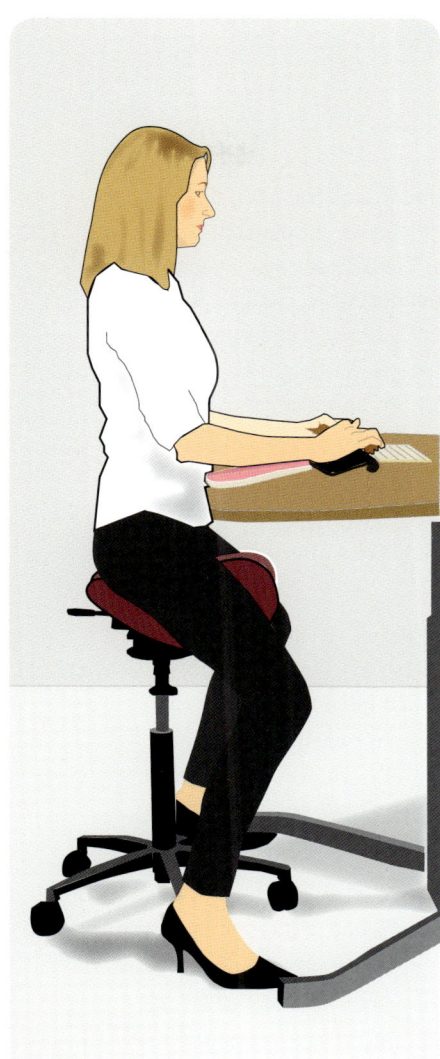

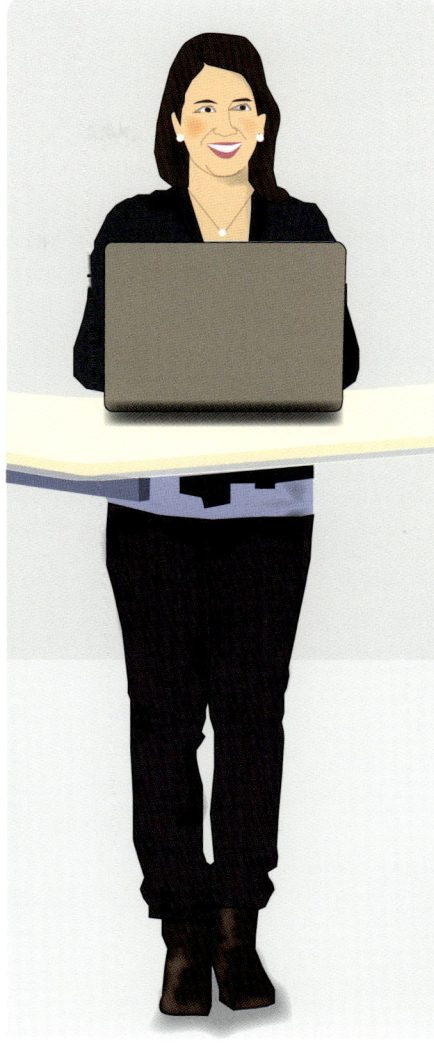

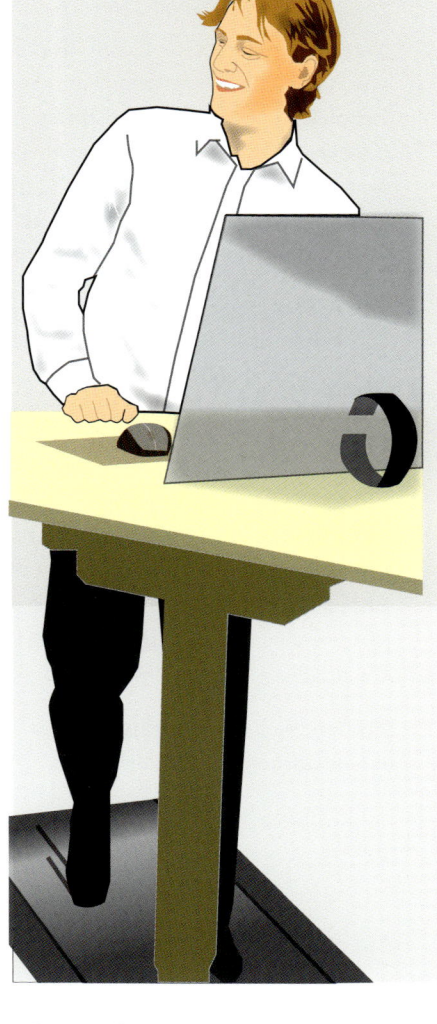

Wenn Sie sitzen müssen, sitzen Sie mit dem Rücken in der Mittelposition. Verwenden Sie einen ergonomischen Sitzhocker, der macht es leichter, die Hüften zu öffnen.

Mit einem höhenverstellbaren Tisch können Sie leicht zwischen Sitzen und Stehen während des Arbeitstages variieren. Wussten Sie, dass im Stehen weniger Druck auf der Wirbelsäule lastet, als im Sitzen?

Bürolaufbänder ermöglichen es Ihnen, in gemächlichem Tempo zu gehen, während Sie Ihre übliche Büroarbeit verrichten. Bewegung ist das Beste für den Rücken.

Gesunder Rücken am aktiven Arbeitsplatz

Was ist „aktive Arbeit"? Damit meinen wir alle Arten von Arbeit, bei der Sie sich mehr bewegen, als Sie sitzen. Beispiele dafür sind Krankenschwestern, Bauarbeiter, Kindergartenpersonal und Lagerarbeiter. Mit einem aktiven Job stehen Sie vor anderen Herausforderungen als beispielsweise Büropersonal und Berufskraftfahrer, die den Großteil des Tages sitzen. Ein aktiver Job hat viele Vorteile.

Der Körper ist dafür geschaffen, in Bewegung zu sein. Körperliche Arbeit sorgt für einen höheren Energieverbrauch, mehr Muskelmasse und ein stärkeres Skelett, als wenn Sie den ganzen Tag nur sitzen würden. Die Forschung zeigt auch, dass Menschen mit einem aktiven Job eine längere Lebenserwartung haben.

Obwohl körperliche Arbeit gut ist, kann es auch zu viel des Guten geben. Sie müssen stark genug sein, um die körperlichen Anforderungen zu tolerieren, die der Job erfordert. Einige Aufträge können Sie anfälliger für Rückenschmerzen machen.

Finden Sie heraus, ob Ihre Arbeit einen starken Rücken erfordert

*   Müssen Sie bei der Arbeit viel und schwer heben?
*   Müssen Sie mit gebeugtem und gekrümmtem Rücken schwer heben?
*   Sitzen Sie viel im LKW oder Bagger und wissen, dass der gesamte Körper von den Vibrationen geschüttelt wird?

Wenn Sie auf eine oder mehrere dieser Fragen mit ja geantwortet haben, haben Sie einen Job, der einen starken Rücken erfordert.

Krafttraining

Körperliche Arbeit erfordert einen starken Körper. Krafttraining bereitet Sie besser auf die täglichen Belastungen und deren Bewältigung vor. Feuerwehrleute trainieren täglich als Teil der Arbeit, weil sie bereit sein müssen, zum Beispiel, eine Person aus einem brennenden Haus zu tragen. Krafttraining vermindert Ihre Schmerzen und macht Sie widerstandsfähiger. Für Tipps zum Beginn mit Krafttraining schauen Sie auf Seite 148 (Stärkerer Rücken in 10 Minuten).

Vermeiden Sie harte Schläge von unten

Wenn Sie bei der Arbeit viel gehen, sollten Sie bequeme Schuhe mit stoßdämpfenden Sohlen tragen. Alternativ können Sie Matten mit dämpfender Wirkung dort auslegen, wo Sie am meisten stehen oder gehen. Viele Schritte auf harten Oberflächen leiten Stöße weiter und sind so eine Belastung, die Schmerzen in den Beinen und dem Rücken verursachen kann.

Vermeiden Sie schweres Heben mit einer Krümmung

Das ist leichter gesagt als getan, aber Sie haben das Arbeitsumweltgesetz auf Ihrer Seite. Sie haben Recht auf ein „vollständig verantwortungsbewusstes Arbeitsumfeld."Wenn Sie viel schwer heben, denken Sie alternativ und benutzen Sie die Werkzeuge, die verfügbar sind (Gurt, Lift).

Kleiden Sie sich weit und frei

Wie Sie auf Seite lesen können 125 (Wirbelsäule und Hüfte sind eng miteinander verknüpft) ist ein Schlüssel zu einem gesunden Rücken der Hüftschwung. Wie kleiden Sie sich bei der Arbeit? Enge Hosen oder Gürtel, die drücken, wenn Sie sich bücken, nehmen die Bewegung aus dem Rücken, statt aus den Hüften. Ihre Kleidung sollte Ihnen die Flexibilität geben, die Sie um die Hüften benötigen.

Halten Sie sich warm

Genau wie Sportler sich vor dem Training aufwärmen, sollten Sie aufgewärmt sein, wenn Sie schwer arbeiten. Warme Muskeln und Gelenke können mehr Belastung standhalten und sind weniger anfällig für Verletzungen.

Ziehen Sie sich warm an, wenn Sie in einer kalten Umgebung arbeiten!

Reduzieren Sie Vibrationen durch den Körper

Denken Sie über Maßnahmen nach, wenn Sie Ganzkörpervibrationen ausgesetzt sind. Schwingungen, die sich durch den ganzen Körper fortpflanzen, wie zum Beispiel bei LKW-Fahrten, können das Risiko von Rückenschmerzen erhöhen. Für diejenigen, die in vibrierenden Fahrzeugen sitzen, gibt es mehrere mögliche Anpassungen: Schwingungsdämpfung in der Fahrerkabine oder dem Untergrund angepasste Sitze, Reifen und Räder.

Nutzen Sie Maßnahmen zur Betriebsgesundheit

Involieren Sie Fachleute. Lassen Sie sich von denen beraten, deren Job es ist, Arbeitsplätze besser zu gestalten: ArbeitsmedizinernFachleute sehen oft Lösungen, die für den Betroffenen unsichtbar sind.

Kommen Sie schnell wieder zurück auf die Arbeit

Wenn Sie krankgemeldet sind, ist es von Vorteil, so schnell wie möglich wieder zu arbeiten. Können Sie Teilzeit auf der Arbeit sein? Können Sie alternative Aufgaben übernehmen? Zur Arbeit zu gehen und aktiv zu sein hilft dabei, schneller gesund zu werden.

Haltung

Die Körperhaltung ist durch Aktivität, Körperbewusstsein und die Stimmung geprägt. Es ist etwas, was Sie sind, nicht etwas, das Sie haben. Sie verändert sich, wenn Sie Schmerzen haben, schmerzfrei sind oder Ihre Stimmung sich ändert. Eine gute Haltung ermöglicht es dem Rücken sich dort zu belasten, wo er am stärksten ist. Dies ist besonders wichtig, wenn Sie schwer heben oder trainieren wollen.

Haltung und Rückenschmerzen

Ihre Haltung wird durch Aktivität, Körperbewusstsein und Stimmung geprägt. Sie verändert sich, wenn Sie Schmerzen haben, schmerzfrei sind oder Ihre Stimmung sich ändert. Es gibt keine definitive Antwort auf die Frage, was eine gute und schlechte Haltung ist, aber es ist abhängig von den Aktivitäten und von Person zu Person verschieden.

Was ist Haltung?

Sie haben sich vielleicht selbst schon gefragt, ob **Sie** eine gute Haltung haben? Die nächste Frage ist, ob Sie überhaupt eine Haltung haben? Da Haltung nichts ist, das man ablegen kann, ist es vielleicht besser zu sagen, Sie **sind** in Haltung. Genauso, wie Sie in guter Stimmung **sind**, können Sie in guter Haltung **sein**.

In schlechter Haltung zu sein bedeutet nicht, dass Sie Schmerzen in Rücken, Schultern und Nacken haben müssen. Sind die Rückenschmerzen erst einmal da, machen dennoch viele die Erfahrung, dass eine bessere Haltung zu einem gesünderen Nacken beitragen kann. Eine gute Haltung entlastet irritierte Strukturen im Nacken und regt ein gesünderes Zusammenspiel der Rückenstrukturen an.

Eine gute Haltung ist nicht das gleiche wie eine gerade und „militärische Haltung."Wollen Sie so gerade wie möglich stehen, werden Sie nur die Spannungen im Nacken und der Rückenmuskulatur erhöhen. Eine gute Haltung ist eine Position, in der Sie die geringste Menge an Kraft investieren, um den Körper, Rücken und Kopf aufrecht zu halten.

Ein häufiger Fehler ist, sich anzugewöhnen, „sich aufzurichten." Für die meisten bedeutet dies, Ihr Brustbein nach vorne zu schieben und die Schulter am Rücken zusammenzuziehen. Das überaktiviert die Muskeln zwischen den Schultern und im Rücken, was zu einer erhöhten Krümmung und mehr Belastung im Rücken führt.

Im Sitzen ist es schwieriger, eine gute Haltung einzunehmen, weil der Körper nicht dazu angeregt wird, sich aufrecht zu halten. Der Körper wird nicht angeregt, aufgerichtet zu werden, als würden wir stehen oder gehen. Wenn die Muskeln in der unteren Körperhälfte inaktiv sind, krümmt sich der Rücken leicht und der Kopf beugt sich vor.

Durch das Sitzen mit einem offenen Hüftwinkel, zum Beispiel auf Hockern, sind Sie einer stehenden Position näher. Dann werden Sie automatisch stimuliert, eine bessere Haltung einzunehmen.

Schmerz und Stress wirken sich auf die Haltung aus

Das nächste Mal, wenn Sie in einem Café am Fenster sitzen, können Sie ja einmal die Passanten beobachten. Können Sie sehen, wer gestresst ist und wer nicht? Wer ist in einer guten Stimmung und wer ist traurig?

Emotionen, Stress und Schmerzen wirken sich auf die Haltung aus. Sich Ihrer Haltung bewusst zu sein, ist der erste Schritt in der Haltungsarbeit. Sie können sich Ihrer Haltung bewusst werden, wenn Sie eine ungünstige Position einnehmen. Zum Beispiel können Sie sie erkennen, wenn Sie in einem schlechten Stuhl sitzen, der Sie angespannt macht

Sind Sie gestresst, macht es keinen Sinn zu versuchen, die Haltung zu beeinflussen. Die Stresssignale werden Ihre guten Absichten aushebeln. Für gestresste Menschen ist direkt an der Stressbewältigung zu arbeiten daher die beste Möglichkeit, an Ihrer Haltung zu arbeiten. Sie können mehr darüber lesen auf Seite 96. Wenn sich der Stress gelegt hat, können Sie mit der Haltungsarbeit weitermachen.

Arbeit, die Haltung schafft

Haltung ist etwas, das wir sind. Sie ist individuell und sie ist ein kontinuierlicher Prozess. Glücklicherweise gibt es gute, einfache Übungen, die Ihnen zu einer bewussteren Haltung verhelfen können, die für Sie und Ihren Rücken besser ist.

Athletische Haltung mit dem Rücken in der Mittelstellung

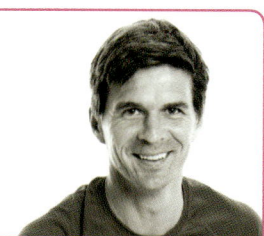

Dieser Artikel wurde in Zusammenarbeit mit dem Physiotherapeuten Frode Skjelvan geschrieben. Frode hat mehr als 20 Jahre klinischer Erfahrung als Physiotherapeut und hat unter anderem mit dem Sportverein Brann in Norwegen gearbeitet. Er ist der General Manager der Kette Trigo (www.trigofitness.no).

Der Rücken hat am liebsten die Mittelposition. In der mittleren Position haben die Muskeln auf beiden Seiten des Rückens die besten Arbeitsbedingungen. Der Rücken kann sich bewegen, wie er es braucht und ist am stärksten in dieser Position. Die Mittelposition des Rückens beinhaltet eine leichte Krümmung im unteren Rücken und eine entsprechende leichte Krümmung im Brustrücken.

Warum sind nicht alle in der mittleren Position? Im Laufe der Zeit legen wir uns einige unterschiedliche Gewohnheiten zu und nutzen Möglichkeiten der Verwendung des Körpers. Viele beginnen sich in Richtung einer der hinteren beiden extremen Positionen zu lehnen. Der Körper vergisst, was seine natürliche Mittelposition ist, arbeitet in der Krümmung oder schwankenden Stellung weiter.

Einige neigen zu gekrümmten Rücken und einige zu schwankenden Rücken. Dies wird noch deutlicher in Positionen, in denen wir uns körperlich anstrengen. Ihr Rücken geht in die Position, von der er denkt, dass es die

mittlere Position ist. Im Gesundheitsrad testeten Sie, wo Ihre Mittelposition unter Belastung war (Schräge Planke).

Standen Sie hier mit einem schwankenden Rücken im Vergleich zum Modell, tendieren Sie zu zu viel Rundung. Hatten Sie einen sehr gekrümmten Rücken, neigen Sie dazu, den Rücken zu sehr zu krümmen. Je mehr Ihre Gewohnheitsposition vom Modell abgewichen ist, desto wichtiger ist es sich bewusst zu sein, wie man die Mittelposition finden kann. Sich der Mittelposition bewusst zu sein, schafft bessere Bedingungen für den Rücken, verbessert die Körperhaltung und stärkt den Rücken.

Nicht alle tendieren zu einem schwankenden oder gekrümmten Rücken

Hatten Sie ein gutes Ergebnis beim Haltungstest, denken Sie nicht mehr über Ihre Haltung nach. Das Ziel ist für alle gleich. Der Rücken soll öfter in der mittleren Position sein. Sind Sie von Haus aus in der mittleren Position, denken Sie nicht mehr über Ihre Haltung nach.

Finden Sie Ihre Mittelposition im Vierfüßlerstand

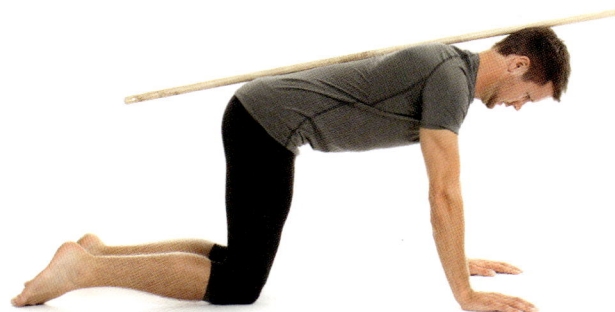 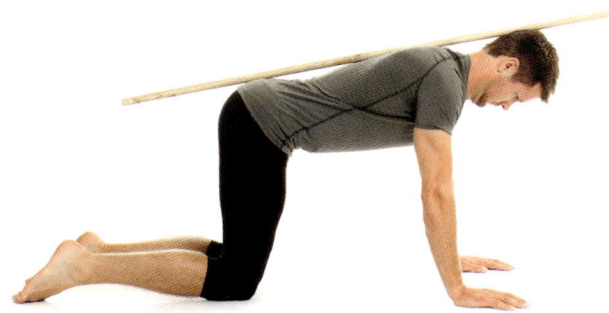

Sätze: 1 Zeit: 2 Min.

Beginnen Sie auf allen Vieren, mit den Knien und Handflächen auf dem Boden. Stehen Sie mit einer 90-Grad-Beugung in den Hüften und den Händen direkt unter Ihren Schultern. Legen Sie eine Leiste entlang Ihres Rückens, sodass sie die Rückseite des Kopfes, des Brustrückens und des Gesäßes berührt.

Versuchen Sie zuerst eine Position zu finden, in der Sie Kontakt mit der Leiste und den Schulterblättern, dem Gesäß und der Rückseite des Kopfes haben.

Merken Sie, dass es einen kleinen Zwischenraum, etwa eine Fingerbreite, zwischen der Leiste und dem unteren Rücken gibt. Versuchen Sie sich, so gut wie möglich in dieser Position zu entspannen.

Dies ist die Position, in der Ihr Rücken sein sollte, wenn Sie schwer heben oder die Übungen im Buch machen. Versuchen Sie, im Sitzen oder Stehen die gleiche Position für Ihren Rücken zu finden. Die wichtigste an der Position ist, dass sie sich entspannt anfühlt.

Die richtige Stellung für den Brustkorb

Die größere Krümmung im Rücken verursacht, dass die Bauchmuskeln sich ausruhen können, während die Gelenke und Bänder den Oberkörper „aufrecht" halten müssen. Ein Schwanken im Rücken ist oft dadurch gekennzeichnet, dass der Bauch schlapp ist, das Gesäß nach hinten steht und der Brustkorb nach vorn fällt.

Eine einfache Übung, um mit einem schwankenden Rücken in die Mittelposition zu kommen, ist das Zurechtrücken des Brustkorbes. Beginnen Sie sie, indem Sie seitlich bei einem Spiegel stehen. Finden Sie Ihre Rippen unterhalb des Brustbeins. Beim nächsten Ausatmen lassen Sie die Brust nach unten gehen, sodass Ihre Rippen und Finger in den Bauch hineinziehen. Achtung! Das Modell hat die Hände über dem Kopf, um deutlicher zu zeigen, was mit dem Brustkorb passiert.

Spüren Sie, wie es ist, in dieser neuen Position zu stehen. Ist es entspannend? Das Ziel der Bewegung ist es, die Brust leicht nach unten zu drehen, sodass der untere Rücken in die Mittelposition kommt. Führen Sie diese Übung in Situationen durch, in denen Sie feststellen, dass Sie mit zu viel Krümmung im Rücken stehen oder arbeiten.

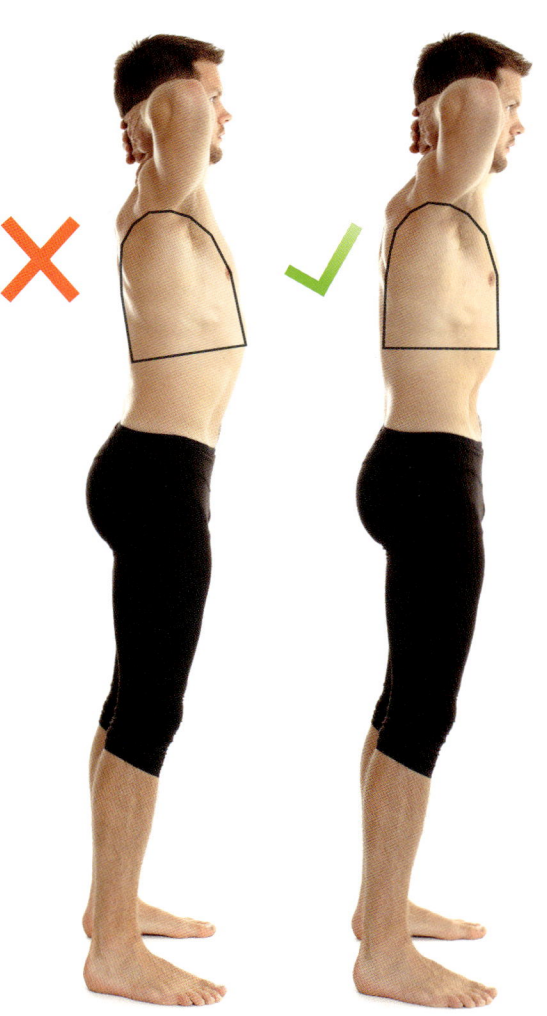

Wie sich hohe Absätze auf den Rücken auswirken

Hohe Absätze

Haben Sie eine Tendenz zu einer Krümmung im
Rücken, sollten Sie hohe Absätze vermeiden. Wenn
Sie auf den Zehen stehen, verschiebt sich nämlich
Ihr Schwerpunkt nach vorn und der Körper muss das
ausgleichen. Spüren Sie, dass Ihre Rückenschmerzen
von der Krümmung im Rücken kommen, sollten
Sie High Heels so weit wie möglich vermeiden.

Auf den Bildern können Sie sehen, wie High Heels
den Winkel des Sprunggelenks verändern, sodass das
Modell kompensieren muss, um den Schwerpunkt
gleich zu halten. Das Sprunggelenk wird so versucht
die Situation mit gebeugteren Knien zu begradigen.
Das Becken ist nach vorn geneigt und die Brust
kompensiert durch ein nach-hinten-Kippen.

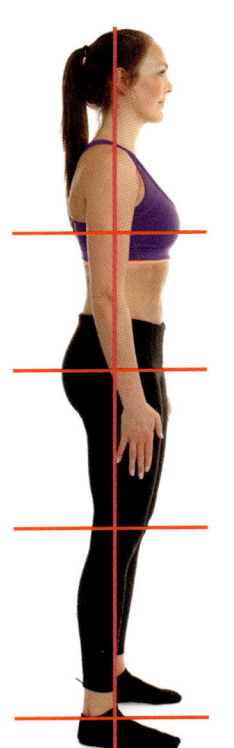
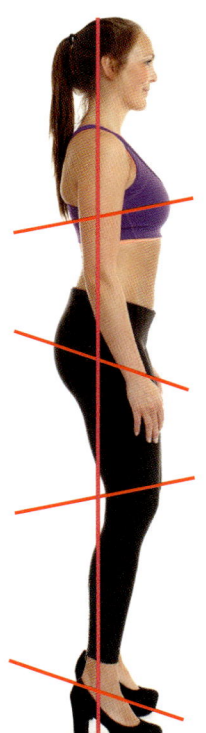

Eine gute Haltung beim Sitzen

Eine gute Sitzhaltung beginnt mit dem Becken. Wenn das Becken nach hinten kippt, wie wenn Sie auf einer niedrigen Couch sitzen, ist es fast unmöglich, die Wirbelsäule, den Nacken und Kopf auf eine gute Art auszubalancieren.

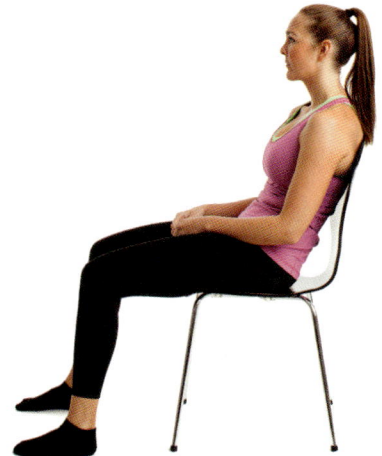

Die meisten Stühle haben eine völlig flache Sitzfläche. Das bewirkt, dass das Becken leicht nach hinten kippt und der untere Rücken gekrümmt ist. Ein einfacher Weg, um das Becken in eine bessere Position zu bringen, ist es, eine kleine Erhöhung auf dem hinteren Teil des Sitzes zu schaffen.

Starten Sie damit, Ihre Sitzknochen zu finden. Das sind die beiden knöchernen Vorsprünge im Gesäß. Sind Sie unsicher, wo die Sitzknochen sind? Sie können sie finden, wenn Sie sich auf Ihre Hände setzen und sich vor- und zurückbewegen. Sie werden zwei harte Stellen spüren. Das sind die Sitzknochen.

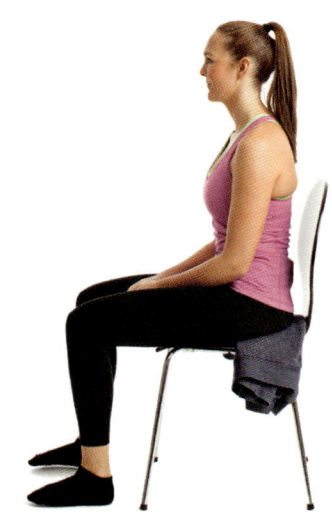

Falten Sie ein T-Shirt, ein Handtuch oder etwas ähnliches zusammen und legen Sie es auf den hinteren Teil des Sitzes. Diese Erhöhung, die zwischen zwei und vier Zentimeter hoch sein sollte, stützt Sie jetzt unterhalb der Sitzknochen. Merken Sie, wie das Becken nach vorn kippt und es einfacher wird, das Gleichgewicht zu halten?

Lendenwirbelstütze auf langen Reisen

Der untere Rücken erhält seine natürliche Krümmung, wenn das Becken nach vorn gekippt wird. Nicht übertrieben krumm, sondern in der Mittelposition. Manchmal ist jedoch nicht der Sitz das Problem, sondern die Rückenlehne.

Die weicheren Sitze in vielen öffentlichen Verkehrsmitteln waren einmal gut gepolstert, haben aber nach starkem Gebrauch die Stützfunktion im unteren Rücken verloren. Wo einst die Lendenwirbelstütze war, ist nun eine Vertiefung, in die der Rücken einsinkt. Das macht einen krummen Rücken und eine schlechte Haltung. Um eine lange Reise in einem solchen Sitz zu überleben, können Sie sich eine eigene Lendenwirbelstütze bauen.

Beginnen Sie damit herauszufinden, wie tief der Rücken in den Sitz einsinkt. Beim Sitzen legen Sie Ihre Hände hinter den unteren Rücken und erfühlen, an welchem Punkt Sie denken, dass Sie eine ausreichende Stütze haben. Falten Sie ein Handtuch oder ein T-Shirt auf die entsprechende Dicke zusammen und legen Sie es in die Vertiefung. Lehnen Sie sich zurück und spüren Sie, dass Sie nun eine bessere Rückenstütze haben.

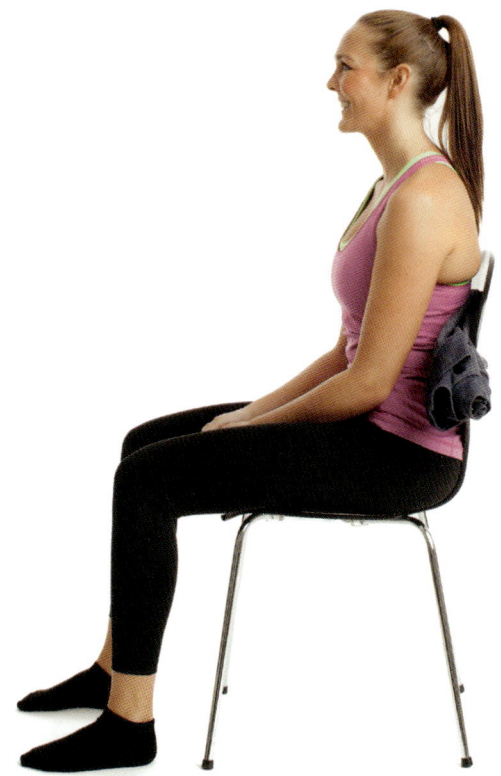

Kraftübungen: Die Abkürzung zur richtigen Haltung

Professor Amy Cuddy von der Harvard-Universität hat Studien zur Körpersprache durchgeführt. Körpersprache kann eine Menge darüber aussagen, was zwischen den Menschen vor sich geht. Eines der wichtigsten Elemente der Körpersprache ist das, was sie Powerposen nennt.

Powerposen können Sie bei Tieren und Menschen beobachten. Wenn ein Athlet nach einem Sieg die Hände in die Luft streckt, ist dies ein Beispiel für eine Powerpose.

Powerposen sind durch eine offene Körperhaltung gekennzeichnet, mit vorgeschobener Brust und gehobenem Blick. Das Gegenteil tritt ein, wenn wir Angst haben oder uns hilflos fühlen. Wir nehmen eine machtlose Position ein und schotten uns von der Außenwelt ab. Denken Sie an den Unterschied zwischen dem Gewinner- und dem Verlierer-Team nach einem Fußballspiel.

Ihre Körpersprache und Haltung kann verraten, wie es Ihnen geht. Aber kann das auch umgekehrt funktionieren? Können Sie durch eine Haltungsänderung Ihre Stimmung ändern? Genau das hat Professor Cuddy untersuchen wollen und fand es auch heraus.

Sie fand heraus, dass weniger als zwei Minuten Kraftübungen ausreichen, um Stress zu reduzieren und die Menge der positiven Hormone zu erhöhen. Das Ergebnis war, dass die Teilnehmer, die eine Kraftübung gemacht hatten, ihre Haltung veränderten und als authentisch, selbstsicher und enthusiastisch beschrieben wurden.

Bessere Haltung in zwei Minuten!

Professor Cuddy empfiehlt eine zweiminütige Kraftübung vor allen Situationen, die Sie beängstigen. Gehen Sie zu einem Vorstellungsgespräch, halten einen Vortrag oder haben ein Date? Machen Sie eine Kraftübung. Auf der rechten Seite ist ein Beispiel für eine gute Kraftübung. Wir empfehlen Kraftübungen als eine einfache Möglichkeit, Ihre Haltung im Alltag zu verbessern. Eine Zwei-Minuten-Kraftübung, wenn Sie morgens aufstehen, ist die beste „Abkürzung" zu einer besseren Haltung.

Die Übungen in diesem Buch sind, wo es passend war, an das Prinzip der offenen Haltung und geradem Rücken der Kraftübungen angepasst. Die komplette faszinierende Präsentation über Powerposen finden Sie unter www.mentorverlag.de/friskrygg/extras

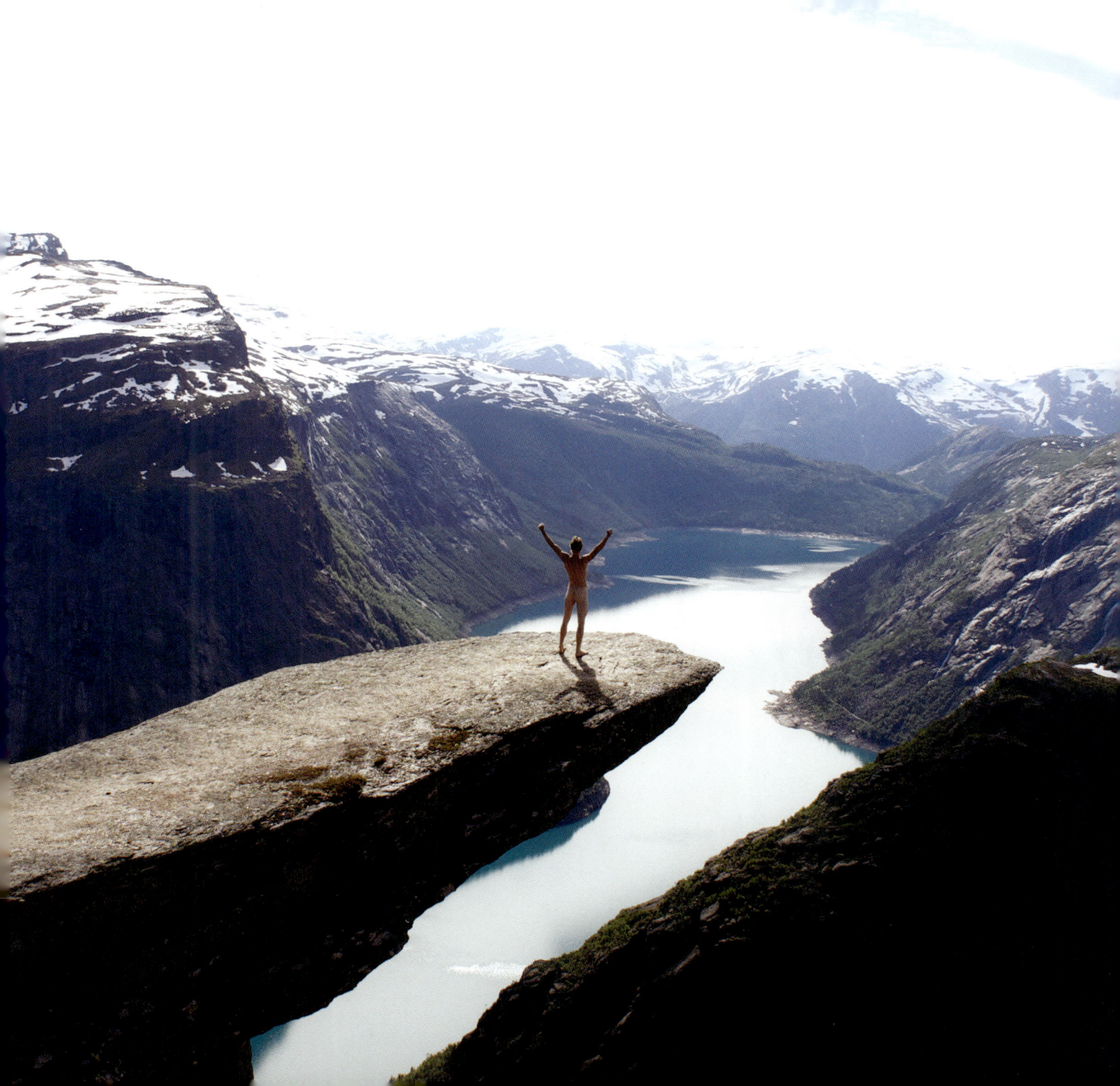

Beweglichkeit

Ein gesunder Rücken ist durch Beweglichkeit aus der Hüfte gekennzeichnet. Regelmäßiges Beweglichkeitstraining kann ein besseres Bewegungsmuster und weniger Belastung für den Rücken bieten.

Mehr Beweglichkeit in 10 Minuten

Norweger sitzen im Durchschnitt 10 Stunden pro Tag und das macht etwas mit dem Körper. Einige Muskeln verkürzen sich, andere Muskeln werden zu wenig genutzt und vom Körper „vergessen". Stillsitzen macht auch die Hüften weniger beweglich, was die Belastung für den Rücken erhöht.

Beweglichkeitstraining wird immer wichtiger mit dem Alter. Kinder sind von Natur aus sehr beweglich und fordern ihre Gelenke und Muskeln den ganzen Tag heraus. Wenn wir älter werden, reduziert sich in der Regel der Aktivitätslevel. Die Gelenke werden weniger mobil, wenn sie nicht in Gebrauch sind und die meisten bewegen sich weniger, wenn sie älter werden. In Kulturen, in denen es üblich ist zu hocken, haben sogar alte Menschen eine hohe Mobilität in den Hüften. Können Sie mit den Füßen am Boden hocken?

Das Bewegungsprogramm ist konzipiert, um den negativen Auswirkungen des Sitzens entgegenzuwirken, die Beweglichkeit der Muskeln um die Hüfte zu erhöhen und die „vergessenen" Muskeln zu reaktivieren. Regelmäßiges Beweglichkeitstraining kann ein besseres Bewegungsmuster und weniger Belastung für den Rücken bieten. Die Flexibilität muss beibehalten werden, aber es muss nicht kompliziert sein oder viel Zeit in Anspruch nehmen.

In diesem Programm machen Sie jede Übung eine Minute lang. Spüren Sie, wie weit Ihre Beweglichkeitsreichweite ist, ohne so viel Druck auszuüben, dass es weh tut.

Beweglichkeitstraining kann man gut am Morgen machen oder bevor Sie sich körperlich anstrengen.

Sobald Sie mit diesem Programm vertraut sind, können Sie das fortgeschrittene Beweglichkeitsprogramm ausprobieren. Es wurde von Lars Arne Andersen erstellt und heißt „Olympisches Aufwärmen" (S. 161). Dieses Programm besteht aus Beweglichkeitsübungen und ist ideal als Warm-up vor dem Krafttraining.

Der Unterschied zwischen Stretching, Ausstrecken und Beweglichkeitstraining

Viele kennen Dehnungen oder Streckungen von Mannschaftssportarten. Früher dachte man, dass Dehnen verletzungsvorbeugend war und Muskelkater reduzieren konnte. Die Forschung stellte später fest, dass Stretching weder Verletzungen verhindert, noch Muskelkater am nächsten Tag vermindert. Beweglichkeitstraining handelt davon, dem Körper beizubringen, was für ein Gelenk normal ist.

Es wird nicht weh tun und Sie müssen es nicht lange machen. Es ist eine graduelle Belehrung des Körpers über die erreichenswerten Bewegungsreichweiten. Beweglichkeitstraining ist „frischhaltend" und soll regelmäßig gemacht werden, um zu wirken.

Wirbelsäule und Hüfte sind eng miteinander verknüpft

Die Gesäßmuskeln sind die größten Muskeln im Körper. Diese Muskeln können Sie springen, rennen und schwer heben lassen. Wussten Sie, dass das Gesäß den größten Job macht, wenn man etwas vom Boden hebt? Die Rückenmuskulatur hält den Rücken in der Mittelposition, während die Gesäßmuskeln Ihren Oberkörper in eine stehende Position heben. Langes Sitzen bedeutet lange Perioden, in denen Sie vorn übergebeugt sitzen, ohne das Gesäß zu aktivieren.

Die Gesäßmuskeln werden schwächer und der Körper „vergisst", sie zu benutzen. Der Rücken und die Rückseite der Oberschenkel übernehmen für das Gesäß, auch wenn sie nicht am besten geeignet für den Job sind. Das Ergebnis ist ein schlechtes Bewegungsmuster, in dem der Rücken Überstunden macht. Da ist es leicht, steif und schmerzhaft zu werden.

Stillsitzen macht auch die Hüften weniger beweglich. Schlechte Bewegung in der Hüfte bewirkt, dass stattdessen mehr Bewegung aus dem Rücken genommen werden muss. Schweres Heben mit gebeugtem Rücken erhöht die Belastung auf den Rücken.

In einem gesunden Rücken sind die Gesäßmuskeln aktiv und die Hüften beweglich. Der Rücken ist stark und die Muskeln sind aktiv, um die Mittelposition zu halten. So können Sie schwer heben, ohne den Rücken zu beeinträchtigen.

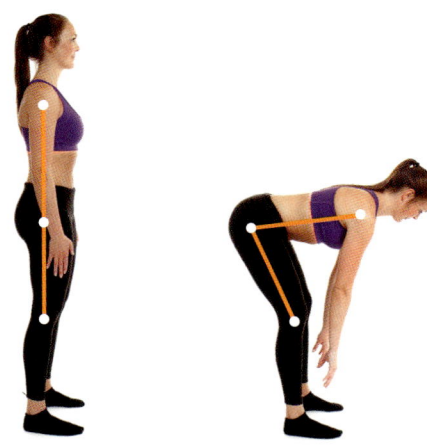

Auf diesem Bild sehen Sie ein Beispiel dafür, wenn fast die ganze Beweglichkeit aus den Hüften kommt. Die Rückenmuskulatur hält den Rücken in der Mittelposition, während die Gesäßmuskeln Ihren Oberkörper in eine stehende Position heben.

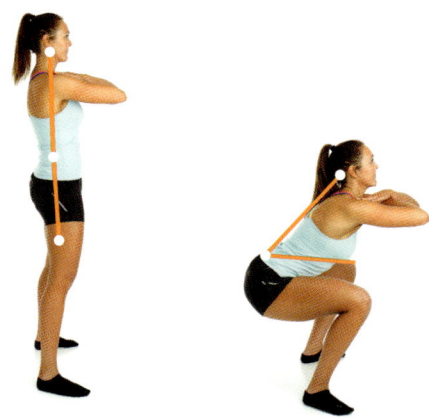

Sollten Sie etwas Schweres heben, ist es üblich, sowohl die Hüfte, als auch die Knie zu verwenden. Der Rücken bleibt in der Mittelposition, wo er am stärksten ist.

3.1 Dehnen der Beinbeuger im Stehen

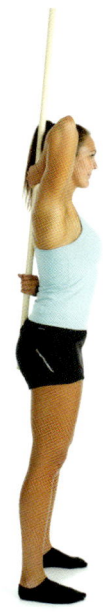

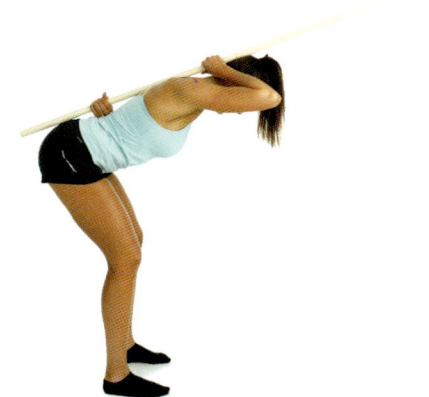

Sätze: 2 Wiederholungen: 10 (je Seite)

Halten: 3 Sekunden

Stehen Sie mit einem Besenstiel oder einer Leiste entlang Ihres Rückens. Halten Sie ihn auf Höhe des unteren Rückens und auf der Höhe des Nackens. Beugen Sie leicht Ihre Knie. Beginnen Sie nach vorn gelehnt, während Sie den Kontakt mit dem Stab aufrechterhalten. Stoppen Sie, wenn Sie eine Dehnung in der Rückseite der Oberschenkel spüren. Halten Sie die Position für 3-5 Sekunden, bevor Sie wieder aufstehen. Wiederholen Sie die Übung.

Experten-Tipp

Hier üben Sie, die Hüfte arbeiten zu lassen, während der Rücken in der Mittelstellung bleibt.

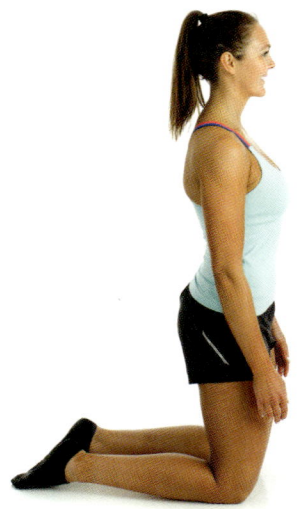

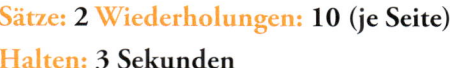

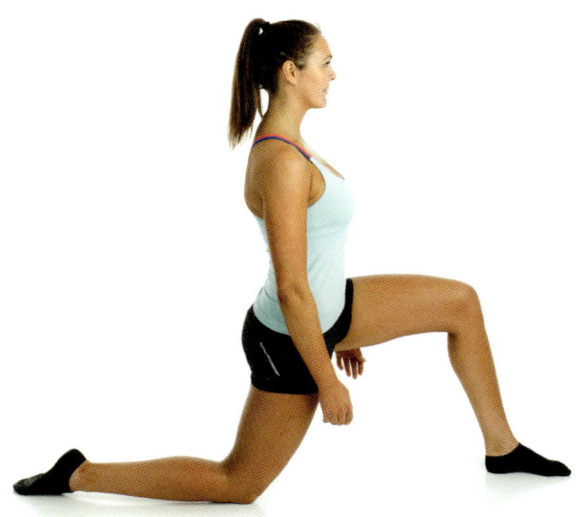

Sätze: 2 Wiederholungen: 10 (je Seite)
Halten: 3 Sekunden

Beginnen Sie in einer knienden Position mit einem Kissen unter den Knien. Machen Sie einen Schritt nach vorn mit dem linken Fuß. Schieben Sie die Hüfte nach vorn in Richtung des linken Fußes, während Ihr Rücken in der mittleren Position bleibt. Verwenden Sie das Gesäß auf der rechten Seite, um die Hüfte vorzuschieben. Sie werden spüren, dass es auch auf der Vorderseite der rechten Hüfte dehnt. Halten Sie die Position für 3 Sekunden, bevor Sie in die kniende Position zurückkommen. Wiederholen Sie alles mit dem rechten Fuß.

Experten-Tipp

Hier ist es leicht, den Rücken fälschlicherweise zu krümmen, wenn Sie die Hüfte nach vorn schieben. Konzentrieren Sie sich darauf, den Rücken in der Mittelposition zu halten. Sie können die Ausführung der Übung variieren, indem Sie diagonale Schritte zur Seite machen und die Muskeln des inneren Oberschenkels steuern.

3.3 T-Flys mit Hüftwirkung

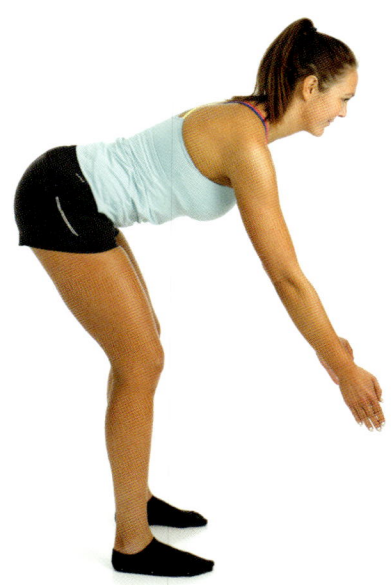
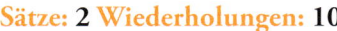
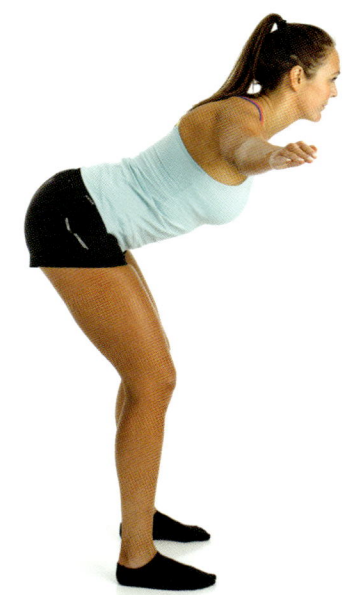

Sätze: 2 Wiederholungen: 10

Stehen Sie mit dem Rücken in der Mittelposition und den Armen nach unten an Ihren Seiten. Beugen Sie leicht Ihre Knie. Beginnen Sie damit, sich nach vorn zu lehnen, während Sie eine leichte Krümmung in der Wirbelsäule beibehalten. Halten Sie diese Krümmung während der gesamten Übung. Stoppen Sie, wenn Sie eine Dehnung in der Rückseite der Oberschenkel spüren. Halten Sie die Position und heben Sie Ihre Arme zehnmal zur Seite, bevor Sie sich wieder aufrichten.

Experten-Tipp

Um die Übung zu erleichtern, können Sie die Fersen bei den ersten paar Malen der Ausführung aufstellen. Dadurch wird es einfacher, die Bewegung richtig auszuführen.

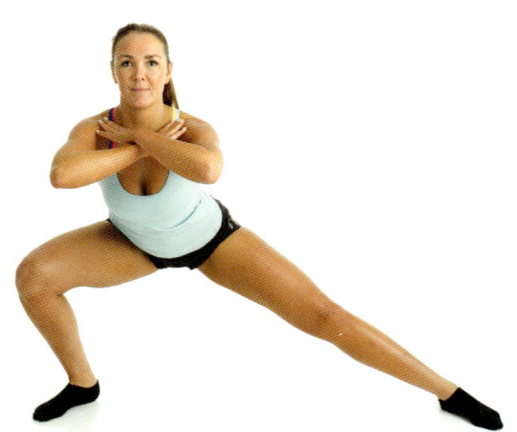
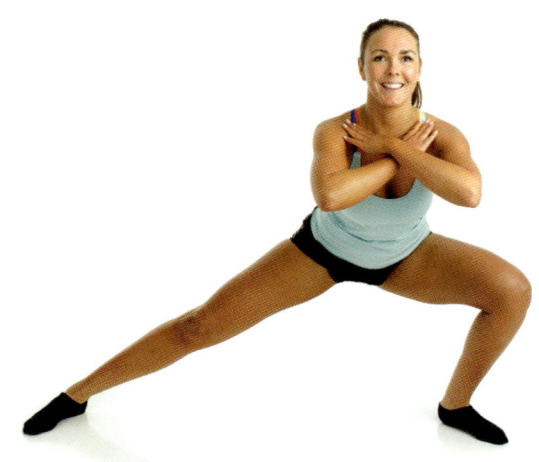

Sätze: 2 Wiederholungen:10 (je Seite)

Stehen Sie breitbeinig mit den Zehen 45 Grad zur Seite zeigend. Verlagern Sie Ihr Gewicht und beugen Sie ein Bein. Drücken Sie das gebeugte Knie zur Seite, sodass es nicht nach vorn drückt. Halten Sie Ihren Oberkörper ruhig und den Rücken in der Mittelposition. Gehen Sie so tief wie möglich und spüren Sie die Dehnung an der Innenseite des anderen Beins. Kommen Sie zurück in die Ausgangsposition und wiederholen Sie alles auf der anderen Seite.

Experten-Tipp

Stehen Sie so breit, dass die Knie nicht an den Knöcheln vorbeikommen.

3.5 Punktmassage

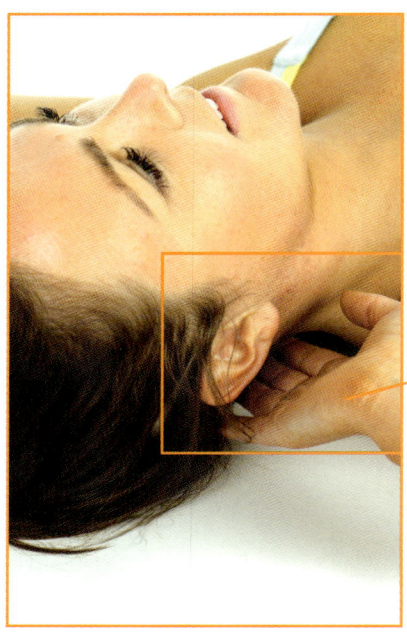
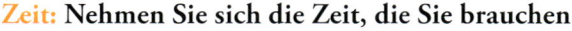
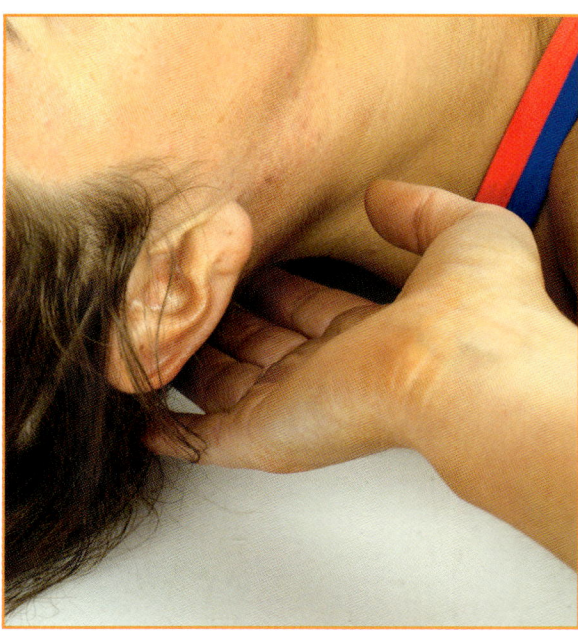

Zeit: Nehmen Sie sich die Zeit, die Sie brauchen

Liegen Sie auf dem Rücken mit einem Kissen unter den Knien und einem unter dem Kopf. Lassen Sie den Kopf schwer im Kissen ruhen. Benutzen Sie Ihre Hände, um die Rückseite des Kopfes zu massieren, vor allem den unteren Teil des Kopfes. Finden Sie Punkte, die wund oder schmerzhaft sind, halten Sie stetigen und festen Druck auf den Punkt, bis der Schmerz verschwindet. Verwenden Sie fünf Minuten oder länger, um das Programm abzuschließen.

Experten-Tipp

Die Nackenmuskeln hängen mit den Rücken-, Hüft-, Oberschenkel- und Wadenmuskeln zusammen. Diese letzte Übung wird Ihnen helfen, die Spannung entlang der Rückseite des Körpers zu lösen.

Überblick: Mehr Beweglichkeit in 10 Minuten

3.1 Dehnen der Beinbeuger im Stehen

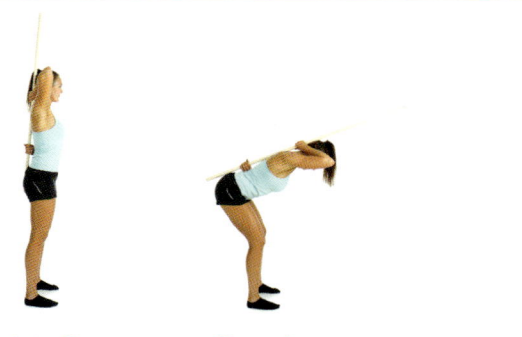

3.2 Kniender Gang

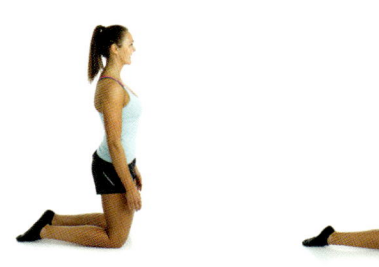

3.3 T-Flys mit Hüftwirkung

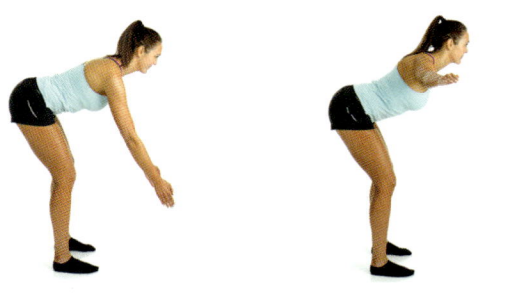

3.4 Eisläufer

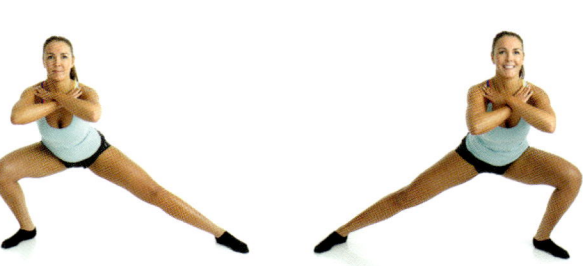

3.5 Punktmassage

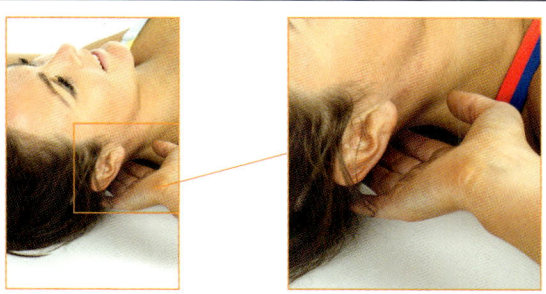

Wiederholen Sie die ersten vier Übungen im Programm zweimal (zwei Sätze), bevor sie mit der Übung 3.5 Punktmassage abschließen.

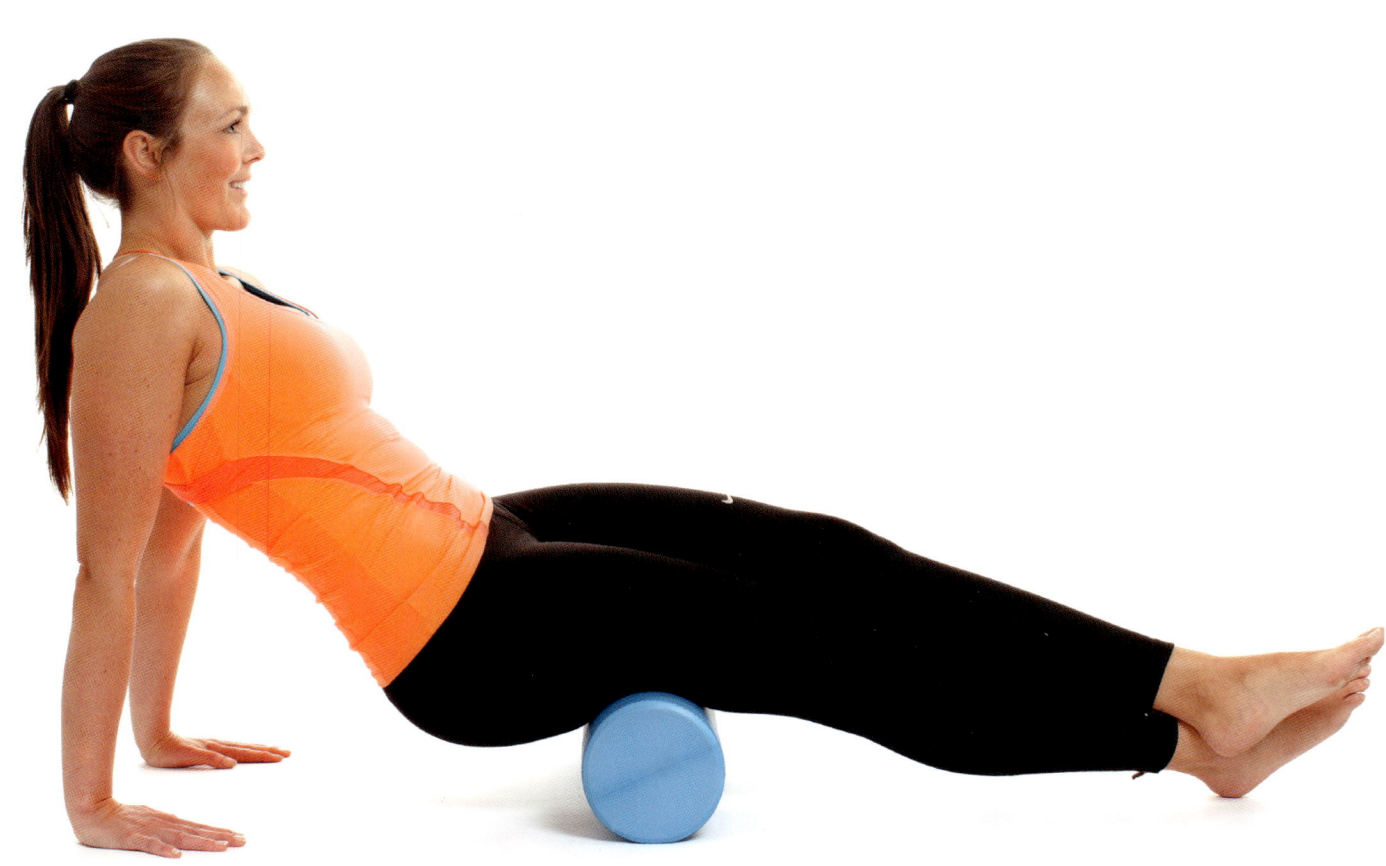

Die Massagerolle

Eine Massagerolle (englisch: foam roll) ist ein harter Zylinder mit einer weicheren Außenschicht. Es ist ein einfaches Werkzeug zur Selbstmassage und Sie justieren selbst, wie grob Sie bei der Massage sein wollen. Der Druck von der Massagerolle hilft, die Muskelverspannungen zu lösen und macht die Muskeln besser zugänglich und beweglich. Sie werden weicher, weniger steif und die schmerzhaften Triggerpunkte können sich auflösen.

Welche Massagerolle soll ich wählen?

Wenn es das erste Mal ist, dass Sie eine Massagerolle ausprobieren, empfehlen wir eine weichere Rolle. Unabhängig davon, für welche Sie sich entscheiden, haben Sie die Möglichkeit „die Härte" durch die Art, wie Sie auf der Rolle liegen, anzupassen.

Auf www.mentorverlag.de/friskrygg/extras haben wir eine Auswahl der Massagerollen zusammengestellt, die wir am besten finden.

Wie verwende ich eine Massagerolle?

Rollen Sie langsam hin und her über dem Bereich, den Sie massieren wollen. Lassen Sie die Rolle einsinken, um Ihr Muskel- und Bindegewebe zu erreichen. Ein typischer Fehler ist, zu schnell zu rollen, denn dann können sich die Muskeln nicht entspannen.

Wenn Sie feststellen, dass Sie einen Bereich getroffen haben, der sich besonders verspannt anfühlt, können Sie langsamer rollen oder stoppen und den Druck am konkreten Punkt halten.

Nachdem ein Gebiet massiert wurde, sollten Sie spüren, dass Sie in den Muskeln „aufgelockert" sind oder sich die Muskeln weicher anfühlen. Je besser es sich anfühlt und je weniger es weh tut, desto besser ist die Qualität des Gewebes in dieser Umgebung.

Wenn Sie einen Bereich massieren und nichts Spezielles spüren, gehen Sie weiter und massieren andere Gebiete Ihres Körpers!

Wie lange sollten Sie die Massagerolle benutzen?

Lassen Sie sich Zeit, die Muskeln aufzulockern. Wenn Sie sich an die Massagerolle gewöhnt haben, wird die Muskulatur weniger schmerzen und weicher sein.

Je besser es sich anfühlt und je weniger es weh tut, desto besser ist die Qualität des Gewebes in dieser Umgebung.

4.1 Vorderseite des Oberschenkels

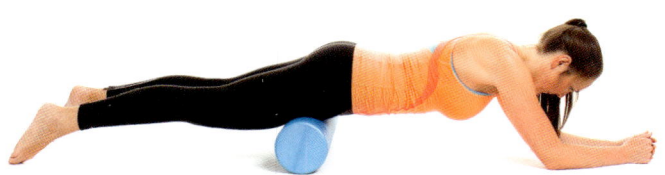 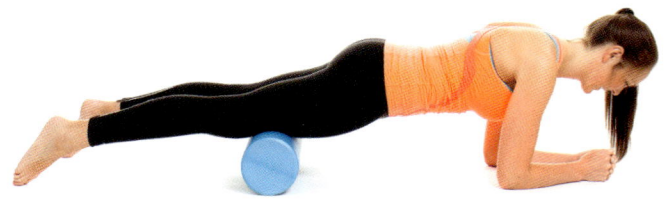

So führen Sie die Übung aus:

Legen Sie sich auf den Bauch mit der Rolle unter beiden Oberschenkeln. Stützen Sie sich mit den Armen auf. Rollen Sie langsam vor und zurück, indem Sie Ihren Körper auf der Rolle auf- und abbewegen.

Experten-Tipp

Wollen Sie eine leistungsstärkere Massage, können Sie ein Bein über das andere legen, sodass das ganze Gewicht auf einem Oberschenkel ruht.

Rückseite des Oberschenkels 4.2

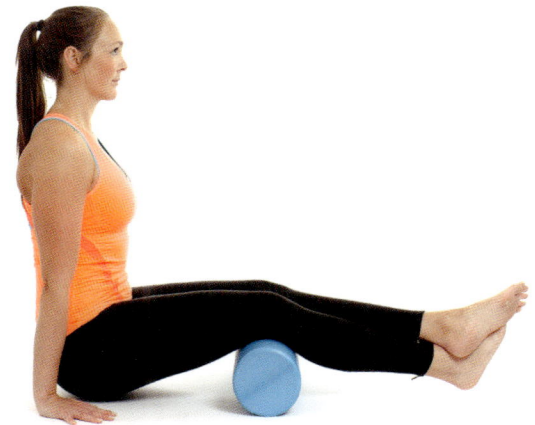 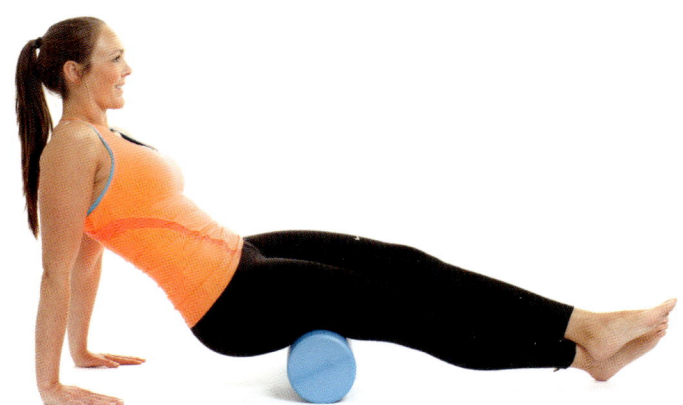

So führen Sie die Übung aus:

Sitzen Sie auf dem Boden mit gestreckten Beinen, die Massagerolle unter einem Oberschenkel. Stützen Sie sich ab, indem Sie Ihre Hände hinter sich ausstrecken. Rollen Sie langsam vor und zurück, indem Sie Ihren Körper auf der Rolle auf- und abbewegen.

Experten-Tipp

Wenig Zeit? Legen Sie die Rolle unter beide Oberschenkel und massieren Sie beide gleichzeitig.

4.3 Außenseite der Oberschenkel

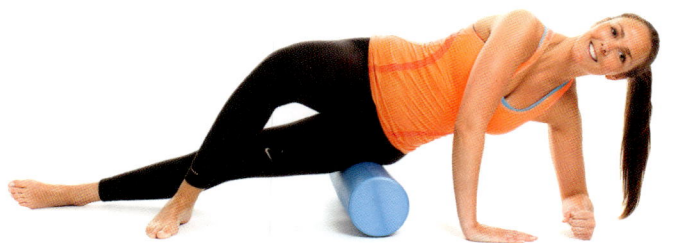 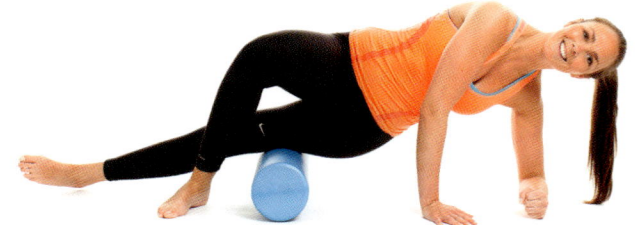

So führen Sie die Übung aus:

Liegen Sie seitlich mit der Rolle unter dem Oberschenkel. Setzen Sie das obere Bein vor sich ab, mit einem Knie zur Stütze gebeugt. Stützen Sie Ihre Hände am Boden auf und heben Sie den Oberkörper für mehr Unterstützung. Rollen Sie langsam vor und zurück.

Experten-Tipp

Drehen Sie den Körper vor und zurück, um die ganze Außenseite des Oberschenkels abzudecken.

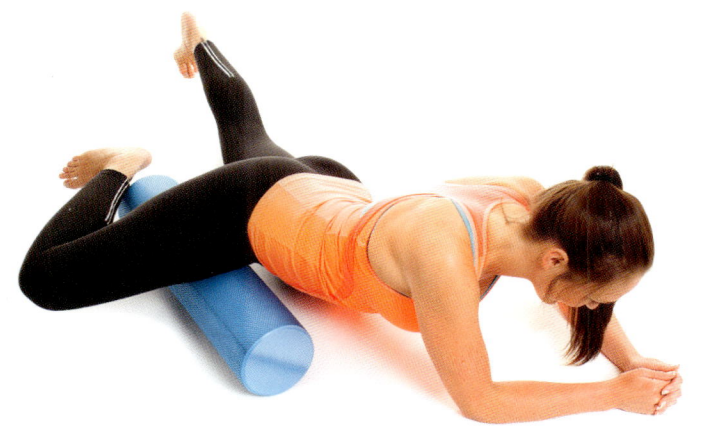 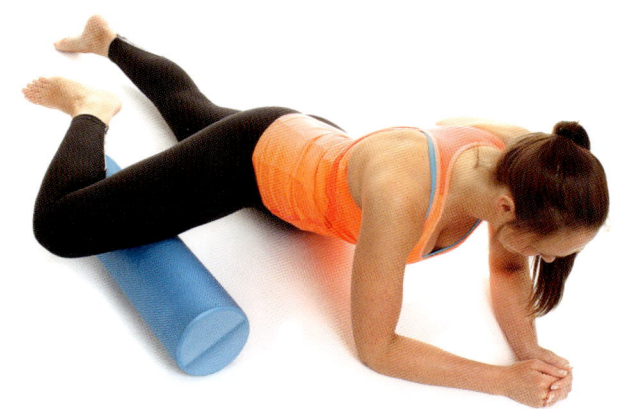

So führen Sie die Übung aus:

Legen Sie sich auf den Bauch mit einem Knie
gebeugt und das andere Bein hinter sich ausgestreckt.
Legen Sie die Massagerolle längs unter den
Oberschenkel des gebeugten Beines. Rollen Sie
langsam vor und zurück mit dem Oberschenkel.

Experten-Tipp

Sie können durch Änderung der Position den
Massagedruck variieren. Legen Sie mehr Gewicht
auf die Massagerolle, um den Druck zu erhöhen.

Massagerolle

4.5 Breite Rückenmuskulatur

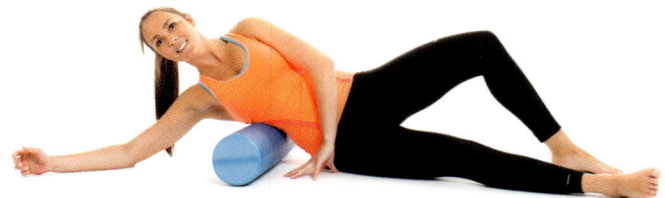 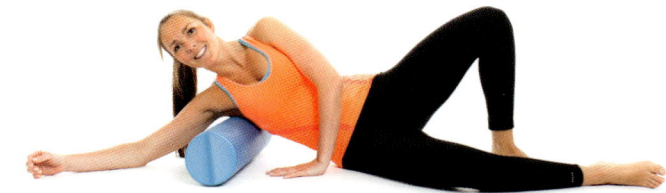

So führen Sie die Übung aus:

Liegen Sie seitlich mit der Massagerolle längs unter dem Brustkorb. Stützen Sie sich mit den Armen ab und rollen Sie langsam auf und ab über die Massagerolle.

Experten-Tipp

Drehen Sie Ihren Oberkörper, um den ganzen breiten Rückenmuskel abzudecken.

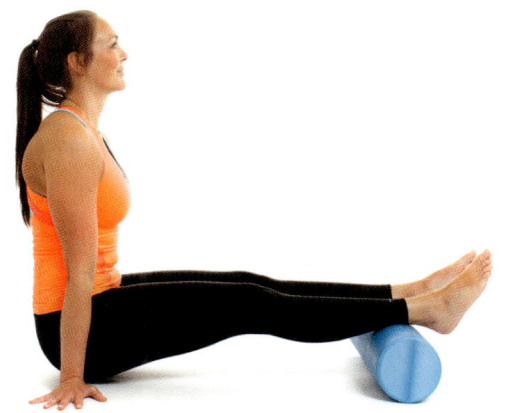

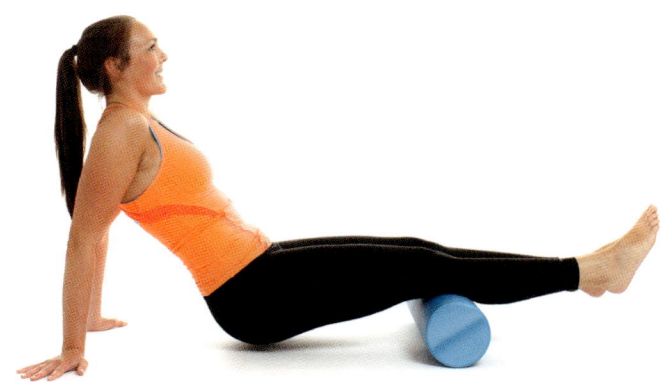

So führen Sie die Übung aus:

Sitzen Sie am Boden mit gestreckten Beinen, die
Massagerolle unter beiden Unterschenkeln. Stützen Sie
sich ab, indem Sie Ihre Hände hinter sich ausstrecken.
Rollen Sie langsam vor und zurück, indem Sie
Ihren Körper auf der Rolle auf- und abbewegen.

Experten-Tipp

Wollen Sie eine leistungsstärkere Massage,
können Sie ein Bein nach dem anderen massieren.
Kreuzen Sie dann ein Bein über das andere.

4.7 Hüftbeuger

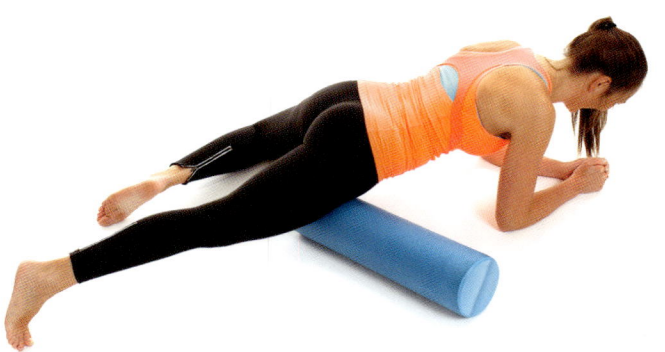 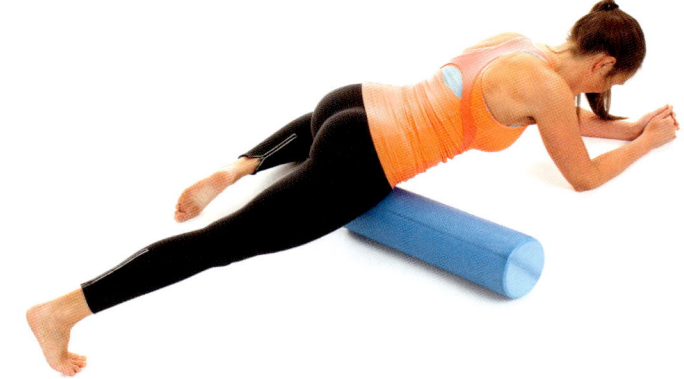

So führen Sie die Übung aus:

Legen Sie sich auf den Bauch, mit der Rolle
unter einer Beckenhälfte. Stützen Sie sich mit
Ihren Armen und dem anderen Bein ab. Rollen
Sie langsam vor und zurück, indem Sie Ihren
Körper auf der Rolle auf- und abbewegen.

Experten-Tipp

Legen Sie mehr Gewicht auf die Rolle und
weniger auf das Stützbein, wenn Sie eine
leistungsstärkere Massage wollen.

Mobilität Brustrücken

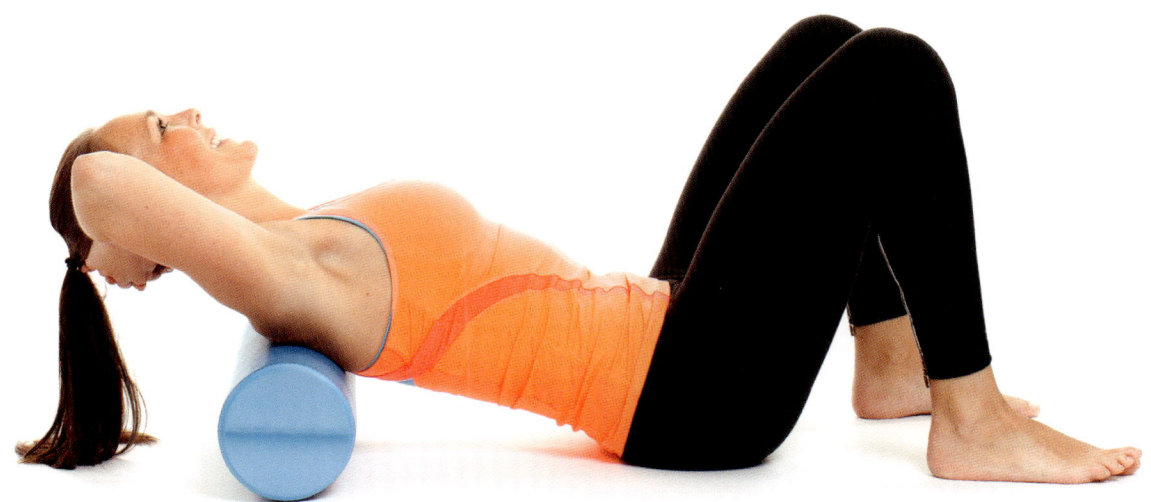

So führen Sie die Übung aus:

Legen Sie die Massagerolle unter den oberen Teil des Rückens. Rollen Sie langsam rückwärts und vorwärts, indem Sie mit den Beinen vor- und zurückdrücken.

Experten-Tipp

Beugen Sie sich vor, wenn Sie mehr Druck wollen oder lehnen Sie sich nach hinten, um den Druck auf die Rolle zu verringern.

Überblick: Massagerolle

4.1 Vorderseite des Oberschenkels

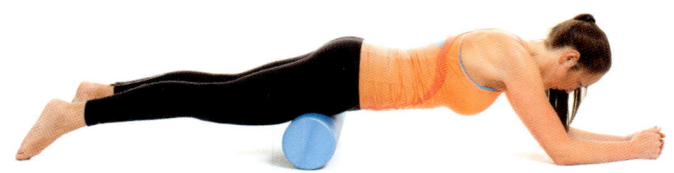

4.2 Rückseite des Oberschenkels

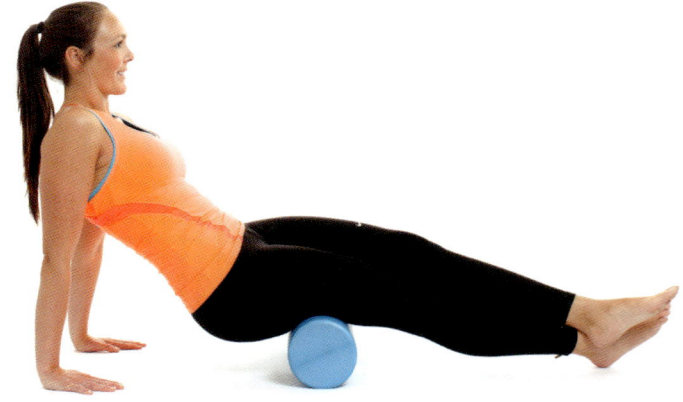

4.3 Außenseite des Oberschenkels

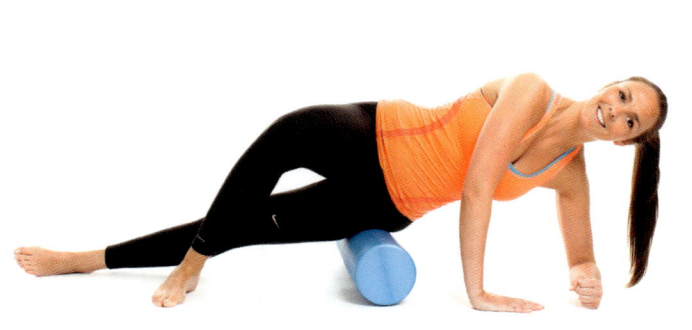

4.4 Innenseite des Oberschenkels

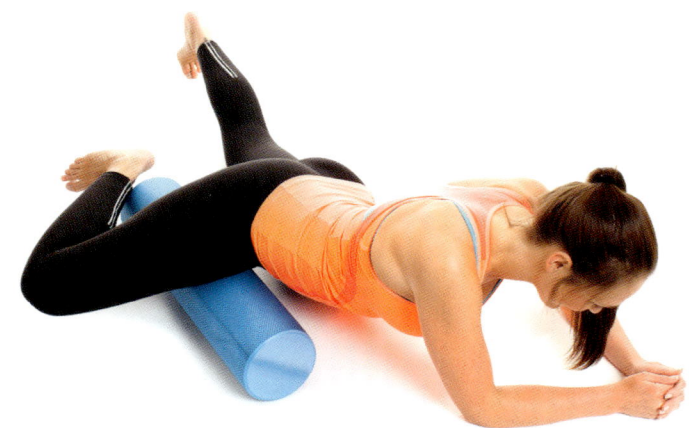

4.5 Breite Rückenmuskulatur

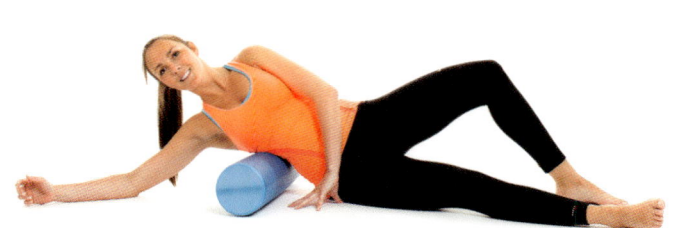

4.6 Wadenmuskeln

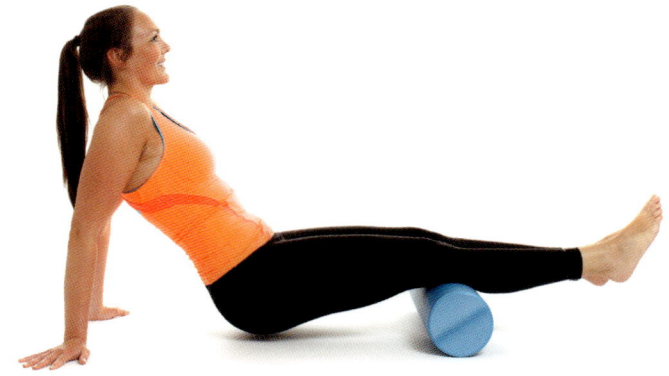

4.7 Hüftbeuger

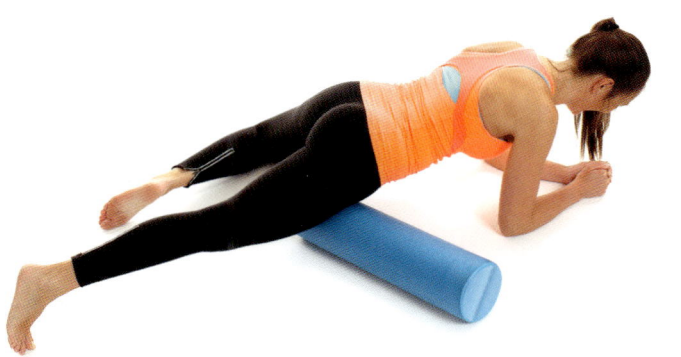

4.8 Mobilität Brustrücken

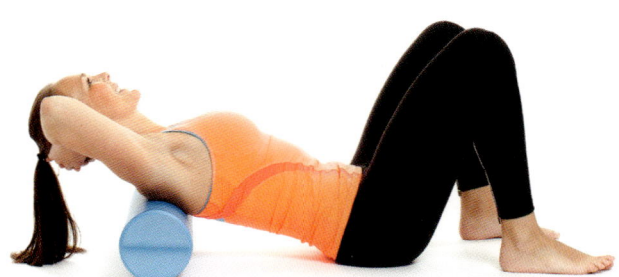

Kraft

Starke Muskeln können mehr standhalten, reduzieren das Verspannungsrisiko und Verletzungen. Regelmäßiges Krafttraining schafft mehr Ausdauer, damit Ihr Rücken den täglichen Anforderungen standhalten kann. Krafttraining kann auch die tägliche Arbeit des Rückens erleichtern, indem es „vergessene Muskeln" reaktiviert.

Stärkerer Rücken: Reaktivierung mit dem 10 Minuten-Programm

Ein gesunder Rücken und Bewegung sind eng miteinander verknüpft und wir wissen, dass der Rücken wieder schneller gesund wird, wenn Sie die Rückenmuskeln benutzen und stärken. Starke Muskeln können mehr standhalten, reduzieren das Verspannungsrisiko und Verletzungen.

Für die Nackenmuskulatur ist bewiesen, dass nur sechs Wochen Krafttraining die Schmerzen halbieren und nach 12 Wochen die Schmerzen um 80% reduziert waren. Krafttraining sorgt für mehr Energie im Alltag und erhöht den Stoffwechsel des Körpers für mehrere Stunden nach dem Training.

Langes Sitzen schwächt die Muskeln des Körpers. Vor allem können die großen Gesäßmuskeln „vergessen" werden, sodass der Rücken den Job des schweren Hebens übernehmen muss. Die Kraftprogramme im Buch sind so gestaltet, dass sie die Gesäßmuskeln reaktivieren, die Rückenmuskulatur stärken und die Bauch- und Rückenmuskulatur für die täglichen Anforderungen ausdauernd machen. Sie können Krafttraining zu Hause machen - ohne Geräte, nur mit dem, was Sie im Wohnzimmer finden.

Da die Übungen eine Kombination aus Kraft und Bewusstmachung sind, ist die Anzahl der Wiederholungen nicht so wichtig. Wir empfehlen zwei Sets und 1-3 Minuten für jede Übung. Absolvieren Sie eine Runde des ganzen Programms (ein Satz), bevor Sie das ganze Programm noch einmal machen.

In Übungen, bei denen Sie 10 Sekunden lang halten, können Sie einfach leise für sich zählen. Wenn Sie diese Übungen schwieriger machen wollen, erhöhen Sie lieber die Anzahl der Wiederholungen, statt länger als 10 Sekunden zu halten. Dies erhöht die Ausdauer der Bauch- und Rückenmuskulatur, ohne dass Sie saure Muskeln und Muskelkater bekommen.

Denken Sie bei allen Übungen an eine gute Körperhaltung. Halten Sie die mittlere Position im Rücken. Wenn Sie während der Übung Schmerzen haben, gehen Sie das Kapitel über Haltung ab Seite 114 durch, um zu überprüfen, ob Sie Ihren Rücken in der Mittelposition haben. Wenn es immer noch weh tut, konsultieren Sie einen qualifizierten Therapeuten, bevor Sie fortfahren.

Wenn „Stärkerer Rücken in 10 Minuten" anfängt zu einfach zu sein, sind Sie bereit für fortgeschrittene Programme und schwerere Übungen ab Seite 157.

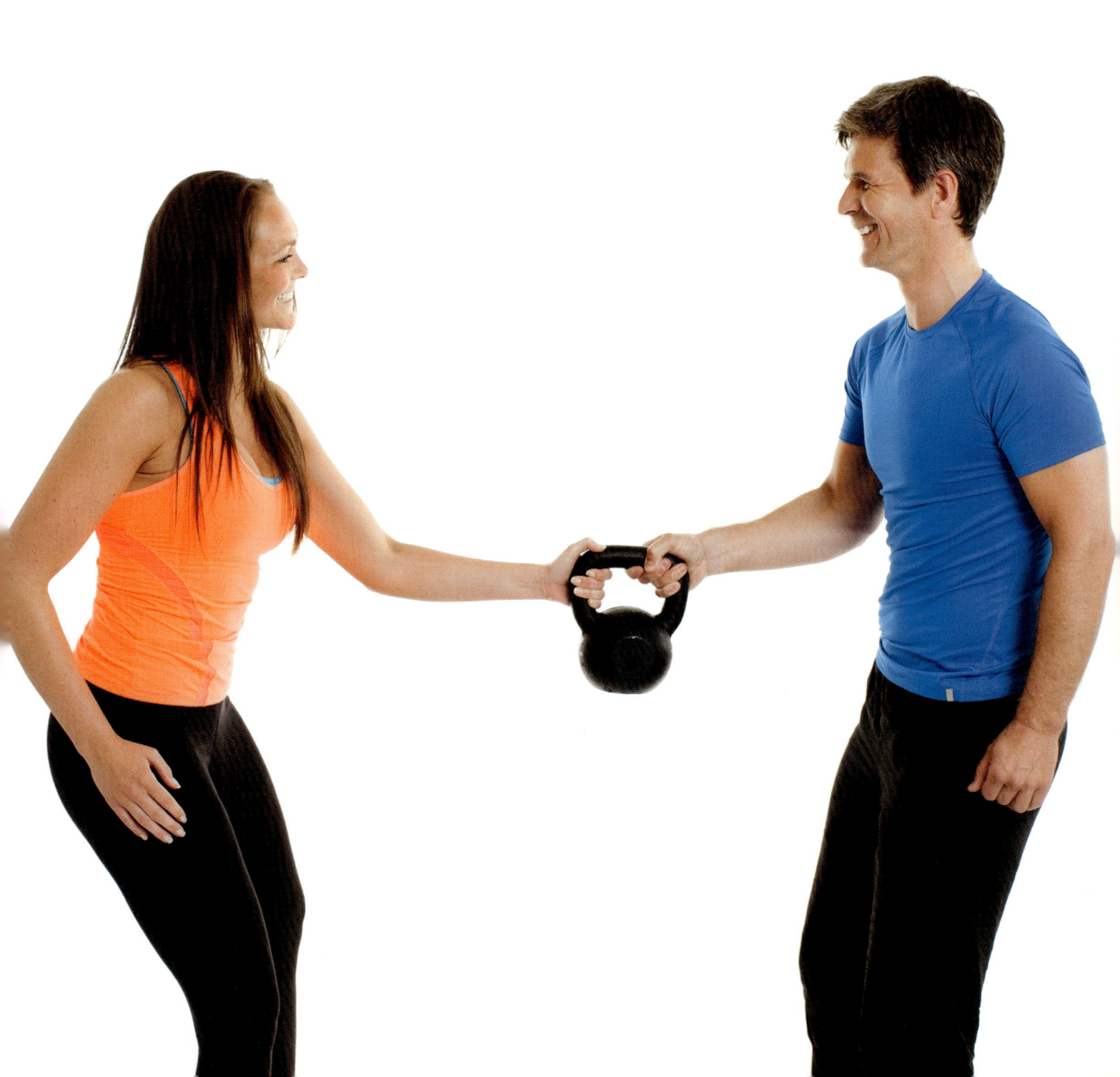

5.1 Radfahren in der Rückenlage

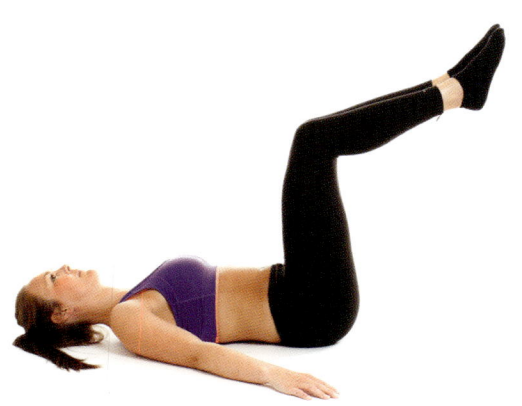
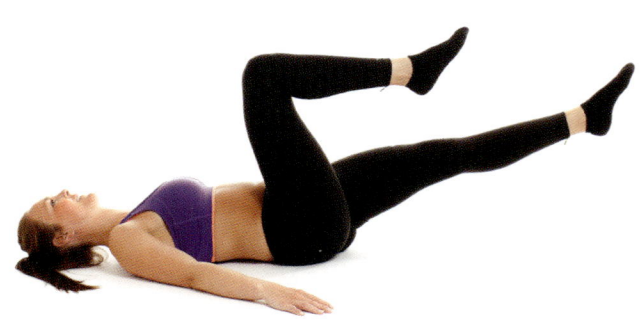

Sätze: 2 Zeit: 1 Min.

Liegen Sie auf dem Rücken, die Beine vom Boden gehoben. Halten Sie die mittlere Position im Rücken. Halten Sie die mittlere Position während Sie dazu übergehen, ein Bein nach dem anderen auszustrecken.

Ist eine Übung zu schwer, können Sie mit den Beinen auf dem Boden und den Knien gebeugt beginnen. Strecken Sie ein Bein nach dem anderen aus, indem Sie die Füße den Boden entlang gleiten lassen.

Experten-Tipp

Konzentrieren Sie sich darauf, den Rücken in der Mittelposition zu halten.

148

Gesäßheben 5.2

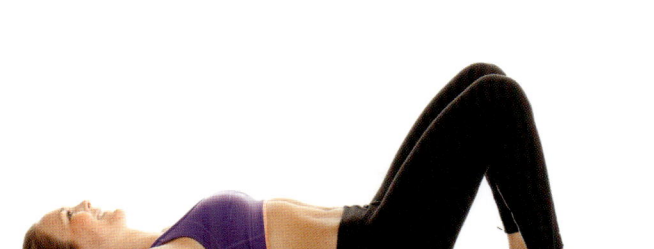
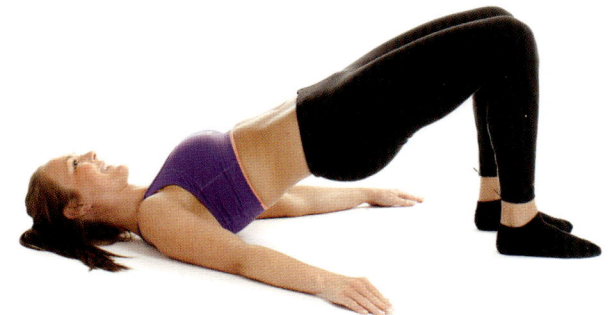

Sätze: 2 Zeit: 1 Min.

Liegen Sie auf dem Rücken mit gebeugten Beinen.
Halten Sie Ihre Knie in einer 90-Grad-Beugung und
pressen Sie die Füße in den Boden. Drücken Sie die
Beine in den Boden, sodass Ihr Gesäß angehoben wird.
Halten Sie die Position drei Sekunden lang. Senken
Sie sich wieder ruhig ab und wiederholen alles.

Experten-Tipp

Die Bewegung sollte aus den Hüften und
nicht aus dem Rücken kommen. Lassen Sie
das Gesäß führen und den Körper folgen.

Achten Sie darauf, die Mittelposition des
Rückens die ganze Zeit zu halten.

5.3 Vierfüßlerstand

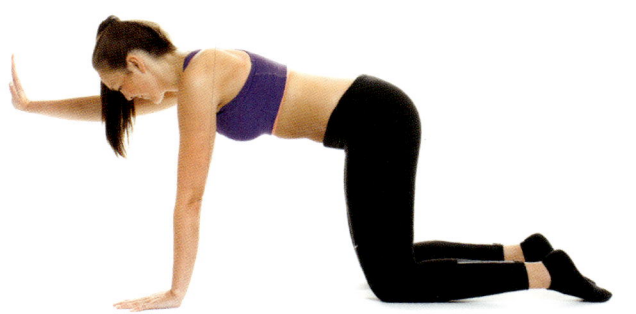 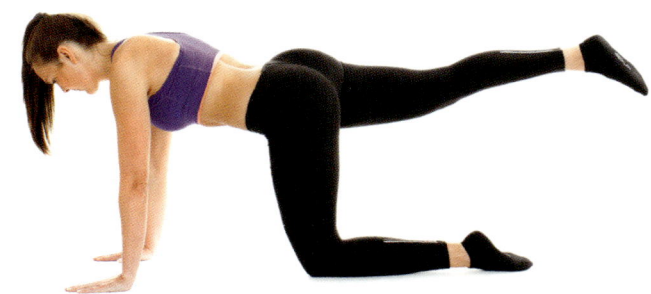

Sätze: 2 Zeit: 2 Min.

Beginnen Sie auf allen Vieren, mit den Knien und Händen am Boden. Stehen Sie mit einer 90-Grad-Beugung in den Hüften und den Händen direkt unter Ihren Schultern. Halten Sie den Rücken in der Mittelposition. Heben Sie einen Arm nach oben und strecken Sie ihn aus. Kommen Sie zurück in die Ausgangsposition. Heben Sie den nächsten Arm, dann den nächsten Fuß usw.

Experten-Tipp

Machen Sie die Übung in langsamem Tempo und spüren Sie, wie sich die Muskeln im Rücken aktivieren. Das Ziel der Übung ist es, einen Arm oder Fuß auszustrecken, ohne mit dem Rücken „abzusinken" oder sich mit dem Rest des Körpers zu bewegen.

Versuchen Sie das gegenüberliegende Bein und den Arm zur gleichen Zeit zu heben, wenn Sie mehr Herausforderung wollen.

Planke am Sofa 5.4

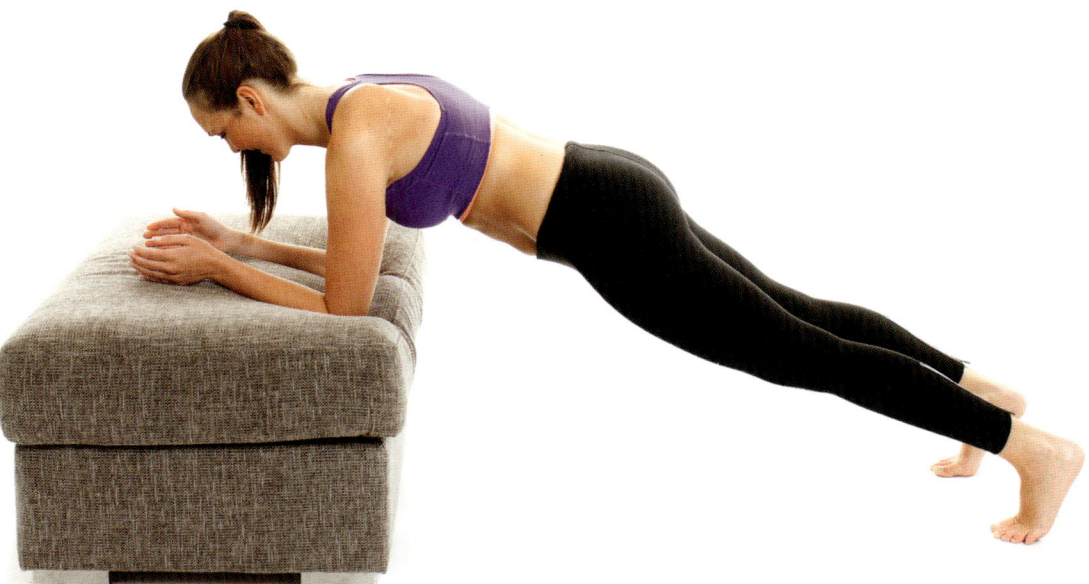

Sätze: 2 Zeit: 6 x 10 Sekunden

Legen Sie Ihre Unterarme so, dass sie gerade am Sofa nach vorn zeigen. Halten Sie Ihre Hände auseinander. Machen Sie ein paar Schritte zurück und strecken Sie Ihren Körper so, dass Sie in einer schrägen Planke stehen. Spüren Sie, dass Ihre Bauchmuskeln arbeiten, um die Position zu halten. Halten Sie für 10 Sekunden. Wiederholen Sie die Übung.

Experten-Tipp

Sie werden es im Bauch spüren, nicht im Rücken. Wenn Sie es im Rücken spüren, überprüfen Sie Ihre Mittelposition. Ist die Übung zu schwer ist, können Sie sie mit einer leichten Beugung in den Hüften beginnen.

Die Übung kann in vorteilhafter Weise in den Schlingen durchgeführt werden, wenn Sie welche zur Verfügung haben. Für die Übung „Vorgebeugt" finden Sie auf Seite 200 die Beschreibung.

5.5 Seitenplanke am Sofa

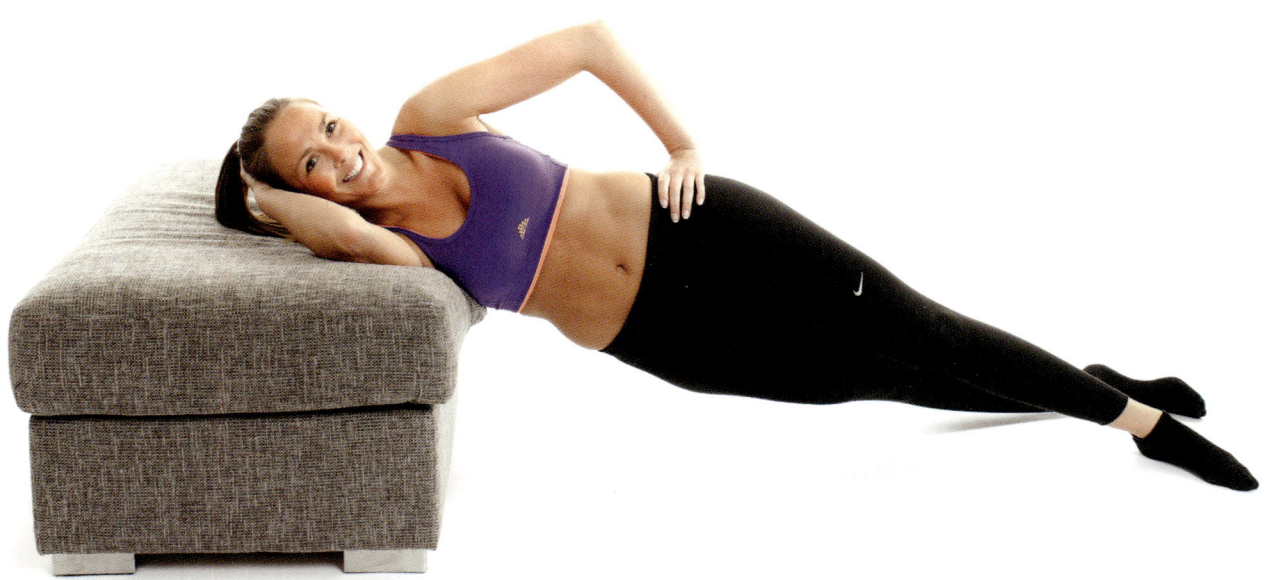

Sätze: 2 Zeit: 6 x 10 Sekunden (je Seite)

Setzen Sie sich auf den Boden zum Sofarand, den
Ellenbogen gerade nach vorn gerichtet und den Kopf in
den Handflächen ruhend. Strecken Sie Ihre Beine aus
und legen Sie das obere Bein über das untere. Heben
Sie das Gesäß, bis der Rücken in der Mittelposition
ist. Der Körper sollte gerade wie ein Brett sein.
Halten Sie diese Position zwei Sekunden lang.

Experten-Tipp

Halten Sie Ihren Körper so, dass das Brustbein,
der Nabel und die Leiste in einer Linie sind.
Sie können diese Linie prüfen, indem Sie
an Ihrem Körper entlang schauen.

Überblick: Stärkerer Rücken in 10 Minuten

5.1 Radfahren in Rückenlage

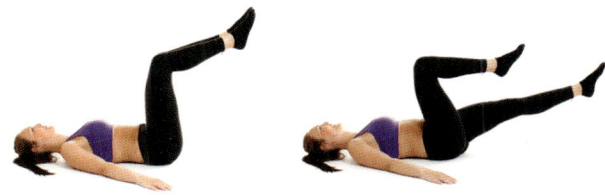

5.2 Gesäßheben

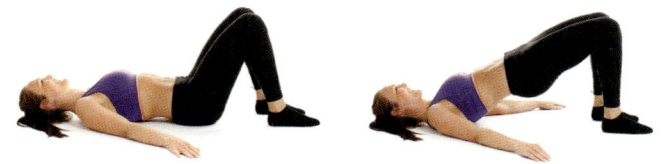

5.3 Vierfüßlerstand

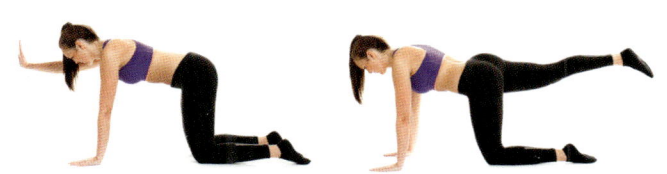

5.4 Planke am Sofa

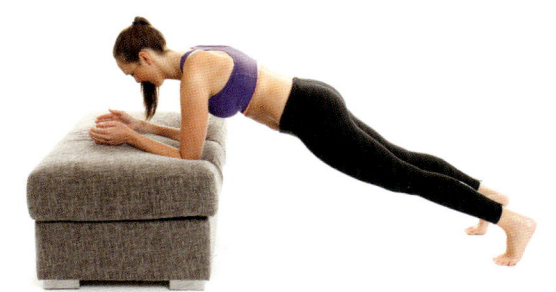

5.5 Seitenplanke am Sofa

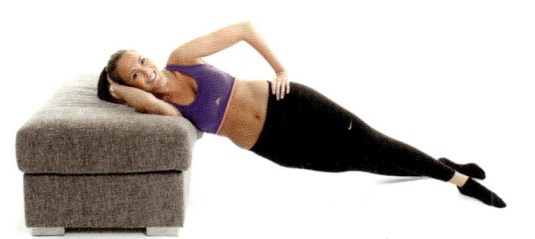

Experten-Tipps

Wiederholen Sie die Übungen im
Programm zweimal (zwei Sätze).

Diese Übungen sollten Sie vermeiden

Das Ziel der Übungen in diesem Buch ist, den Rücken schmerzfrei zu machen, ihn richtig zu belasten und stärker zu machen. In dieser Reihenfolge. Die Hauptsache ist, dass die Übung Sie durch die Aktivierung der entsprechenden Muskeln und Stärkung der Schwachpunkte schmerzfrei macht.

Sitzen Sie weniger im Fitnessstudio

Ein gesunder Rücken kann stärkere Kräfte aus den Beinen in den Oberkörper übertragen. Er funktioniert dann oft wie eine Säule: Aufrecht und stark, ohne viel Bewegung. Sie müssen nur selten heben, ziehen oder schwere Arbeit machen, wenn Sie sitzen. Sitzen erhöht den Druck auf die Wirbelsäule und wenn Sie zusätzlich schwere Übungen machen, erhöhen Sie den Druck noch mehr. Die meisten von uns sitzen sonst so viel, also warum auch noch im Fitnessstudio sitzen?

Hören Sie auf, im Fitnessstudio zu sitzen. Lassen Sie das Aufwärmen mit krummem Rücken am Rad weg; gehen oder laufen Sie stattdessen. Vergessen Sie all die Sitzmaschinen, machen Sie die Übungen eher stehend mit Gewichten, einem Fitnessband oder Schlingen. Die einzige Ausnahme ist der kleine Prozentsatz der sitzenden Aktivitäten, die große Kraft erfordern. Dann können sitzende Übungen funktional und wichtig für Ihr Training sein.

Situps sind daher eine miserable Übung

Situps sind ein Beispiel für eine Übung, die Sie vermeiden sollten. Traditionell haben wir gelernt, dass es eine gute Bauch-Übung ist. Sie fühlt sich gut an. Sie brennt gut in den Bauchmuskeln. Und Kari Jaquesson verspricht, dass sie einen flachen Bauch bringt.

Die Wahrheit ist, dass Situps eine lausige Übung sind. Wie bereits erwähnt, heben Sie im Alltag selten etwas Schweres in sitzender Stellung. Die meisten sitzen ohnehin schon zu viel. Ihr Körper und Ihr Rücken ist konzipiert, um schwere Lasten in einer stehenden Position zu bewältigen, und genau das sollten Sie trainieren.

Situps tragen zu einer schlechten Körperhaltung bei und isolieren den Bauch auf eine unnatürliche Art.

Sie sitzen schon zu viel im Laufe des Tages. Denken Sie an die Bewegung, die Sie machen, wenn Sie einen Situp machen. Es ist, als würde man mit einem gekrümmten Rücken sitzen, um den Rücken noch mehr zu krümmen. Durch Situps trainieren Sie Ihre Bauchmuskeln praktisch isoliert. Sie stimulieren nicht die Verwendung der Rückenmuskulatur, obwohl Bauch und Rücken immer zusammenarbeiten, wenn Sie im Stehen heben.

Situps sind daher eine miserable Übung

Trainieren die Bauchmuskeln einseitig
(passiert nie, wenn Sie heben/
ziehen/den Körper drehen)

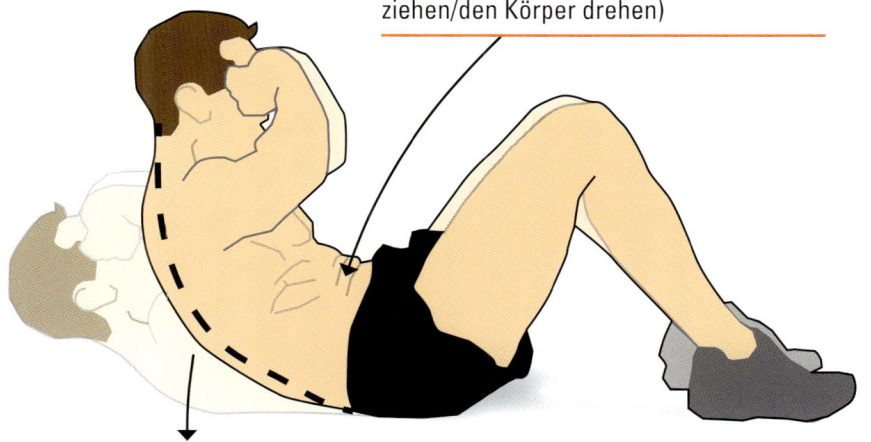

Fakten über Situps

- Schieben den Rücken
in eine schlechte, nach
vorn gebeugte Haltung

- Isolieren die
Bauchmuskeln,
stimulieren den
Zusammenarbeit mit
dem Rücken nicht.

Krümmen den Rücken und erhöhen den Druck auf die Bandscheiben

Gute Alternativen:

Die Planke:

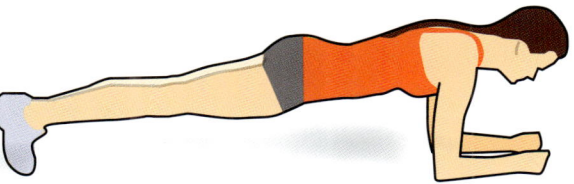

Stärken Sie den Rücken und Bauch mit
dem Rücken in der Mittelposition

Seitenplanke:

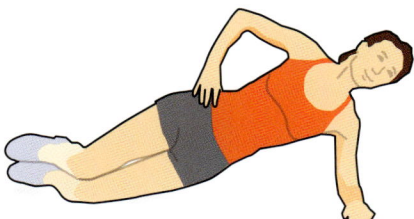

Trainieren Sie Bauchmuskeln mit dem
Rücken in der Mittelstellung

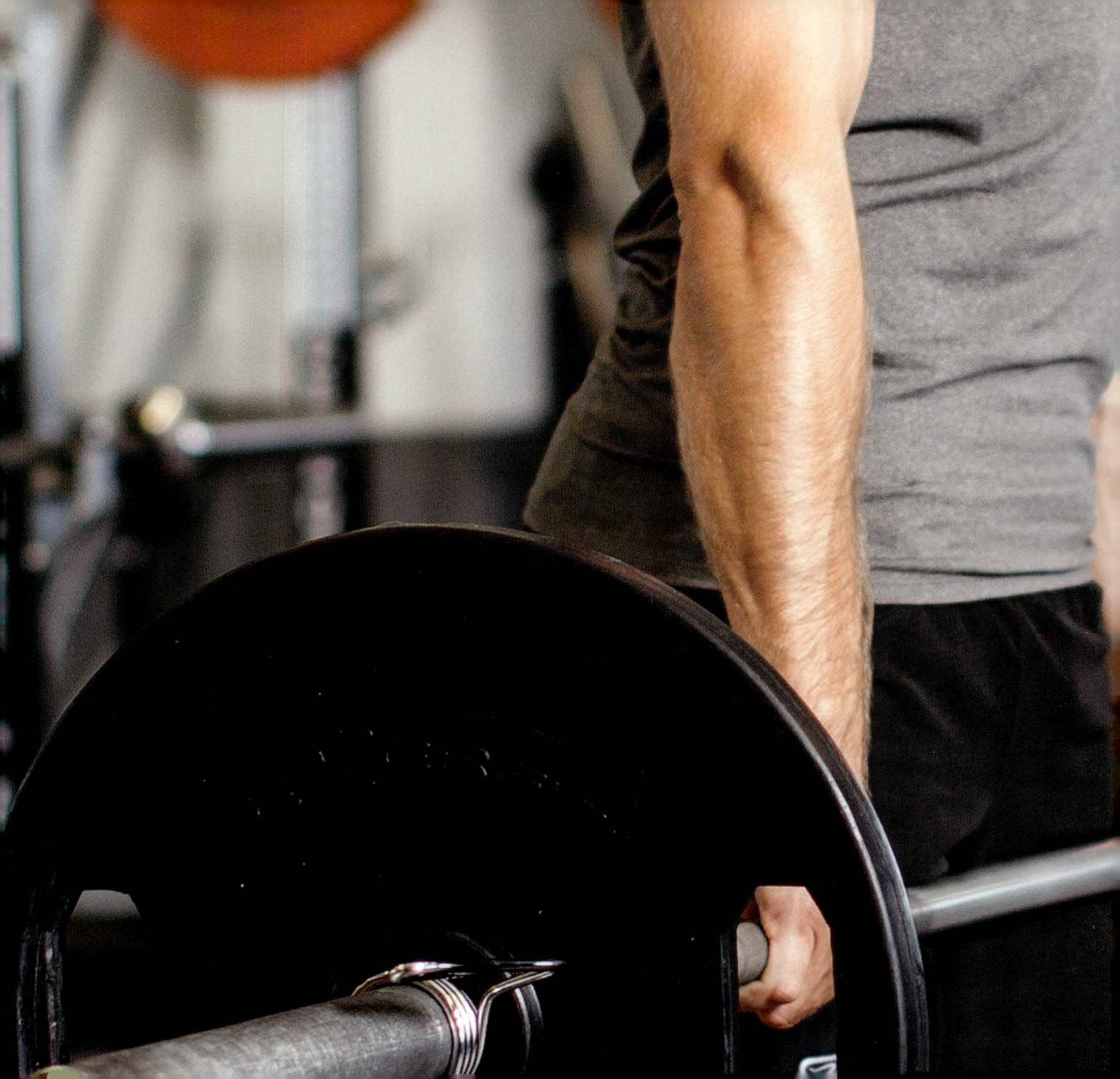

Inhaltsverzeichnis

Weiterführende Programme

Bewegung ist wichtig, Ihren Rücken gesund zu halten und Bewegung wird Ihren Rücken stärker machen, als er zuvor war. Ein starker Rücken ist eine Versicherung gegen zukünftige Beschwerden. Machen Sie die Übungen weiterhin, auch wenn Sie keine Rückenschmerzen mehr haben. Trainieren Sie Kraft und Bewegung für die Hüften, trainieren Sie mit guter Haltung und trainieren Sie funktional.

Wenn Sie trainieren, arbeitet die Muskulatur so stark belastet, dass sie teilweise bricht. Nach dem Training beginnen sich die beanspruchten Muskeln zu erholen und bauen sich nicht nur wieder auf, sondern werden sogar stärker als vorher. Auf den nächsten siebzig Seiten werden wir Ihnen zeigen, wie Sie Ihren Rücken stärker machen können.

Seien Sie nicht überfordert, sondern nehmen Sie diese Information als Inspiration und wählen Sie ein Trainingsprogramm. Dies sind nicht zufällig ausgewählte Übungen, sondern das Beste, was Sie tun können, um Ihren Rücken zu stärken. Mehrere qualifizierte Therapeuten und Trainer haben dazu beigetragen und die Qualität dieser Programme geprüft.

Wie trainieren Sie am liebsten? Weil Menschen unterschiedlich sind und unterschiedliche Vorlieben haben, werden hier verschiedene Programme mit verschiedenen Arten von Geräten angeführt. Im Großen und Ganzen sind die Programme auch so ausgelegt, dass Sie vom einfachsten zum schwierigsten übergehen.

Stärke und Beweglichkeit der Hüften

Vor allem für Menschen, die viel sitzen, brauchen die Hüften Kraft und Beweglichkeit. Lange Perioden, in denen Sie sitzen, vernachlässigen die Gesäßmuskeln und sie werden schwächer. Stillsitzen macht auch die Hüften weniger beweglich. Schlechte Bewegung in der Hüfte bewirkt, dass stattdessen mehr Bewegung aus dem Rücken genommen werden muss.

In einem gesunden Rücken haben die Hüften eine hohe Mobilität, sodass der untere Rücken sich nicht unnötig krümmen muss. Der Rücken ist stark und die Muskeln sind aktiv, um die Mittelposition zu halten.

Die Sitzmuskeln sind aktiv, um Ihnen Kraft zu geben, wenn Sie heben. Übungen, bei denen Sie Ihre Gesäßmuskeln aktivieren und kräftigen, sollten Teil jedes Rückentrainingsprogrammes sein. Um sicherzustellen, dass die Mobilität in den Hüften erhalten bleibt, sollte jedes Trainingsprogramm auch Übungen enthalten, die die Hüftbeuger dehnen.

Trainieren Sie mit guter Haltung

Der Rücken ist am stärksten in seiner Mittelstellung. Wenn Sie hart trainieren, ist es ein Vorteil, dass das Gewicht gleichmäßig auf dem Rücken verteilt wird. So haben sowohl die Bauch-, als auch die Rückenmuskulatur die besten Arbeitsbedingungen und Gelenke, Knochen und Bänder werden angenehm und gleichmäßig belastet.

Ein gesunder Rücken ist stark und bleibt in der Mittelstellung, auch bei schweren Lasten. Mit Übungen wie der Planke arbeiten Sie bewusst damit, die Mittelposition zu halten, selbst wenn der Rücken sich lieber krümmen oder durchhängen würde. Übungen, bei denen Sie die Mittelposition des Rückens trainieren, sollten Teil jedes Rückentrainingsprogramm sein.

Funktionales Training

Trainieren Sie funktional. Das bedeutet, dass Sie auf ähnliche Herausforderungen im täglichen Lebens stoßen. Arbeiten Sie daran, die Mittelposition zu finden und die mittlere Position in den Übungen zu halten, die Sie in Ihr tägliches Leben übertragen können.

Um ein Training zu finden, das zu Ihnen passt, denken Sie an die Herausforderungen Ihres Alltags. Ein Profi-Handballer muss schnellen Drehungen und Stößen standhalten können, ohne die Spannung im Rücken zu verlieren. Eine Krankenschwester, die schwere Patienten heben und drehen muss, muss starke Rücken- und Gesäßmuskeln haben, um das zu schaffen.

Eine Büroangestellte hat keine körperlichen Herausforderungen im Job, sondern muss allgemein Kraft aufbauen, um eine Schwäche der Muskeln durch Untätigkeit zu verhindern. Was sind die körperlichen Herausforderungen, die Sie in Ihrem täglichen Leben erfahren? Wie kann man trainieren, um diesen Anforderungen standzuhalten? Das ist die funktionale Stärke.

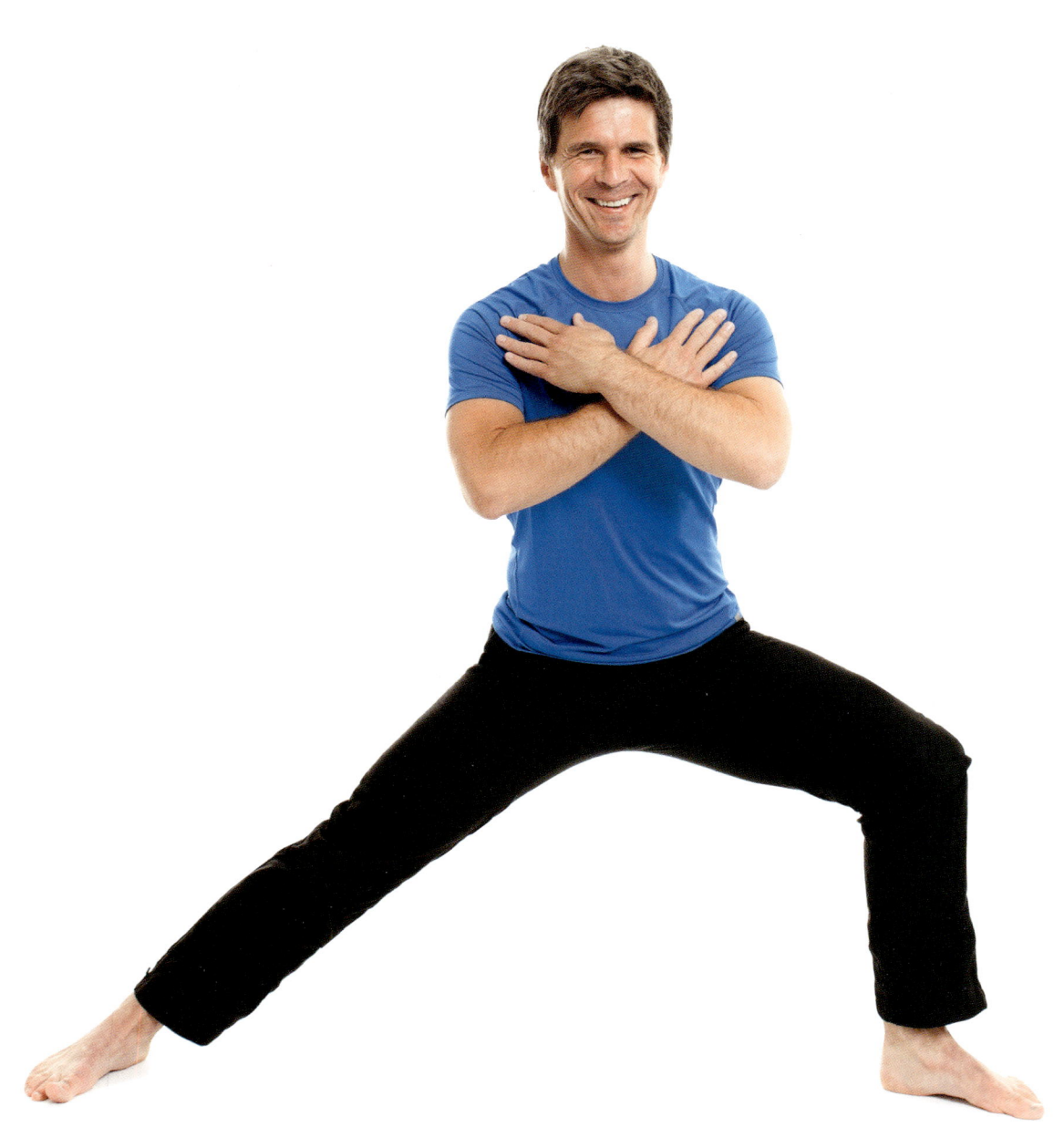

Olympisches Training

Das Aufwärmprogramm wurde vom Physiotherapeuten Lars Arne Andersen entworfen. Lars Arne arbeitet mit Technik und motorischen Fähigkeiten der Athleten im Olympiakader und arbeitet seit vielen Jahren mit einigen Profiathleten.

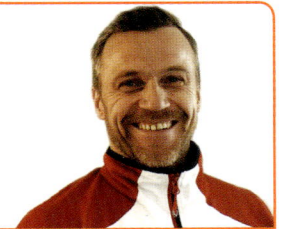

Ein Athlet, der mit der Olympiaspitze trainiert, wurde ausgebildet, seine eigenen Bedürfnisse zu erkennen und selbst nach erforderlicher Hilfe zu suchen, um noch besser zu werden. Wir nennen das den Übergang vom Anfänger zum Profi. Wenn es um ihren Sport geht, wissen die Sportler, welche die Anforderungen sie haben und wie sie ihren Körper am besten auf diese vorzubereiten. Jeder Sportler hat sein individuelles Aufwärmtraining passend zum Sport, den er oder sie ausübt.

Handball-Spieler in der Nationalmannschaft wärmen sich nicht länger in der Gruppe auf. Torhüter starten mit Aufwärmübungen, die flexibel machen und helfen, schnell auf Schüsse zu reagieren. Linienspieler wärmen sich auf, um den Ball schneller drehen und abschießen zu können, während Schützen einen speziellen Fokus darauf legen, harte Schüsse aus der Schulter zu katapultieren.

Auf den folgenden Seiten finden Sie ein Programm für diejenigen, die den Rücken für Aktivitäten oder Übungen vorbereiten wollen. Das Programm besteht aus fünf verschiedenen Übungen, die den Rücken aufwärmen und die Beweglichkeit der Hüfte erhöhen. Dies dauert etwa zehn Minuten.

Traineren Sie Kraft? Machen Sie dieses Programm zum festen Bestandteil Ihres Aufwärmens. So wird der Rücken auf schweres Training vorbereitet und es ist einfacher, den Rücken in der Mittelposition zu halten.

6.1 Rotation in Rückenlage

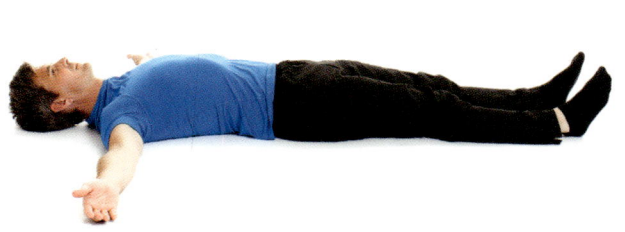
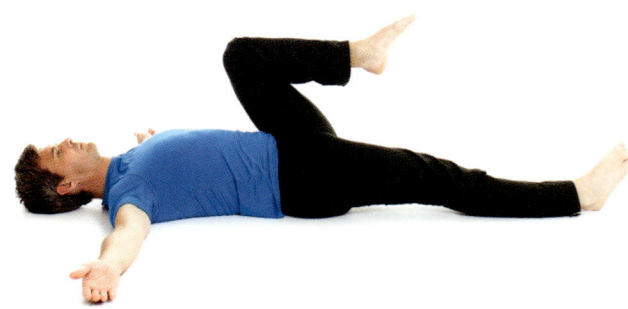

Sätze: 1 Wiederholungen: 10 (je Seite)

Beginnen Sie in Rückenlage mit den Händen zur Seite gestreckt, die Handflächen nach oben zeigend.

Ziehen Sie ein Knie so weit in Richtung Brust, wie Sie können. Ziehen Sie weiter das Knie in Richtung Brust, während Sie sich so weit über das ausgestreckte Bein drehen wie möglich.

Drücken Sie gleichzeitig das ausgestreckte Bein aktiv in den Boden, damit Sie das Gesäß in die Übung miteinbeziehen.

Drehen Sie Ihren Körper so weit zur Seite, wie es Ihnen möglich ist, solange Sie gleichzeitig den Kontakt der Schultern zum Boden nicht verlieren. Zurück in die Ausgangsposition und wechseln Sie das Bein. Wiederholen Sie die Übung.

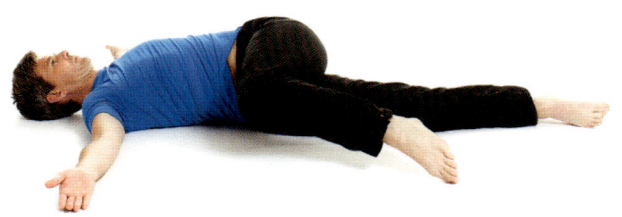

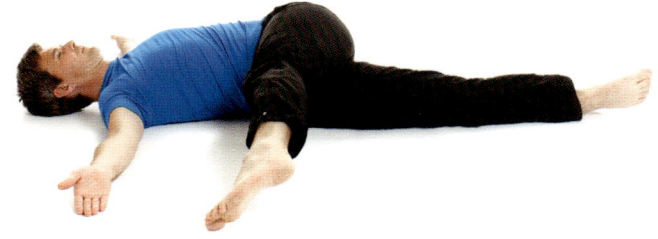

Experten-Tipp

Diese Übung hilft Ihnen, die Schlüsseldrehung im Oberkörper auszuüben, das Gesäß zu aktivieren und fördert die Drehung der Hüfte.

Progression

Versuchen Sie, die Übung mit gestrecktem Bein durchzuführen, wenn Sie den Boden mit gebeugtem Knie leicht erreichen.

6.2 Der Skorpion

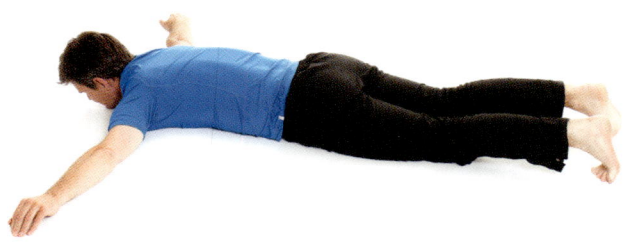
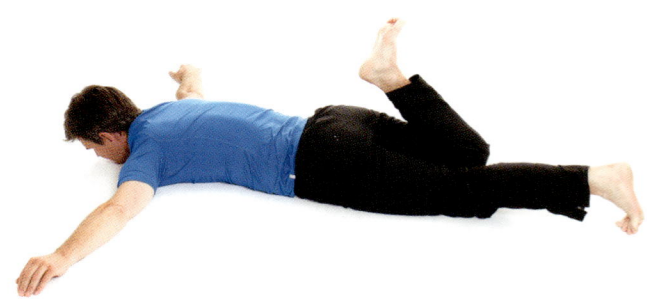

Sätze: 1 Wiederholungen: 10 (je Seite)

Beginnen Sie am Bauch liegend mit den Händen zur Seite gestreckt, strecken Sie Ihre Hände so weit wie möglich aus.

Ziehen Sie den Fuß und dessen Ferse nach oben zum Gesäß.

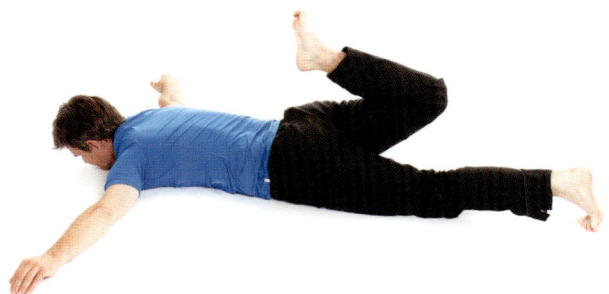

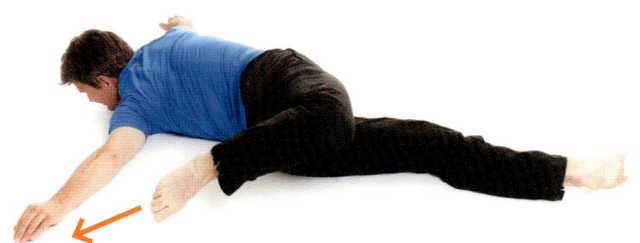

Experten-Tipp

Setzen Sie die Zugübung fort, indem Sie das Knie und dann die Hüfte heben, um zu versuchen, die Zehen zum gegenüberliegenden Arm zu führen. Zurück in die Ausgangsposition und wechseln Sie das Bein. Halten Sie diese Position zwei Sekunden lang. Wiederholen Sie die Übung.

Versuchen Sie das Bein während der ganzen Übung gebeugt zu halten. So dehnen Sie auch den Rectus femoris, einen Muskel auf der Vorderseite des Oberschenkels, der oft zu straff ist.

6.3 Kniender Gang

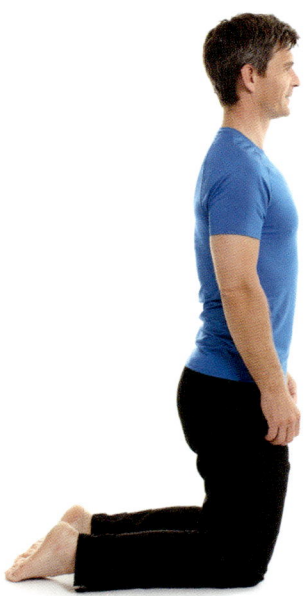

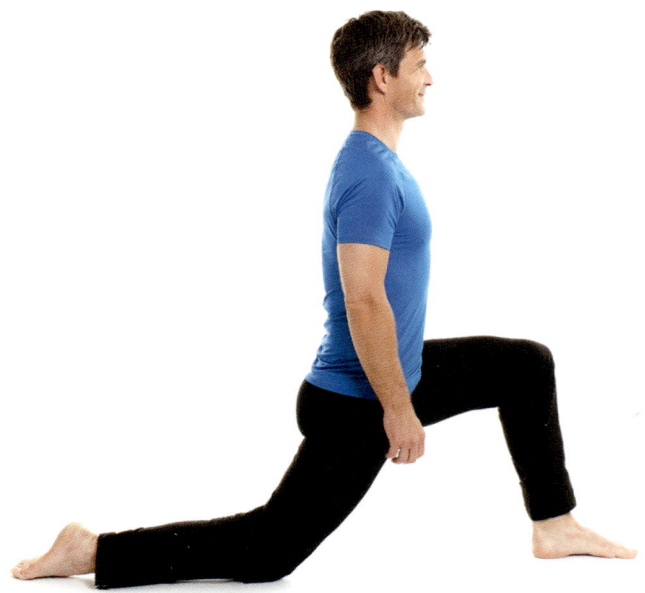

Sätze: 1 Wdh.: 10 (je Seite) Halten: 3 Sekunden

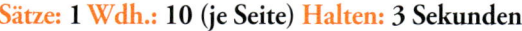

Beginnen Sie in einer knienden Position mit einem Kissen unter den Knien. Setzen Sie einen Fuß nach vorn. Ziehen Sie die Hüfte in Richtung des Fußes, während der Rücken die Mittelposition zu halten versucht. Spannen Sie das Gesäß auf der Seite des hinteren Beins an. Sie werden spüren, dass es auch beim vorderen Bein spannt. Halten Sie die Position für 3 Sekunden, bevor Sie in die kniende Position zurückkommen. Wiederholen Sie das mit dem anderen Bein.

Experten-Tipp

Hier ist es leicht, den Rücken fälschlicherweise zu krümmen, wenn Sie die Hüfte nach vorn schieben. Konzentrieren Sie sich darauf, den Rücken in der Mittelposition zu halten. Sie können die Ausführung der Übung variieren, indem Sie diagonale Schritte zur Seite machen und die Muskeln des inneren Oberschenkels steuern.

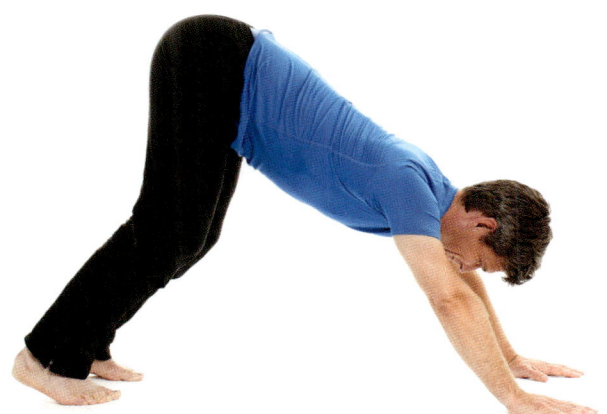
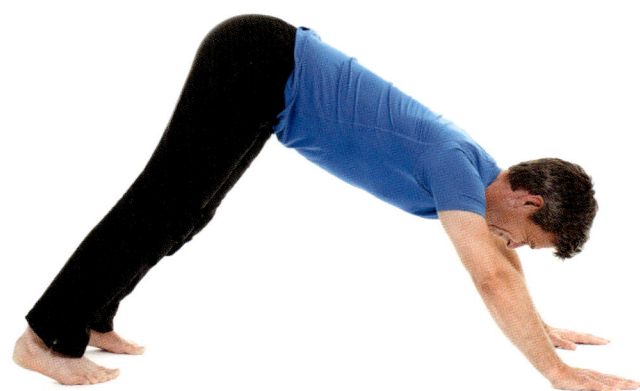

Sätze: 1 Wiederholungen: 10 Halten: 5 Sekunden

Beginnen Sie im Vierfüßlerstand mit den Händen und Füßen weit auseinander. Beugen Sie leicht Ihre Knie. Halten Sie den Rücken in der Mittelposition, während Sie weiterhin die Hüften beugen. Gehen Sie mit Ihren Armen zurück, sodass Ihr Oberkörper sich Ihren Beinen annähert. Stoppen Sie, wenn es an der Rückseite des Oberschenkels so zieht, dass man die Mittelposition des Rückens fast nicht mehr halten kann. Konzentrieren Sie sich darauf, die Spannung zu halten, während Sie die Knie ausstrecken. Halten Sie die Position 5 Sekunden lang, bevor Sie leicht die Knie beugen.

Ruhen Sie in dieser Position, bevor Sie Ihre Knie wieder ausstrecken. Führen Sie hier die Wiederholungen aus.

Experten-Tipp

Das Ziel ist es, eine leichte Krümmung des Rückens während der ganzen Übung zu halten. Sie halten den Rücken in der Mittelposition, während die Beweglichkeit der Hüfte erhöht wird.

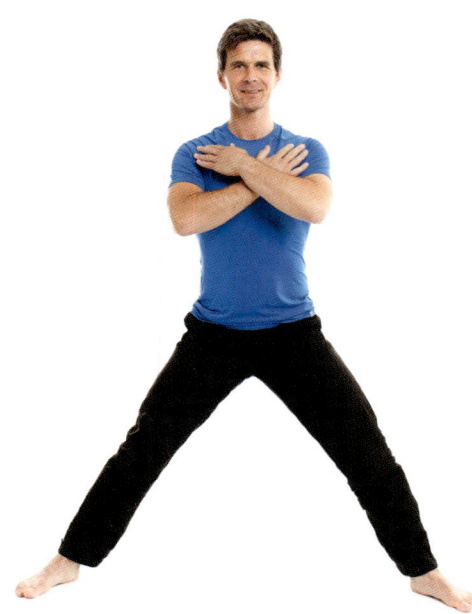

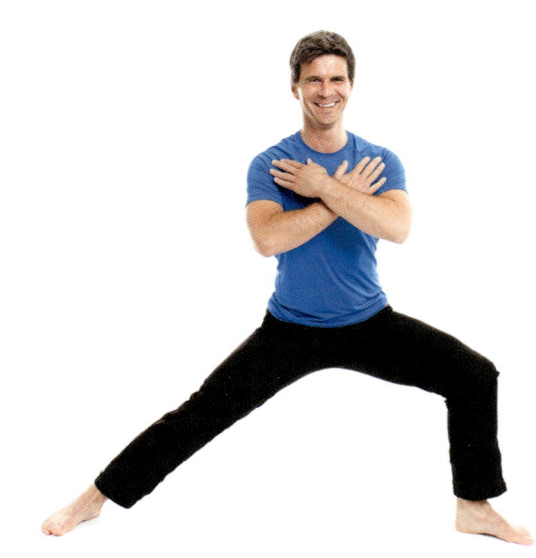

Sätze: 1 Wiederholungen: 10 (je Seite)

Stehen Sie breitbeinig mit den Zehen 45 Grad zur Seite zeigend. Verlagern Sie Ihr Gewicht und beugen Sie ein Bein. Drücken Sie das gebeugte Knie zur Seite, sodass es nicht nach vorn drückt. Halten Sie Ihren Oberkörper ruhig und den Rücken in der Mittelposition. Gehen Sie so tief wie möglich und spüren Sie die Dehnung an der Innenseite des anderen Beins. Kommen Sie zurück in die Ausgangsposition und wiederholen Sie alles auf der anderen Seite.

Experten-Tipp

Stehen Sie so breit, dass die Knie nicht an den Knöcheln vorbeikommen.

Überblick: Olympisches Training

6.1 Rotation in Rückenlage

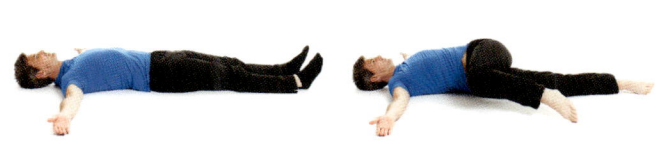

6.2 Der Skorpion

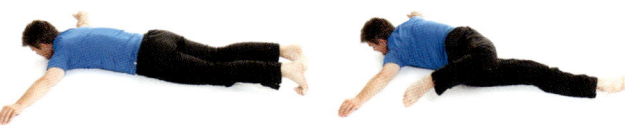

6.3 Kniender Gang

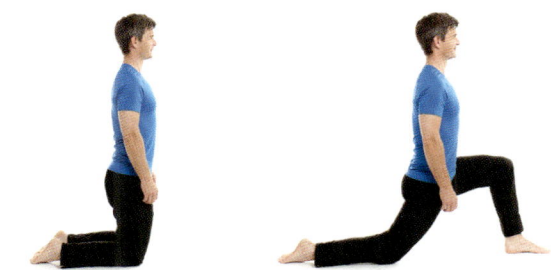

6.4 Der Elefant

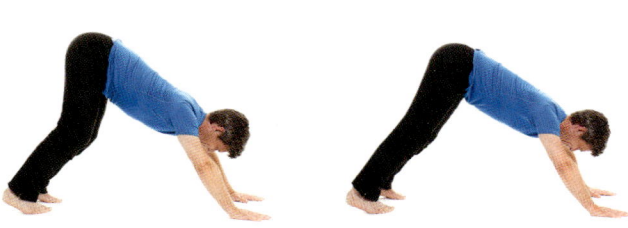

6.5 Eisläufer

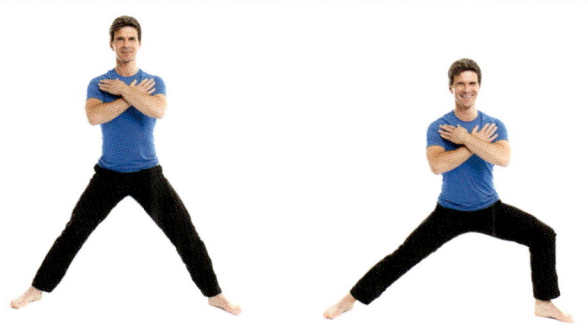

Experten-Tipp

Machen Sie die Übungen im Programm einmal (einen Satz) zum Aufwärmen, bevor Sie mit dem Training beginnen.

Rückentraining auf der Matte

Dieses Programm ist das einfachste der fortgeschrittenen Programme. Es ist auch einfach durchzuführen. Sie brauchen nur eine gerade Unterlage. Das Programm kann in Ihrem Wohnzimmer oder auf dem Rasen durchgeführt werden. Die Übungen sind eine gute Herausforderung für Bauch-, Rücken-, Hüft- und Oberschenkelmuskeln.

Die Übungen Einbeiniges Kreuzheben, Planke und Kniende Seitenplanke können intensiviert werden. Wenn Sie sich mit der grundlegenden Übung wohlfühlen, können Sie sie durch die Progression ersetzen. Sie brauchen nicht sowohl Basis- als auch die Progressionsübungen ausführen.

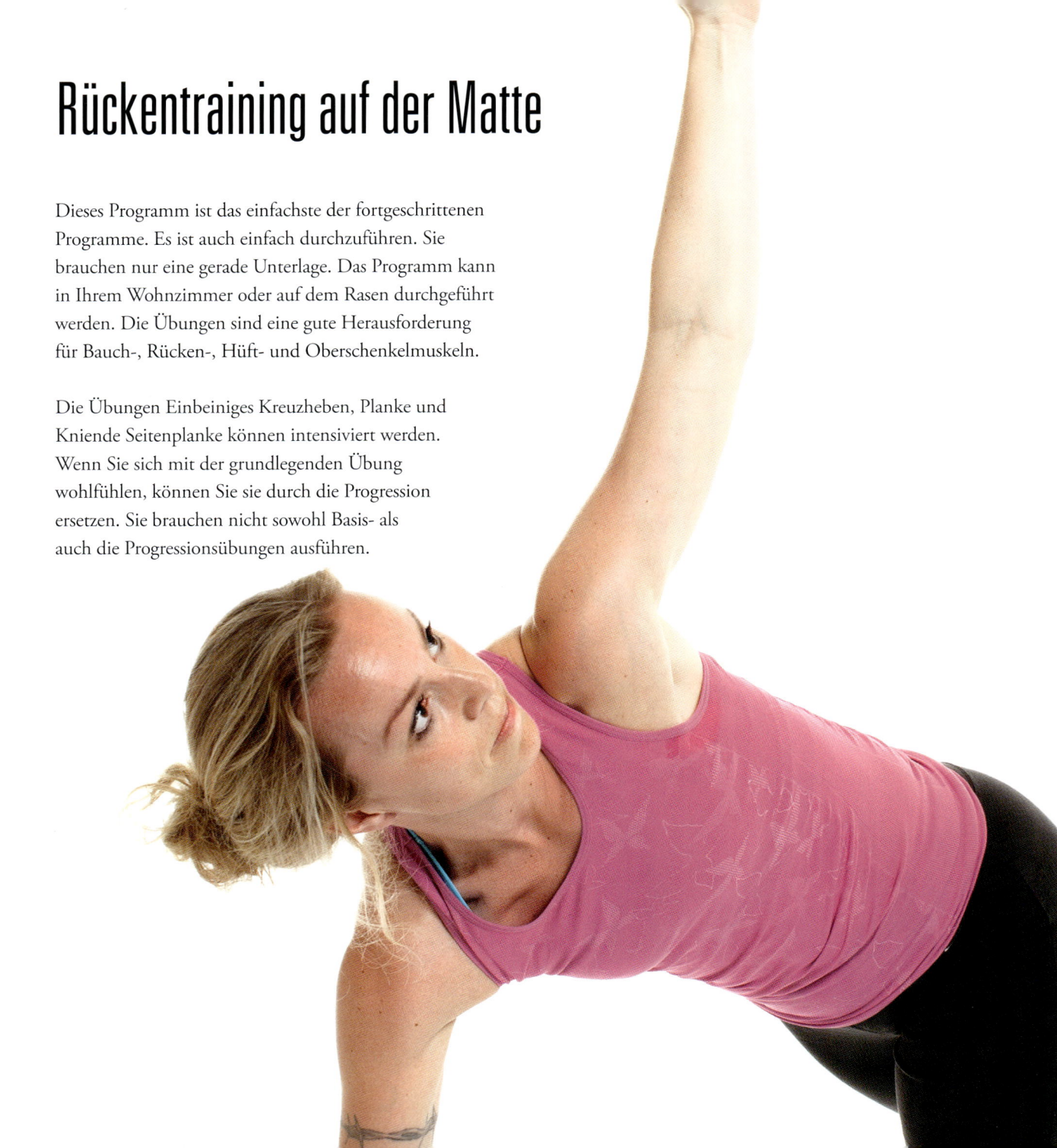

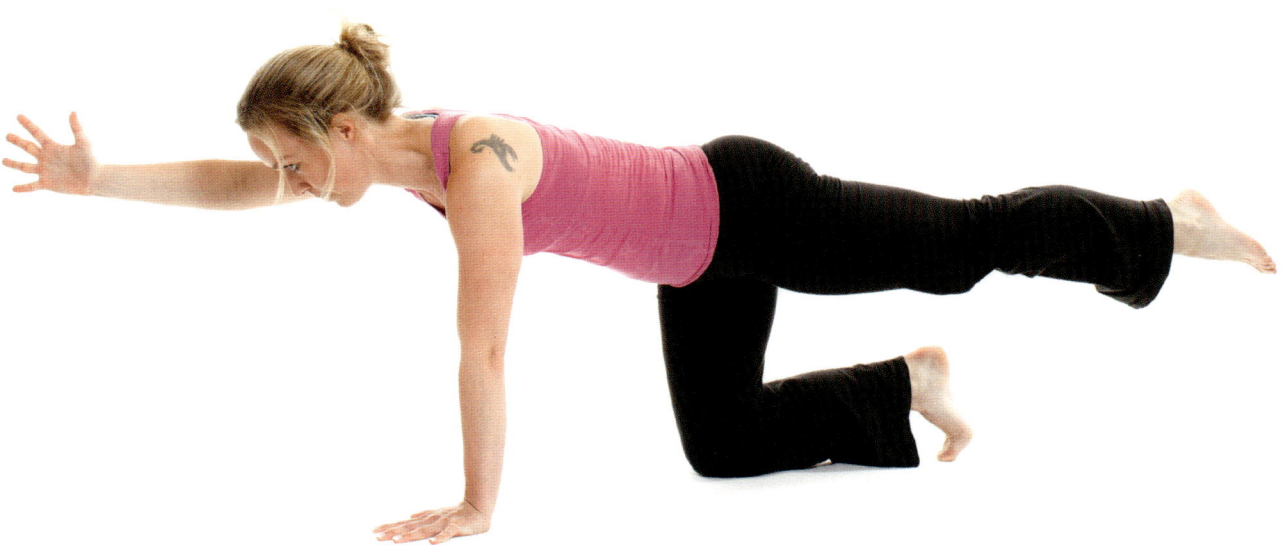

Sätze: 2 Zeit: 2 Min.

Beginnen Sie auf allen Vieren, mit den Knien und Handflächen auf dem Boden. Stehen Sie mit einer 90-Grad-Beugung in den Hüften und den Händen direkt unter Ihren Schultern. Halten Sie Ihren Oberkörper ruhig und den Rücken in der Mittelposition. Heben Sie einen Arm langsam nach oben und nach vorn vor Ihnen und das andere Bein hinter Ihnen nach oben. Kommen Sie zurück in die Ausgangsposition. Wiederholen Sie alles mit dem gegenüberliegenden Arm und Bein im diagonalen Muster.

Experten-Tipp

Das Ziel der Übung ist es, den Rücken in der Mittelposition zu halten, wenn Sie den anderen Arm und das andere Bein heben.

Wenn Sie das Gefühl haben, diese Übung zu beherrschen, versuchen Sie den Fuß und den Arm unter Ihrem Körper zu kreuzen, sodass der Ellenbogen das gegenüberliegende Knie trifft. Machen Sie die Wiederholungen auf einer Seite fertig, bevor Sie zum gegenüberliegenden Arm und Bein wechseln.

7.2 Einbeiniges Kreuzheben

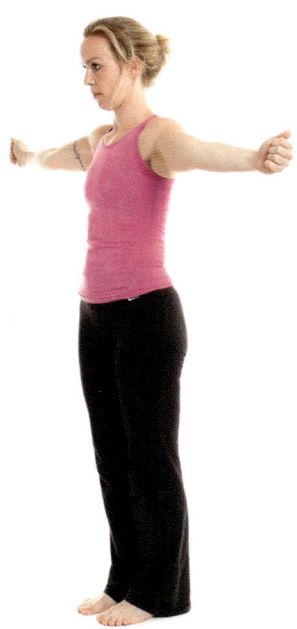

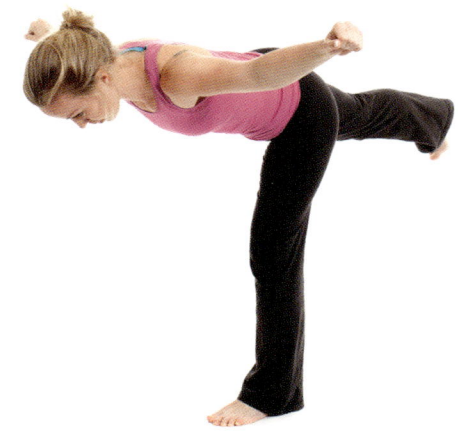

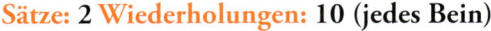

Sätze: 2 Wiederholungen: 10 (jedes Bein)

Stehen Sie auf dem linken Bein mit leicht gebeugtem Knie. Die Arme sind zu beiden Seiten ausgestreckt und helfen so, das Gleichgewicht zu halten. Halten Sie den Rücken während der gesamten Übung in der Mittelposition. Lehnen Sie sich langsam vorwärts und verwenden Sie das rechte Bein als „Gegengewicht". Lehnen Sie sich so weit nach vorn wie möglich, bevor Sie in eine stehende Position zurückkehren. Wiederholen Sie das, bis Sie erschöpft sind. Wechseln Sie die Beine.

Experten-Tipp

Der Rücken soll während der gesamten Übung stabil und in der Mittelposition sein. Nur das Hüftgelenk arbeitet! Die richtige Atemtechnik erhöht die Stabilität. Sie atmen ein, wenn Sie sich nach vorn beugen, und atmen aus, wenn Sie oben sind. Halten Sie den Bauch und Rücken stabil, auch während Sie atmen. Das Ziel ist ein gleichmäßiger abdominaler Druck.

Progression: Einbeiniges Kreuzheben mit Rotation

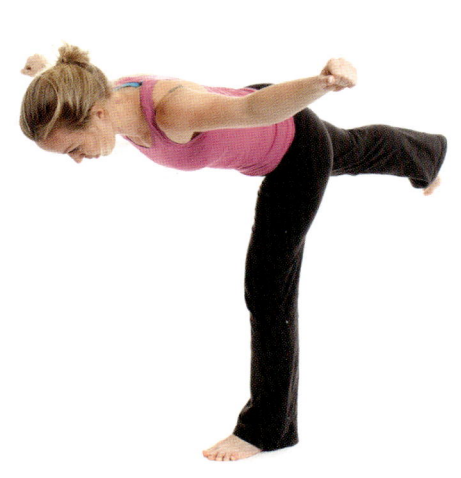
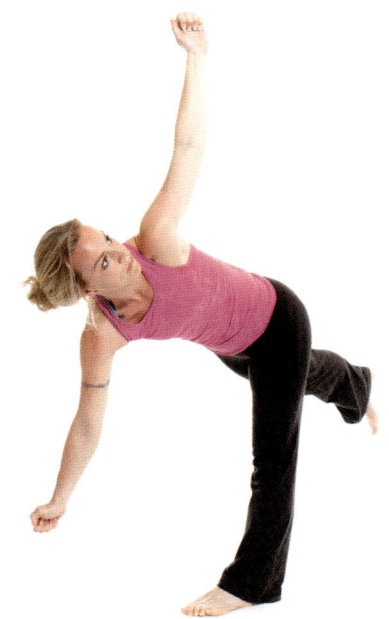

Sätze: 2 Wiederholungen: 10 (jedes Bein)

Stehen Sie auf dem linken Bein mit leicht gebeugtem Knie. Die Arme sind zu beiden Seiten ausgestreckt und helfen so, das Gleichgewicht zu halten. Halten Sie den Rücken während der gesamten Übung in der Mittelposition. Lehnen Sie sich langsam vorwärts und verwenden Sie das rechte Bein als „Gegengewicht". Lehnen Sie sich so weit vor wie möglich. Aus dieser Position drehen Sie den Oberkörper ruhig nach links. Spüren Sie die Dehnung in der Rückseite des linken Oberschenkels und halten Sie die Position für

10 Sekunden, bevor Sie in die stehende Position zurückkehren. Wiederholen Sie das, bis Sie erschöpft sind. Wechseln Sie die Beine.

Experten-Tipp

Diese Übung stellt höhere Anforderungen an die Balance und Beweglichkeit als das normale Kreuzheben. Siehe auch die Tipps auf der vorherigen Seite.

7.3. Kniende Planke

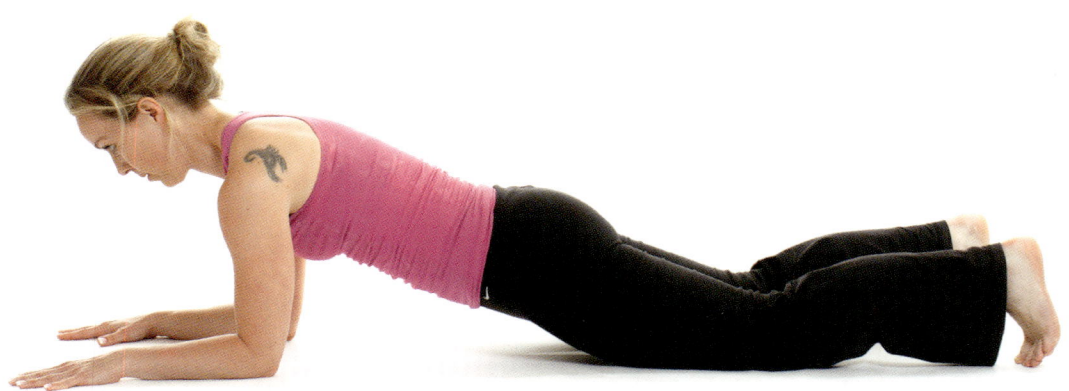

Sätze: 2 Wdh.: 10 Halten: 10 Sekunden

Legen Sie sich auf den Bauch mit den Knien am Boden und stützen sich auf den Ellbogen ab. Die Ellbogen sollten direkt unter den Schultern sein, die Hände nach vorn gerichtet. Entspannen Sie sich in den Hüften, bis Sie mit Ihrem Rücken in der mittleren Position sind. Spüren Sie, dass das Körpergewicht zu gleichen Teilen zwischen der linken und rechten Seite verteilt ist. Halten Sie die Position für 10 Sekunden, machen Sie eine kurze Pause und wiederholen Sie alles.

Experten-Tipp

Diejenigen, die sagen, dass die kniende Planke eine zu einfache Übung ist, haben meistens die Hüfte nicht gestreckt, sondern gebeugt. Mit dem Rücken in der Mittelposition und gestreckten Hüften ist das eine schwierige Übung. Halten Sie das Gesäß so tief unten wie möglich, ohne den Rücken zu krümmen. Für alle diese Übungen gilt, dass man sie im Bauch spüren soll, nicht im Rücken.

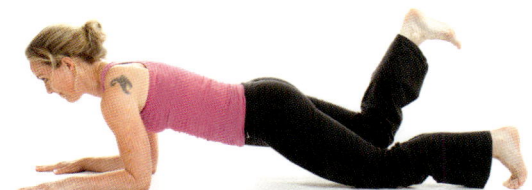
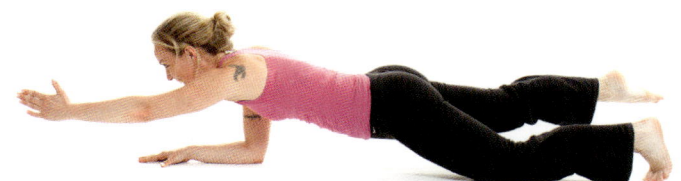

Sätze: 2 Wdh.: 10 Halten: 10 Sekunden

Beginnen Sie in einer knienden Planke (siehe vorherige
Seite). Halten Sie Ihren Oberkörper ruhig und den
Rücken in der Mittelposition. Heben Sie einen
Arm langsam nach oben und nach vorn vor Ihnen.
Kehren Sie ruhig in die Ausgangsposition zurück.
Wiederholen Sie alles mit dem anderen Arm und Bein.

Experten-Tipp

Sobald Sie alles mit einem Arm und Bein gemeistert
haben, können Sie diese Übung ausprobieren.
Beginnen Sie in einer knienden Planke (siehe
vorherige Seite). Halten Sie Ihren Oberkörper ruhig
und den Rücken in der Mittelposition. Heben
Sie einen Arm langsam nach oben und nach vorn
vor Ihnen und das andere Bein hinter Ihnen nach
oben. Kommen Sie zurück in die Ausgangsposition.
Wiederholen Sie alles mit dem gegenüberliegenden
Arm und Bein im diagonalen Muster.

7.4 Seitenplanke

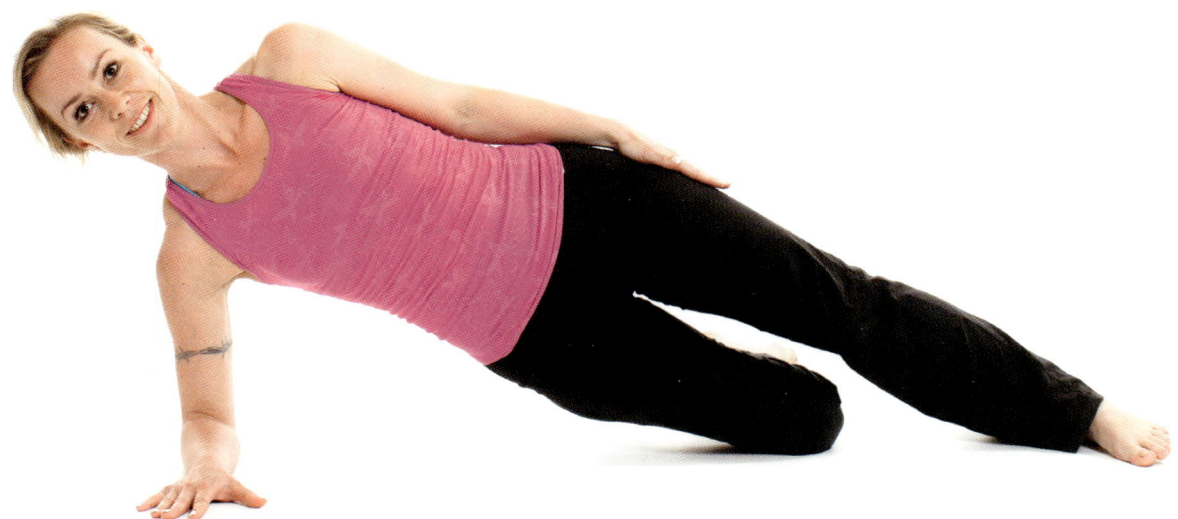

Sätze: 2 **Wdh.:** 5 (je Seite) **Halten:** 10 Sekunden

Experten-Tipp

Legen Sie sich auf die Seite. Heben Sie Ihren Oberkörper, setzen Sie Ihre Ellbogen in eine Linie mit Ihren Schultern und beugen Sie Ihr unteres Knie auf 90 Grad. Legen Sie den Großteil Ihres Gewichtes auf Ihr unteres Bein und benutzen Sie Ihr oberes zur Entlastung. Heben Sie das Gesäß bis der Rücken sich in der mittleren Position befindet und der Oberkörper und die Oberschenkel gerade wie ein Brett sind. Halten Sie diese Position für 10 Sekunden, bevor Sie sich wieder ruhig absenken. Wiederholen Sie alles auf der gegenüberliegenden Seite.

Wenn Sie nicht sicher sind, ob Sie gerade wie ein Brett sind, können Sie an sich herunterschauen. Ihre Nase, Ihr Nabel und Ihre Leiste sollten auf einer Linie sein.

Progression: Seitenplanke mit Crunch

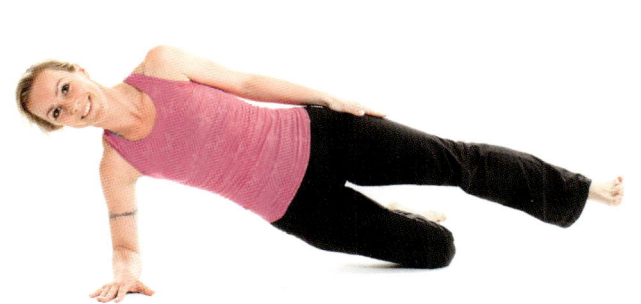
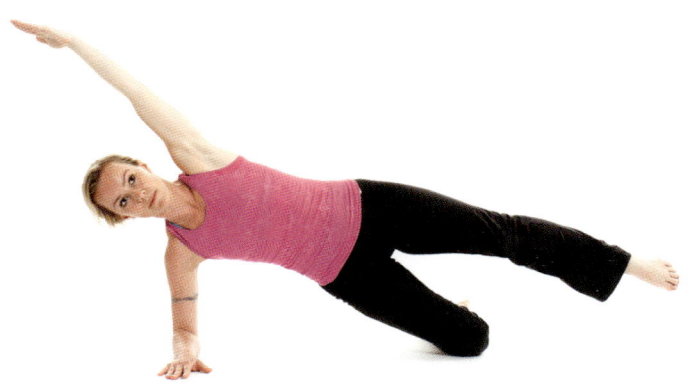

Sätze: 2 Wdh.: 10 Halten: 3 Sekunden

Beginnen Sie in der Seitenplanke (vorherige
Seite). Heben Sie das obere Bein vom Boden und
streckten Sie den oberen Arm gerade über den
Kopf aus. Aus dieser Position ziehen Sie das obere
Bein in Richtung Bauch nach oben, während der
Ellenbogen nach unten in Richtung Knie zieht.
Lassen Sie den Ellbogen das Knie treffen, bevor
Sie den Arm und das Bein wieder ausstrecken.

Experten-Tipp

Wenn Sie nicht sicher sind, ob Sie gerade wie ein Brett
sind, können Sie an sich herunterschauen. Ihre Nase,
Ihr Nabel und Ihre Leiste sollten auf einer Linie sein.

7.5 Vierfüßler-Vorwärtsgang

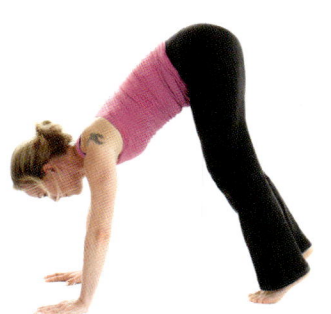 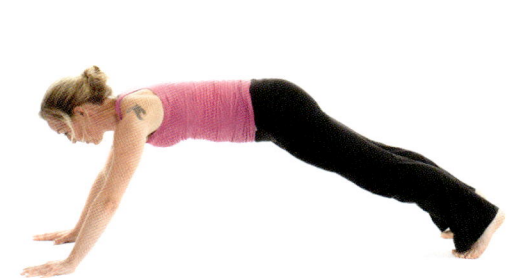 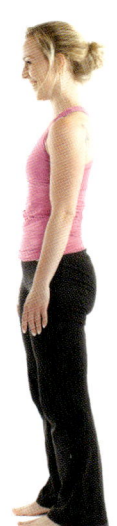

Sätze: 2 Wdh.: 5 Halten: 10 Sekunden

Beginnen Sie stehend. Beugen Sie sich vor, bis Ihre Hände auf dem Boden liegen und gehen Sie auf Ihren Hände nach vorn, bis Sie in der Liegestützposition sind. Aus dieser Position gehen Sie mit den Beinen nach vorn, bis Sie so nah an den Händen stehen wie Sie können. Jetzt gehen Sie mit Ihren Hände nach vorn, bis Sie wieder in der Liegestützposition sind. Wiederholen Sie das, bis Sie erschöpft sind.

Experten-Tipp

Halten Sie den Rücken in der Mittelposition während der Ausführung! Machen Sie die Übung langsam und kontrolliert.

Überblick: Rückentraining auf der Matte

7.1 Diagonalzug

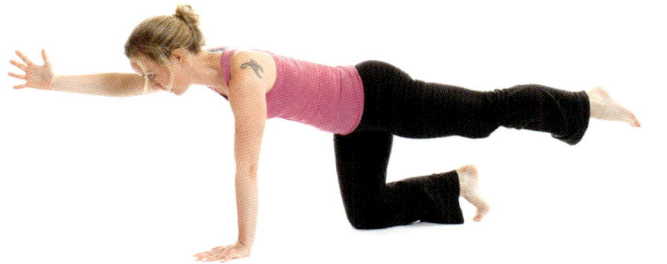

7.2 Einbeiniges Kreuzheben

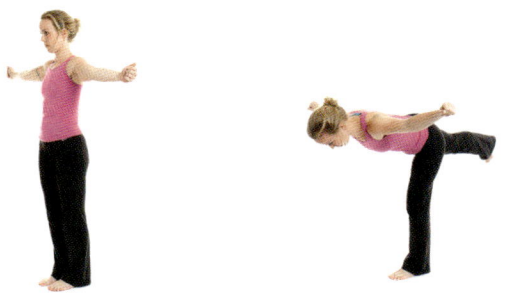

7.3 Kniende Planke

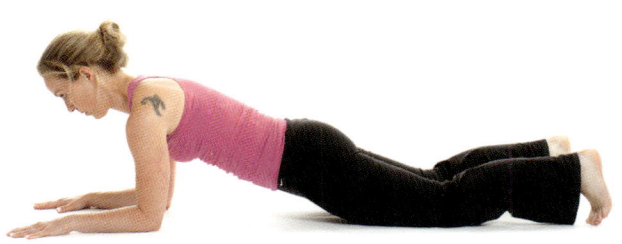

7.4 Seitenplanke

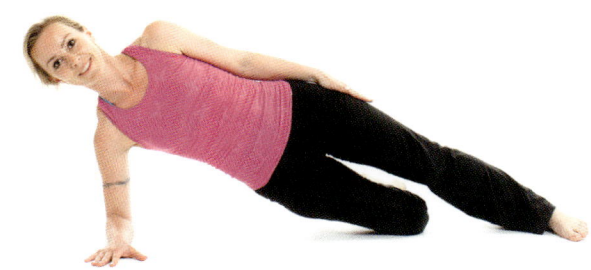

7.5 Vierfüßler-Vorwärtsgang

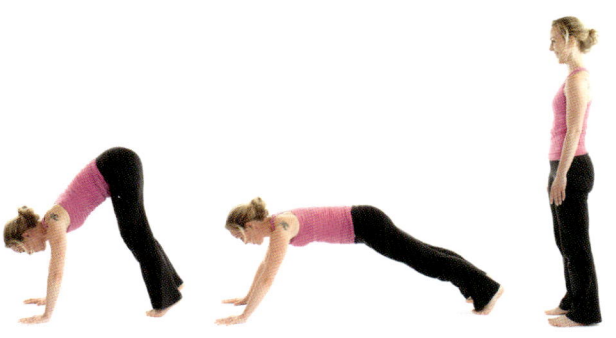

Experten-Tipp

Wiederholen Sie die Übungen im Programm zweimal (zwei Sätze).

Rückentraining mit elastischen Bändern

Das Bändertraining ist einfach und leicht. Ein Fitnessband ist billig, nimmt wenig Platz ein und man kann es einfach mit in den Urlaub nehmen, wenn man das Rückentraining dort fortsetzen will.

Das Band gibt es in verschiedenen Ausführungen. In diesem Programm haben wir die Übungen mit einem einfachen Schlauchband mit Griffen gemacht. Andere Typen könnten dicke Schlaufen für größeren Widerstand und leichtere, längere oder flachere Bänder sein. Die Farbe und Stärke geben an, wie stark der Widerstand ist. Probieren Sie die Bänder im Geschäft aus und finden Sie ein Band mit dem Widerstand, der es schwierig macht, zehn Wiederholungen zu schaffen.

Das Band fordert auf eine andere Weise, als freie Gewichte oder Schlingen. Das Gummiband sorgt während der gesamten Übung für Widerstand. Sie erleben keine „Ruhephase", wie das beispielsweise in der Ausgangsposition mit Schlingen der Fall ist. Der Widerstand ändert sich zwischendurch, sodass die Übung schwieriger wird, je mehr Sie das Gummiband ziehen.

Ein Nachteil des Bandes ist, dass Sie die Übungen nicht mit der maximalen Belastung durchführen können. Freie Gewichte funktionieren besser, wenn Sie Ihre maximale Kraft erhöhen möchten.

In diesem Programm haben wir uns für Übungen entschieden, die besonders geeignet für das Fitnessband sind. Auf die gleiche Art und Weise wie die anderen Programme für Kraft, geht es darum, die Hüft- und Oberschenkelmuskulatur herauszufordern.

Bevor Sie mit dem Training beginnen, überprüfen Sie immer, dass das Band unbeschädigt und intakt ist. Dies vermeidet, dass Sie einen Schlag bekommen, wenn ein brüchiges Band während des Trainings reißt.

Seitenheben 8.1.

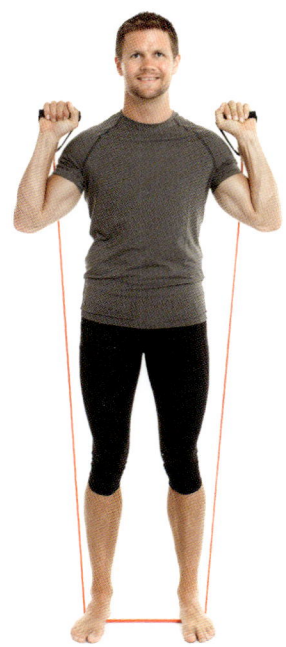
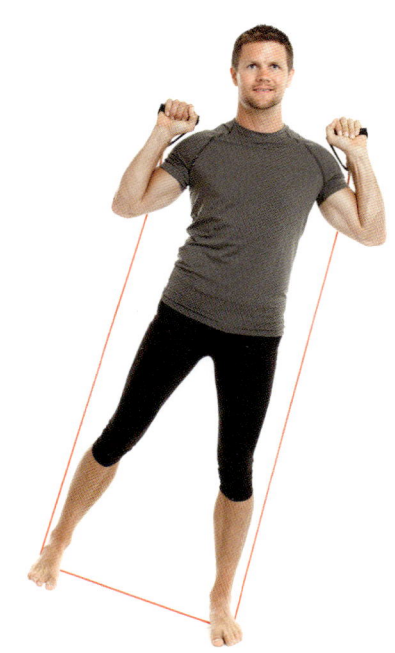

Sätze: 2 Wdh.: 10 (je Seite) Halten: 2 Sekunden

Stellen Sie sich auf die Mitte des Bandes mit den
Füßen schulterbreit auseinander. Halten Sie die
Enden des elastischen Bandes in den Händen
und die Arme auf Schulterhöhe nach oben
gehoben. Heben Sie einen Fuß und drücken Sie
ihn zur Seite. Halten Sie die Position 2 Sekunden
lang, bevor Sie den Fuß langsam zurückführen.
Wiederholen Sie das auf der anderen Seite.

Experten-Tipp

Das ist eine sehr effektive Übung für
die Außenseite des Gesäßes.

8.2 Hurra-Squat

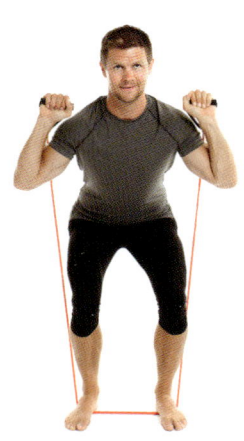
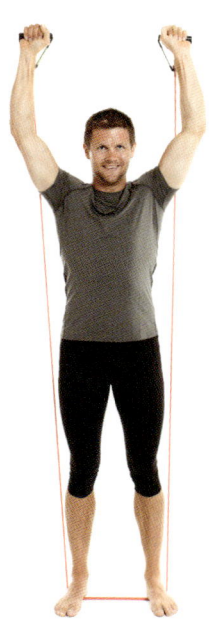

Sätze: 2 Wiederholungen: 10

Stellen Sie sich auf die Mitte des Bandes mit den Füßen schulterbreit auseinander. Greifen Sie das Band fest an beiden Enden. Drücken Sie Ihre Hände über den Kopf und stehen Sie gleichzeitig auf. Halten Sie den Rücken in seiner Mittelposition und beugen Sie Ihre Hüften, wenn Sie nach unten in die Kniebeuge gehen. Wiederholen Sie die Übung.

Experten-Tipp

Konzentrieren Sie sich darauf, den Rücken in der Mittelposition zu halten.

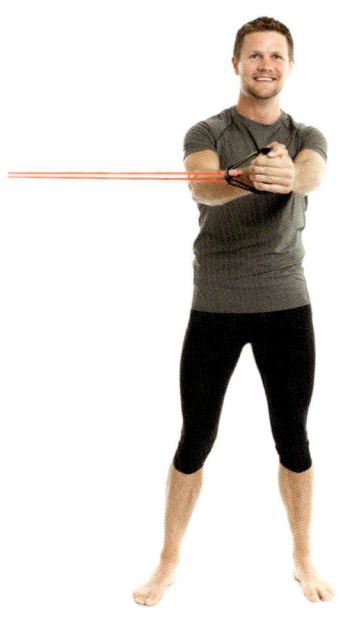
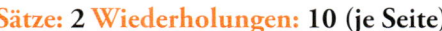

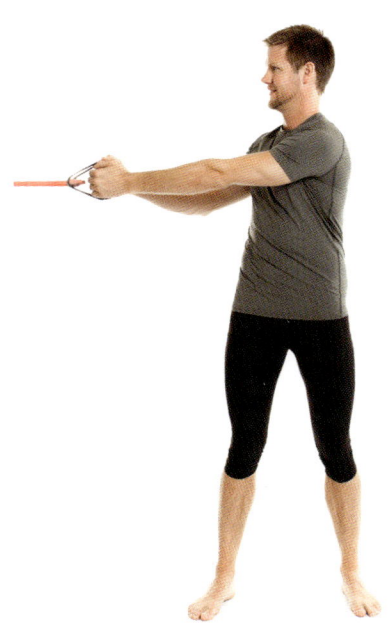

Sätze: 2 Wiederholungen: 10 (je Seite)

Befestigen Sie das Band auf Schulterhöhe. Halten Sie das andere Ende mit beiden Händen fest. Stehen Sie seitlich der Befestigung und strecken Sie die Arme nach vorn aus. Stehen Sie einen guten Schritt davon entfernt, sodass das Band gut gespannt ist - nun sind Sie in der Ausgangsposition.

Halten Sie Ihre Hüften ruhig, während Sie den Oberkörper und die Arme langsam in die Richtung drehen, in der das Band befestigt ist. Arbeiten Sie sich zurück zur Ausgangsposition und wiederholen alles.

Experten-Tipp

Die Übung wird schwerer, je weiter weg von der Bandbefestigung Sie in Ihrer Ausgangsposition stehen.

Variation: Befestigen Sie das Band hoch und ziehen Sie schräg nach unten. Befestigen Sie das Band unten und ziehen Sie schräg nach oben. Siehe Übung 12.2 auf Seite 220 (Kabelzug) und 12.3 auf Seite 222 (Lift) für ähnliche Übungen mit dem Bandzug.

8.4 Gesäßheben

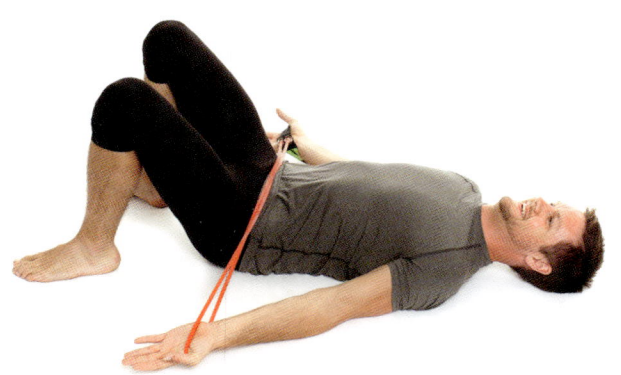 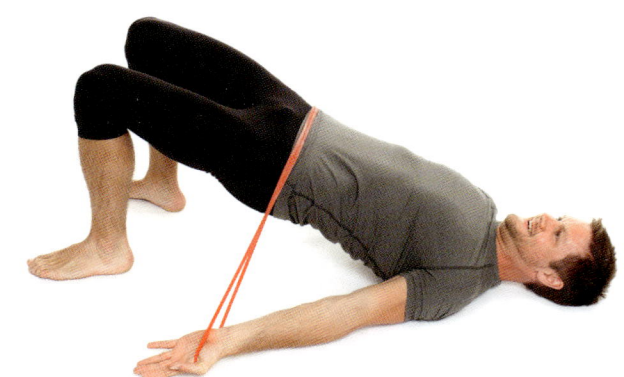

Sätze: 2 Wiederholungen: 10 Halten: 2 Sekunden

Liegen Sie auf Rücken mit gebeugten Knien und Fußballen auf dem Boden. Legen Sie das Band doppelt genommen über Ihre Hüften. Halten Sie die Enden des Bandes fest und drehen Sie die Hände nach außen, sodass die Handflächen zur Decke zeigen. Heben Sie das Gesäß vom Boden, während Sie das Gummiband festhalten. Heben Sie es so hoch, wie Sie können, aber vermeiden Sie eine Krümmung im Rücken. Halten Sie diese Position zwei Sekunden lang, bevor Sie das Gesäß wieder zum Boden senken. Wiederholen Sie das.

Experten-Tipp

Sie werden es in den Gesäßmuskeln spüren. Die Bewegung soll aus den Hüften kommen. Stellen Sie sich vor, dass Ihr Oberkörper jedes Mal mitgeht, wenn das Gesäß gehoben wird.

Beachten Sie, die Krümmung im Rücken nicht zu erhöhen, sondern die Mittelposition während der ganzen Übung zu halten.

Progression: Einbeiniges Gesäßheben

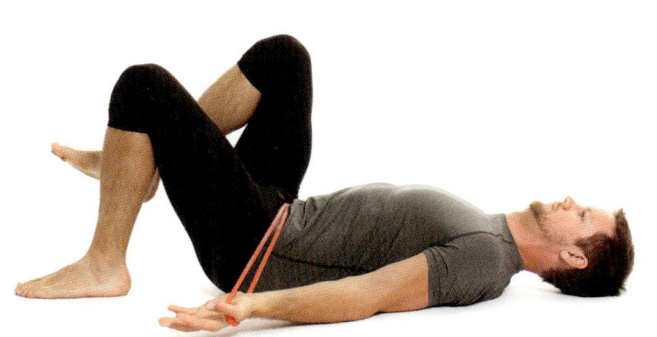 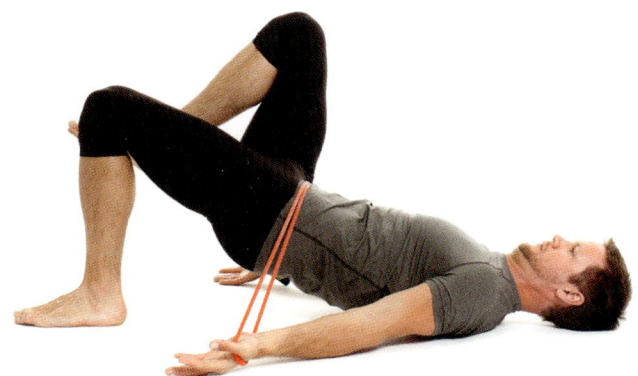

Sätze: 2 Wiederholungen: 10 Halten: 2 Sekunden

Liegen Sie auf dem Rücken mit angewinkelten Beinen und dem Band doppelt genommen über der Hüfte. Beugen Sie ein Bein in Richtung Bauch. Heben Sie das Gesäß so hoch wie möglich, ohne sich im Rücken zu krümmen. Halten Sie die Position drei Sekunden lang. Senken Sie sich ruhig wieder ab und wiederholen alles.

Experten-Tipp

Sie werden es in den Gesäßmuskeln spüren. Die Bewegung soll aus den Hüften kommen. Stellen Sie sich vor, dass Ihr Oberkörper jedes Mal mitgeht, wenn das Gesäß gehoben wird.

8.5 Über dem Kopf kreisen

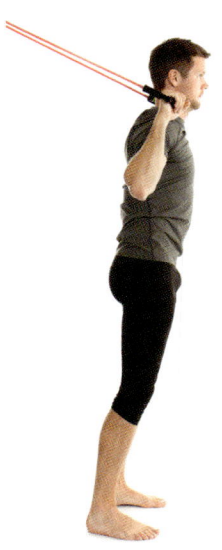

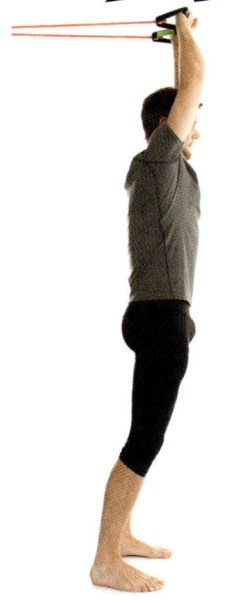

Sätze: 2 Wiederholungen: 5 Kreise (jede Richtung)

Befestigen Sie das Band so hoch wie möglich und halten Sie die Enden mit beiden Händen fest. Stellen Sie sich mit dem Rücken zur Befestigung und den Armen über den Kopf gestreckt. Sie werden spüren, dass das elastische Band Sie nach hinten ziehen wird. Halten Sie Ihre Hüften ruhig und die Arme gerade, während Sie kleine Kreise mit den Armen zeichnen. Konzentrieren Sie sich darauf, den Rücken in der Mittelposition zu halten.

Experten-Tipp

Stellen Sie sicher, dass der Rücken in der Mittelstellung bleibt.

Überblick: Rückentraining mit elastischen Bändern

8.1 Seitenheben

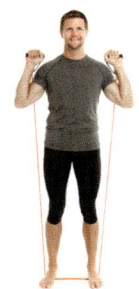 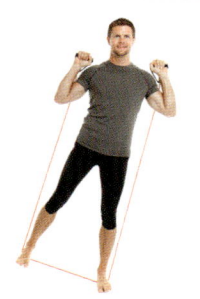

8.2 Hurra-Squat

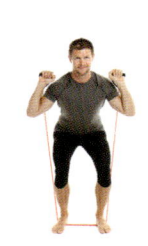 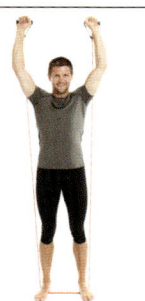

8.3 Stehende Rotation

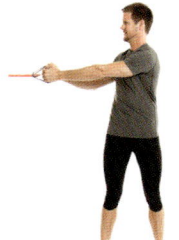 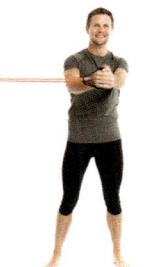

8.4 Gesäßheben

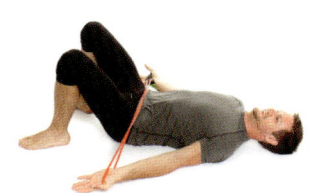 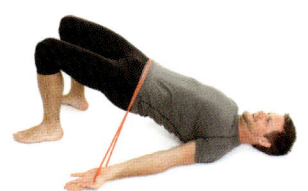

8.5 Über dem Kopf kreisen

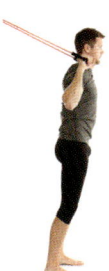 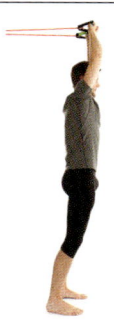

Experten-Tipp

Wiederholen Sie die Übungen im
Programm zweimal (zwei Sätze).

Rückentraining mit dem Ball

Diese große, luftgefüllte Kugel aus Gummi wird Trainingsball, Gymnastikball, Fitnessball, Balanceball und Pilatesball genannt. Sie ist in Fitnessstudios beliebt, hat sich aber auch ihren Weg als Sitzgelegenheit in Büros gebahnt.

Der Hauptvorteil des Gymnastikballs ist, dass er größere Gleichgewichtsherausforderungen als ein fester Untergrund an Sie stellt, wenn Sie trainieren. Wenn Sie am Ball trainieren, setzen Sie mehr Muskeln ein, als bei den gleichen Übungen am Boden und Sie werden auch Ihre Kernmuskeln in größerem Ausmaß aktivieren. Das Training am Ball aktiviert auch die Kernmuskeln in einem größeren Ausmaß und Sie können die Herausforderung für die Rumpfmuskulatur erhöhen, ohne die Übung schwieriger zu gestalten oder schwerere Gewichte hinzuzufügen. Last but not least ist es leicht, den Widerstand einzustellen. Sie können entscheiden, ob Sie leicht oder intensiver trainieren wollen.

Dass man den Bauch und Rücken trainieren kann, ohne die Übungen schwieriger zu machen, hat den Trainingsball bei der Schwangerschaftsgymnastik beliebt gemacht. Der Gymnastikball schafft eine instabile Oberfläche in der gleichen Art und Weise, wie es die Schlinge tut. Die Übungen können einfach aussehen, aber probieren Sie „Kreisen am Ball" (Seite 194) und spüren Sie selbst, wie anspruchsvoll es ist! Sowohl Patienten mit Rückenproblemen, als auch Spitzensportler ziehen großen Nutzen aus den Übungen.

Bevor Sie beginnen, sollten Sie diese allgemeinen Ratschläge für das Training am Ball beachten: Halten Sie den Rücken in der Mittelposition. Beginnen Sie in der Nähe der Ausgangsposition und fordern Sie sich stufenweise heraus. Sie werden Ihren Rücken nicht verletzen, wenn Sie vom Ball fallen, aber Sie können, wenn es wirklich schiefgeht, eine Woche lang mit einem Hexenschuss oder steifen, schmerzenden Rücken rechnen. Das ist ja genau das Gegenteil von dem, was wir mit dem Training bewirken wollen!

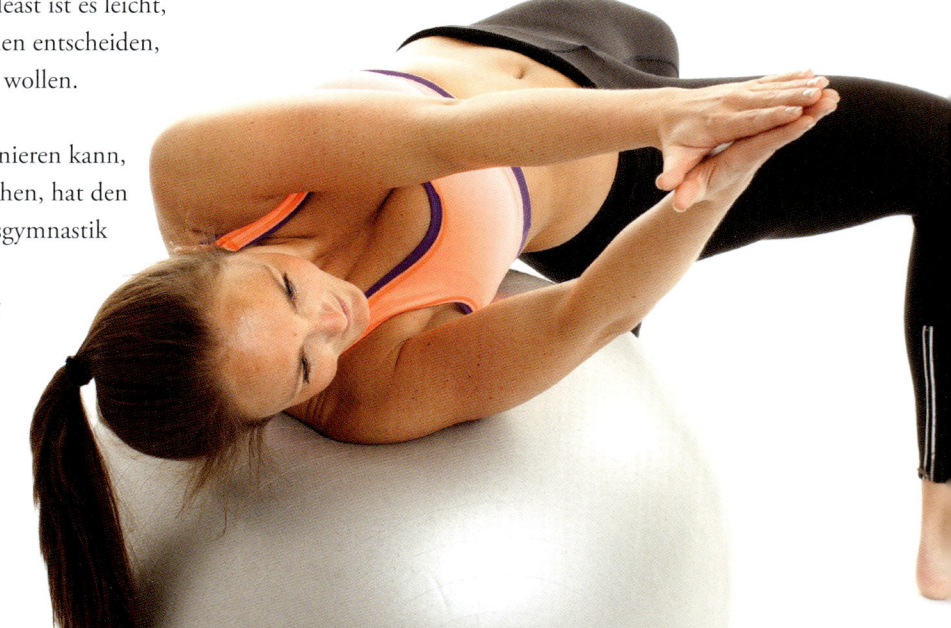

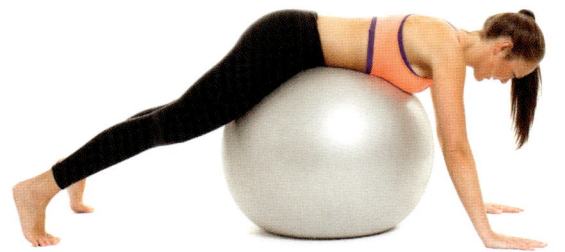 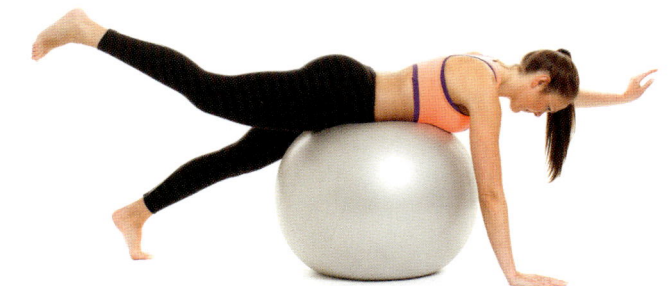

Sätze: 2 Wdh.: 5 (je Seite) Halten: 3 Sekunden

Liegen Sie mit Ihrem Bauch auf der Mitte des Balles, die Arme und Beine stützen auf jeder Seite. Der Rücken soll während der gesamten Übung stabil und in der Mittelposition sein. Heben Sie ein Bein in Richtung Decke, während Sie den gegenüberliegenden Arm anheben. Konzentrieren Sie sich darauf, den Rest des Körpers ruhig zu halten, während Sie den Arm und das Bein heben. Wiederholen Sie dies mit dem anderen Arm und Bein.

Experten-Tipp

Versuchen Sie während dem Training, so wenig Gewicht wie möglich auf dem Ball zu haben. Legen Sie mehr Gewicht auf den Ball, wenn Sie müde werden.

9.2 Seitenrolle

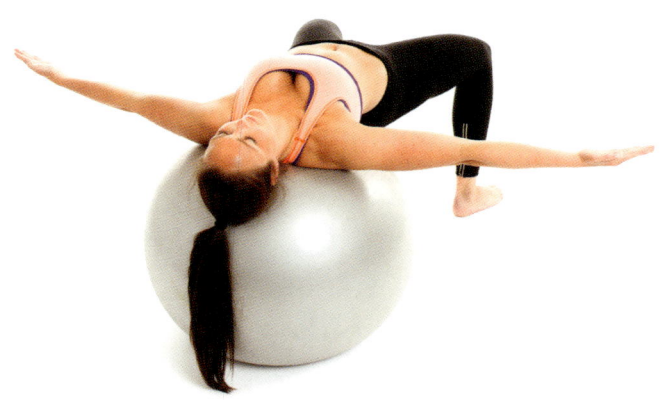 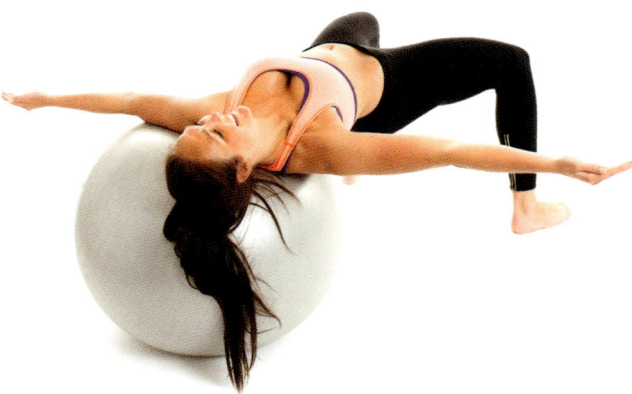

Sätze: 2 Wdh.: 5 (je Seite) Halten: 3 Sekunden

Liegen Sie auf dem Rücken mit dem Ball zwischen den Schulterblättern. Strecken Sie die Arme zur Seite und drehen Sie die Handflächen zur Decke. Halten Sie eine 90-Grad-Beugung in den Knien und drücken das Gesäß hoch, sodass der Körper horizontal ist. Der Rücken soll in der mittleren Position sein. Rollen Sie seitlich in kleinen Schritten auf dem Ball, während Sie den Körper horizontal und den Rücken in der Mittelposition halten. Zurück zur Mitte und wiederholen Sie alles auf der gegenüberliegenden Seite.

Experten-Tipp

Aktivieren Sie Ihre Gesäßmuskeln während der gesamten Übung! Die Unterstützung durch die Beine hilft Ihnen, nicht vom Ball zu fallen, wenn es schwer wird. Wenn es zu schwierig für den Nacken wird, können Sie tiefer auf dem Ball liegen, sodass er den Kopf unterstützt.

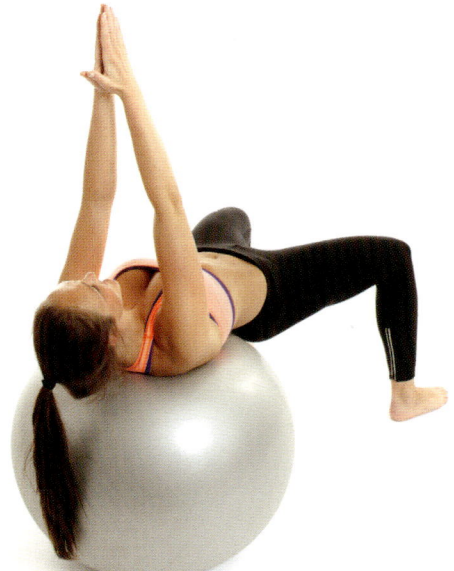

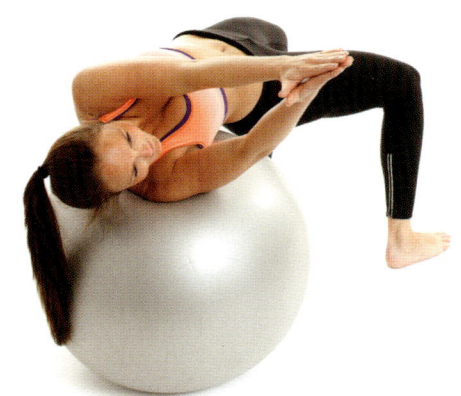

Sätze: 2 Wdh.: 5 (je Seite) Halten: 3 Sekunden

Liegen Sie auf dem Rücken mit dem Ball zwischen den Schulterblättern. Zeigen Sie mit geraden, kontrollierten Händen nach oben in Richtung der Decke. Drehen Sie Ihren Oberkörper langsam, sodass die Arme zur Seite zeigen. Zurück zur Ausgangsposition und wiederholen Sie alles auf der gegenüberliegenden Seite.

Experten-Tipp

Halten Sie das Gesäß hoch und die Hüften ruhig während der Bewegung. Wenn Sie anfangen sich zur Seite zu drehen, drücken Sie die Ferse in die Seite, zu der Sie sich drehen. Dadurch wird es einfacher, Ihre Hüften ruhig zu halten.

9.4. Seitenheben am Ball

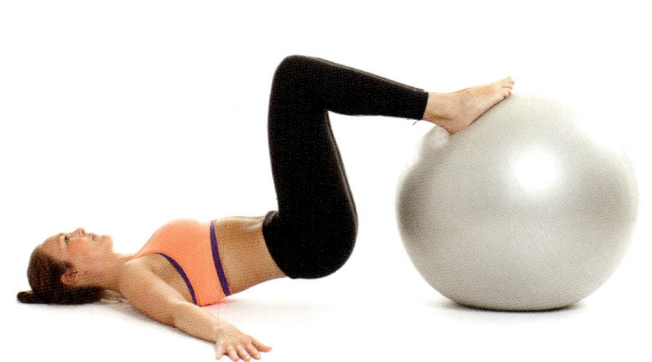
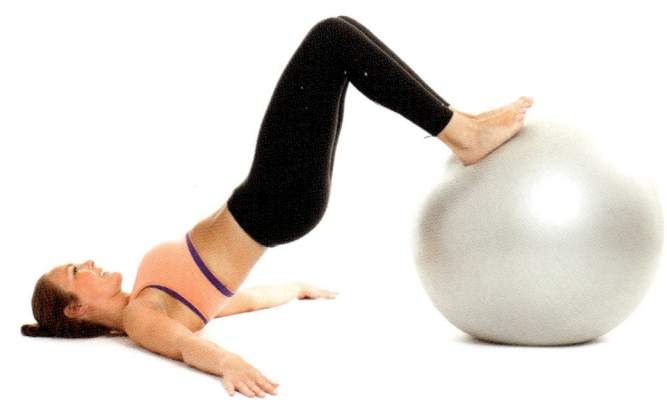

Sätze: 2 Wdh.: 10 Halten: 2 Sekunden

Liegen Sie auf dem Rücken mit den Beinen auf dem Ball. Heben Sie das Gesäß vom Boden, indem Sie die Fersen in den Ball drücken. Der Körper soll gerade wie ein Brett und der Rücken in seiner Mittelposition sein. Halten Sie die Position 2 Sekunden lang und senken Sie sich in Ruhe wieder nach unten in die Ausgangsposition. Wiederholen Sie die Übung.

Experten-Tipp

Beginnen Sie die Übung durch das Aktivieren der Gesäßmuskeln. Halten Sie den Rücken während der gesamten Übung in der mittleren Position.

Progression: Einbeiniges Gesäßheben am Ball

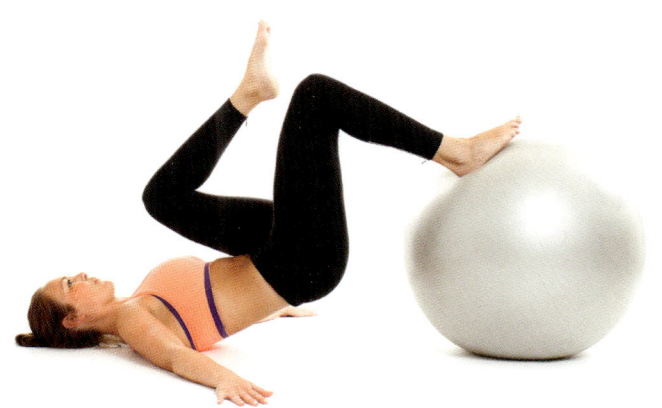 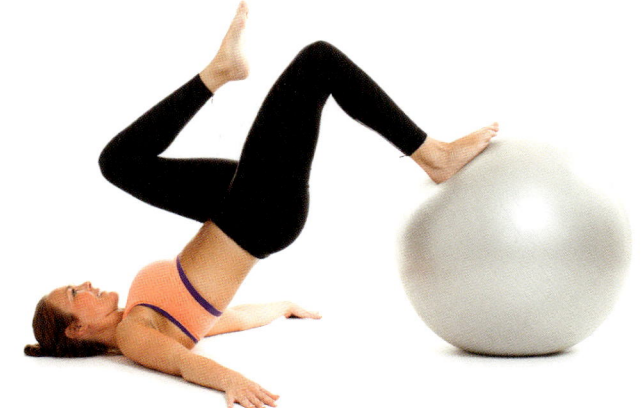

Sätze: 2 Wdh.: 5 (je Seite) Halten: 2 Sekunden

Liegen Sie auf dem Rücken mit einem Fuß auf dem Ball. Strecken Sie Ihre Hände zur Unterstützung zur Seite (oder halten Sie sie vor der Brust für eine größere Gleichgewichtsherausforderung). Ziehen Sie das rechte Knie nach oben in Richtung Bauch, drücken Sie die Hüfte hoch und heben Sie das Gesäß so hoch Sie können. Senken Sie sich ruhig wieder ab und wiederholen alles.

Experten-Tipp

Das einbeinige Gesäßheben ist eine Gleichgewichtsherausforderung und erfordert oft, dass Sie minimal ändern, wo der Fuß auf dem Ball aufliegt, bevor Sie die Balance finden.

9.5 Kreisen auf dem Ball

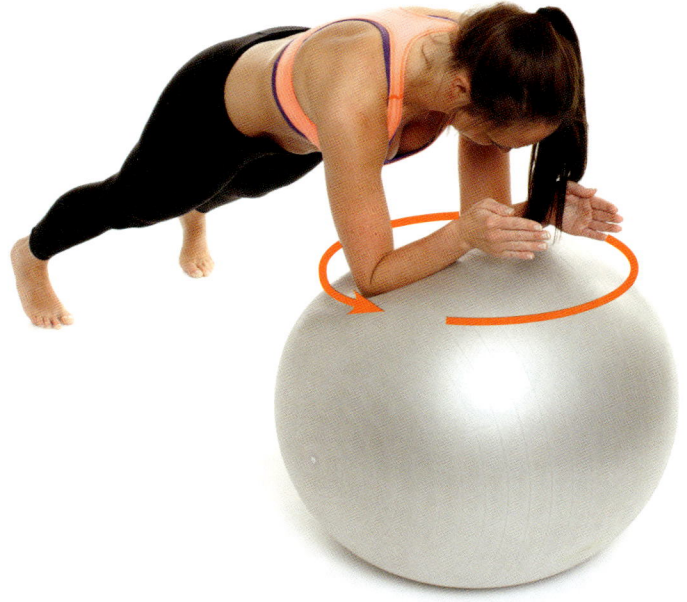

Sätze: 2 Wdh.: 3 x 10 Sekunden (jede Richtung)

Beginnen Sie auf dem Bauch liegend mit den Ellbogen auf dem Ball. Bewegen Sie die Arme in kleinen Kreisen vor sich, während der Rest des Körpers ruhig ist. Halten Sie den Rücken in der Mittelposition.

Experten-Tipp

Beginnen Sie vorn am Ball und gehen Sie „rückwärts", um die Position zu finden, anstatt am Ball vorwärts zu rollen. Dies macht es einfacher, die Balance zu finden. Sie werden es im Bauch spüren, nicht im unteren Rücken.

Überblick: Rückentraining mit dem Ball

9.1 Diagonalzug am Ball

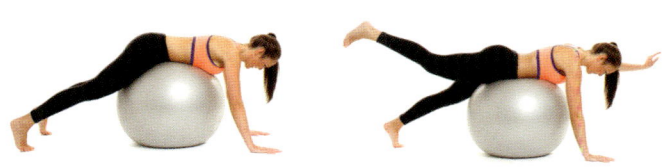

9.2 Seitenrolle

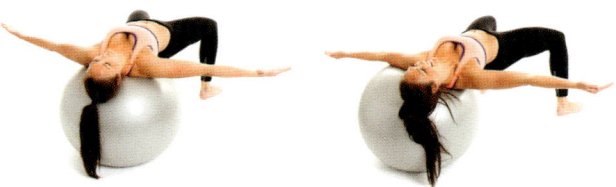

9.3 Russischer Twist

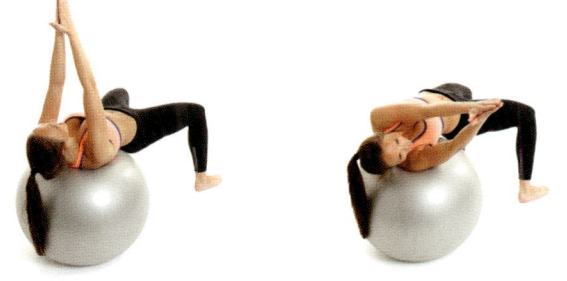

9.4 Seitenheben am Ball

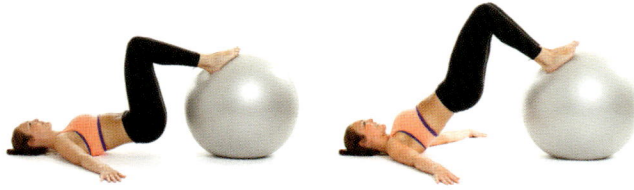

9.5 Kreisen auf dem Ball

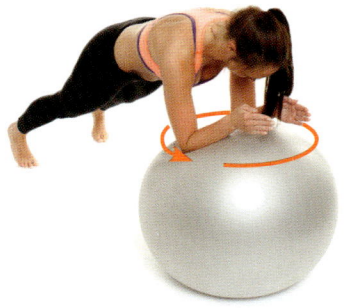

Experten-Tipp

Wiederholen Sie die Übungen im
Programm zweimal (zwei Sätze).

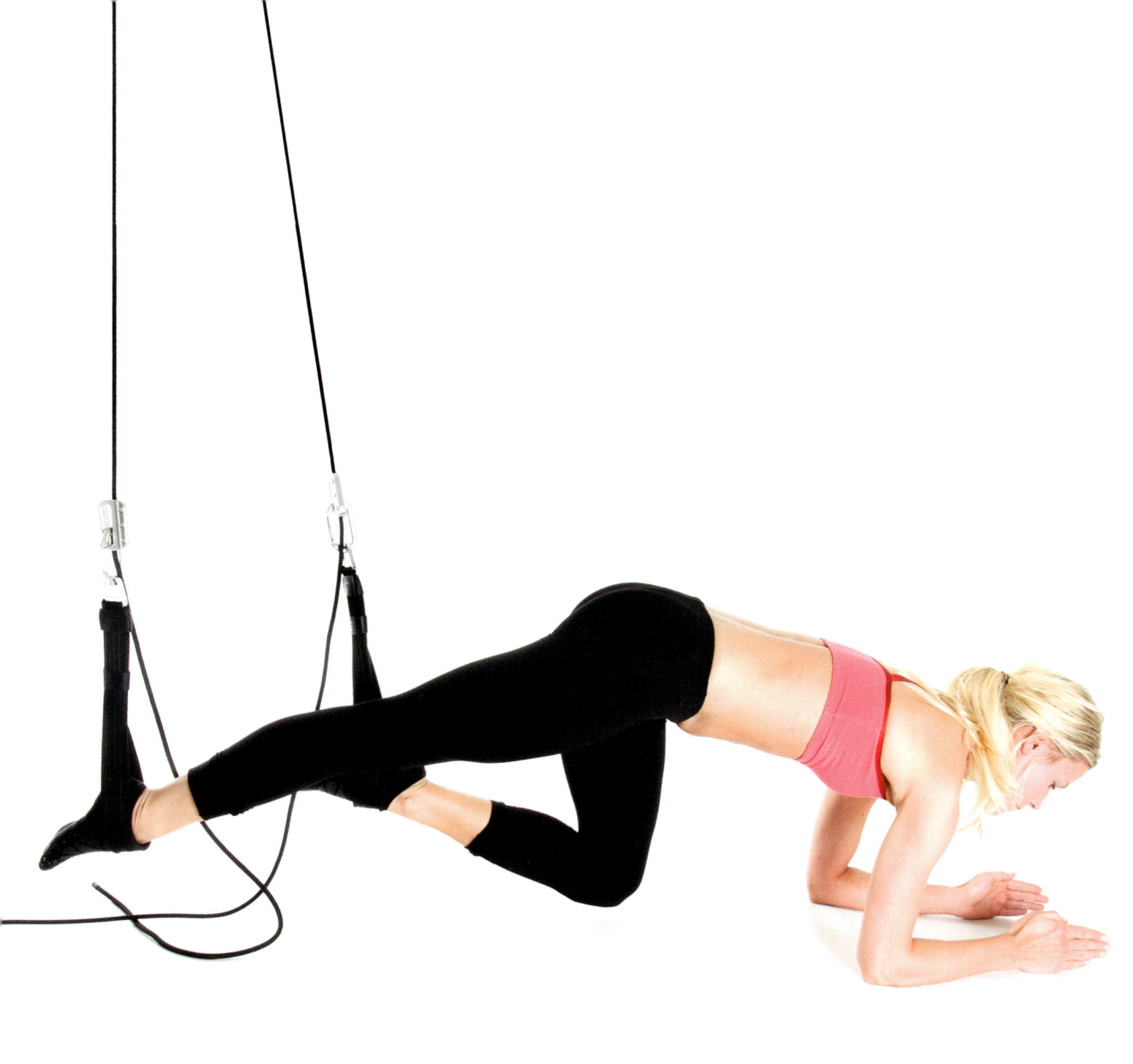

Rückentraining mit Schlingen

Lennart und Anders haben bereits ein Buch über Schlingentraining geschrieben. Das Buch ist schon in der 2. Auflage erschienen und wurde von Europas größtem Sportverlag veröffentlicht. Beide Autoren haben Kurse in Schlingentraining gehalten und Lennart ist für die Entwicklung einer internationalen Kursreihe für Schlingentraining und Rehabilitation verantwortlich.

Schlingentraining ist brillant, wenn Sie mit einem einzigen Werkzeug Ihren ganzen Körper trainieren wollen. Ein paar Schlingen ist alles, was Sie brauchen und Sie können diese im Garten, Keller oder wo immer Sie Platz haben aufhängen. Es ist leicht, den Widerstand einzustellen, sodass das Training für die meisten geeignet ist. Schlingenübungen haben mehrere Vorteile. Sie trainieren mit dem Rücken in der Mittelposition, sodass die Last gleichmäßig auf dem Rücken verteilt wird. So haben sowohl die Bauch-, als auch die Rückenmuskulatur die besten Arbeitsbedingungen und Gelenke, Knochen und Bänder werden angenehm und gleichmäßig belastet.

Fast alle Schlingenübungen trainieren den Bauch und den Rücken indirekt. Um Kraft von der Unterlage auf die Schlingen zu übertragen, braucht man eine aktive Bauch- und Rückenmuskulatur. Selbst eine einfache Bizepsübung bietet so eine Herausforderung für die Kernmuskeln. In den Übungen, die wir für dieses Trainingsprogramm ausgewählt haben, werden Sie das bemerken. Wir haben nicht die typischen Bauch- und Rückenübungen ausgewählt.

Stattdessen haben wir ein Programm erstellt, das den Körper trainiert und in jeder Übung der Rumpfmuskulatur eine Herausforderung bietet.

Durch Kurse und Unterricht von Hunderten von Teilnehmern haben wir verschiedene Möglichkeiten zu instruieren und die Prinzipien des Schlingentrainings zu erklären ausprobiert. Wir haben drei Prinzipien zusammengefasst, die einem Anfänger so rasch wie möglich ins Schlingentraining helfen:

1. **Aktiver Bauch**

2. **Immer eine gute Körperhaltung (Rücken in der Mittelstellung)**

3. **Die 80/100-Regel**

Schlingentraining ist brillant, wenn Sie mit einem einzigen Werkzeug Ihren ganzen Körper trainieren wollen.

Aktiver Bauch

Im täglichen Leben haben wir zwei Möglichkeiten, um Bauch und Rücken „zu betrügen". Die erste und häufigste ist eine zusätzliche Krümmung im Rücken zuzulassen: Schlapper Bauch, Gesäß hinaus und den Brustkorb nach vorne gebeugt. Die größere Krümmung im Rücken verursacht, dass die Bauchmuskeln sich ausruhen können, während die Gelenke und Bänder den Oberkörper „aufrecht" halten müssen. Das fühlt sich leichter an, weil Sie die Muskeln nicht aktivieren, aber irgendwann wird sich das unangenehm im Rücken anfühlen.

Die zweite Möglichkeit des Betrugs ist die „Bananenposition". Wenn das Gesäß am Sitz ganz nach vorn gleitet und Sie mit gebeugtem Rücken sitzen, fühlt es sich auch leicht an. Es fühlt sich leicht an, weil die Gelenke und Bänder sich dehnen und den Rücken aufrecht halten, sodass sich die Muskulatur entspannt. Auch in dieser Position belasten Sie den Rücken mehr als in der Mittelposition und das wird unangenehm werden. Die richtige Position für den Rücken ist die leicht gekrümmte Mittelposition. Die Muskeln des Rückens sind aktiv, Sie ruhen sich nicht auf der Stütze der passiven Strukturen aus.

Immer eine gute Körperhaltung

Wenn jemand Sie in der Schlinge sieht, soll er sehen, dass Sie eine wirklich gute Haltung haben. Damit meinen wir niedrige Schultern, einen entspannten Nacken und den Rücken in der Mittelposition. Haben Sie eine solche Haltung, ist es sehr wahrscheinlich, dass Sie optimal in der Schlinge trainieren. Lesen Sie mehr über den Rücken in seiner Mittelposition 202 bevor Sie mit dem Schlingentraining beginnen.

Die 80/100-Regel

Es ist die letzte Streckung der Hüften, die die größte Herausforderung für die Bauchmuskeln ausmacht. Deshalb sagen wir, dass Sie mit einem leichten Knick in der Hüfte beim Training bei 80% sind. Strecken Sie die Hüften ganz aus, trainieren Sie mit 100%. Es ist nicht falsch mit 80% zu trainieren, es reduziert nur die maximalen Anforderungen an Bauch und Rücken. Nur wenige Menschen sind in der Lage in den ersten Monaten mit den Schlingen auf 100% zu trainieren, sodass sie bei 80% beginnen und sich nach und nach auf 100% hocharbeiten. Übung Nummer 10.1 Vorgebeugt ist eine gute Übung, um den Unterschied zwischen 80 und 100% zu spüren.

Eine einfache Zusammenfassung

Spüren Sie es in Ihrem Bauch, nicht im Rücken. Es ist normal, wieder in die übertriebene Krümmung zu verfallen, aber Sie wollen den Rücken eigentlich in der Mittelposition haben, wenn Sie die Übungen machen. Um die Übungen anspruchsvoller zu gestalten, können Sie sich entweder mehr in die Schlingen legen, die Höhe der Schlingen reduzieren oder eine instabile Oberfläche verwenden.

Allgemeine Tipps, wenn Sie mit Schlingen trainieren

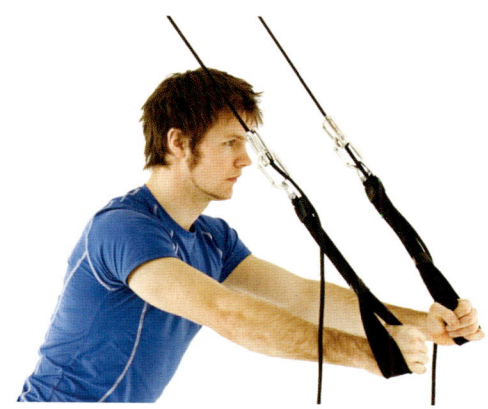

Halten Sie Ihre Schultern niedrig und entspannen Sie Ihren Hals

Alle Übungen fühlen sich besser an, wenn Sie Ihre Schultern niedrig und den Nacken in einer neutralen Position halten.

Die Neutralstellung ist, wie der Kopf auf dem Hals ruht, wenn Sie aufrecht stehen und nach vorn schauen.

Wenn Sie eine Übung machen, wo Sie vornübergebeugt sind, schauen Sie schräg nach unten in Richtung Boden.

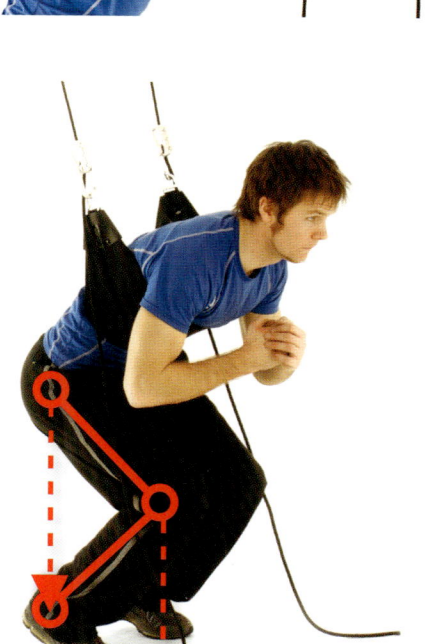

Die Hüfte über dem Knie und den Zehen

In allen Übungen, bei denen Sie Ihre Beine trainieren, sollten Sie aufpassen, dass Hüfte, Knie und Zehen in einer Linie sind. Dies gilt nicht nur für das Schlingentraining, sondern für alle Beinübungen.

Wenn Sie nach unten sehen und Ihre Knie und Zehen in einer Linie mit Ihrer Hüfte sind, wird die Belastung gleichmäßig auf die Gelenke aufgeteilt und die Muskeln werden gleichmäßig trainiert.

Insbesondere sollten die Knie mit der Hüfte und Zehen in einer Linie bleiben. Es ist leicht, die Knie nach innen zu drehen, wenn der Widerstand höher wird.

10.1 Vorgebeugt

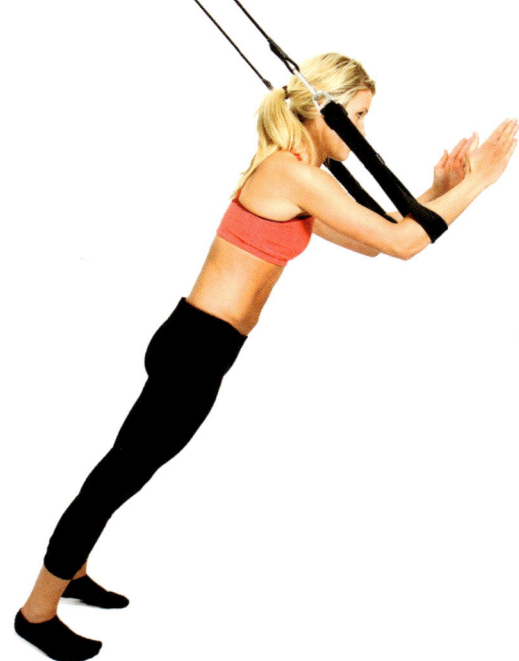

Sätze: 2 Wdh.: 5 x 10 Sekunden

Dies ist eine der grundlegenden Übungen innerhalb des Schlingentrainings und eine der ersten, die Sie meistern sollten. Stehen Sie einen Schritt von der Befestigung entfernt, mit den Schlingen oben an den Unterarmen befestigt. Beugen Sie sich nach vorn, mit den Ellbogen nach vorn zeigend, sodass Sie in einer schrägen Planke enden. Stellen Sie sicher, dass Sie die Hüften ganz ausstrecken und den Rücken in der Mittelposition halten.

Sie werden spüren, dass Ihre Bauchmuskeln arbeiten.

Experten-Tipp

Dies ist eine der besten Grundübungen für den Bauch, da die Muskeln in einer aufrechten Position herausgefordert werden. Diese Übung ist auch ein praktisches Beispiel, um den Unterschied zwischen 80 und 100 Prozent zu spüren.

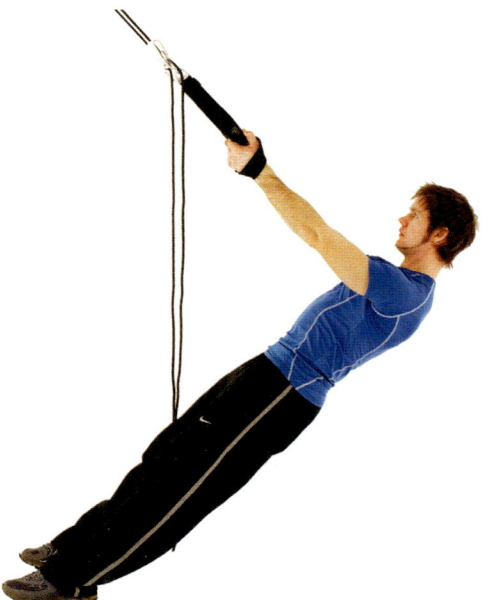

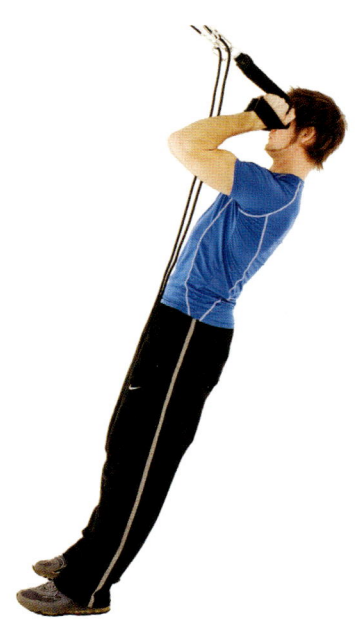

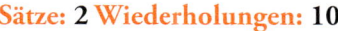

Sätze: 2 Wiederholungen: 10

Beginnen Sie zurückgelehnt. Drehen Sie Ihre
Handflächen, sodass Ihre Daumen in Richtung
Decke nach oben zeigen. Beugen Sie die Ellbogen,
sodass Ihr Körper nach vorn gezogen wird. Die
Ellbogen sollten während der gesamten Übung
am selben Platz gehalten werden. Ziehen Sie die
Ellbogen aktiv zur Decke, sodass sie sich nicht senken.
Senken Sie sich langsam wieder nach unten ab.

Experten-Tipp

Versuchen Sie, die Übung mit den Händen oben zu
beginnen, wie auf dem zweiten Bild. Dies erleichtert
es, die Bewegung der Übung zu verstehen.

10.3 Trizeps-Drücken

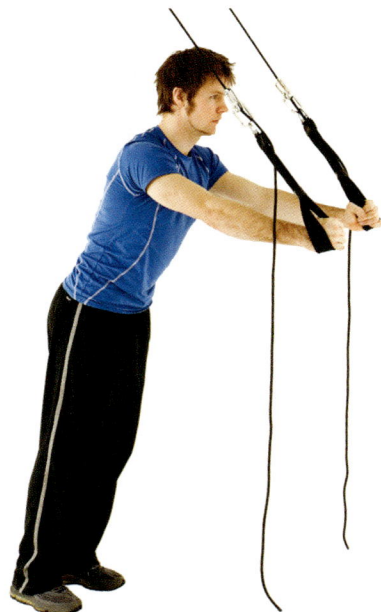

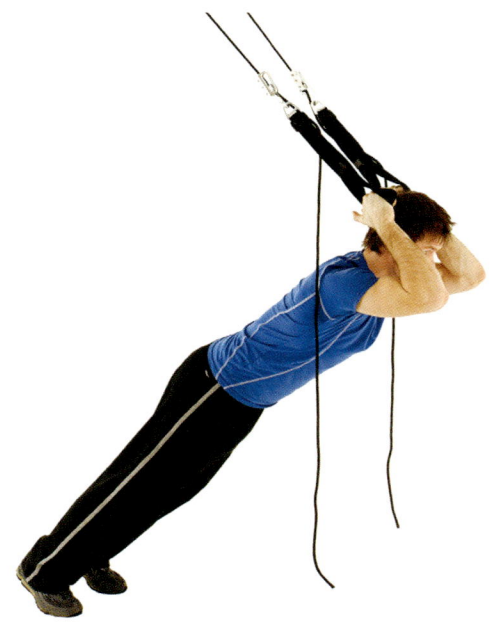

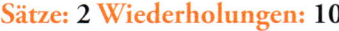

Sätze: 2 Wiederholungen: 10

Beginnen Sie vorgebeugt. Lassen Sie Ihre Arme direkt vor Ihnen. Drehen Sie dann Ihre Arme um 90 Grad, sodass Ihre Daumen in Richtung des Körpers zeigen. Dies ist die Ausgangsposition für die Übung.

Halten Sie Ihre Arme weiterhin über dem Kopf und beugen Sie gleichzeitig die Ellbogen, sodass der Körper nach vorn gesenkt wird. Wenn die Hände die Ohren erreicht haben, strecken Sie die Arme wieder aus und kehren zur Ausgangsposition zurück. Die Ellbogen sollten während der Übung ruhig sein.

Experten-Tipp

Je höher Sie die Hände über den Kopf halten, desto mehr werden Sie spüren, dass Sie alle Muskeln in der Rückseite des Arms trainieren.

Radfahren in der Rückenlage

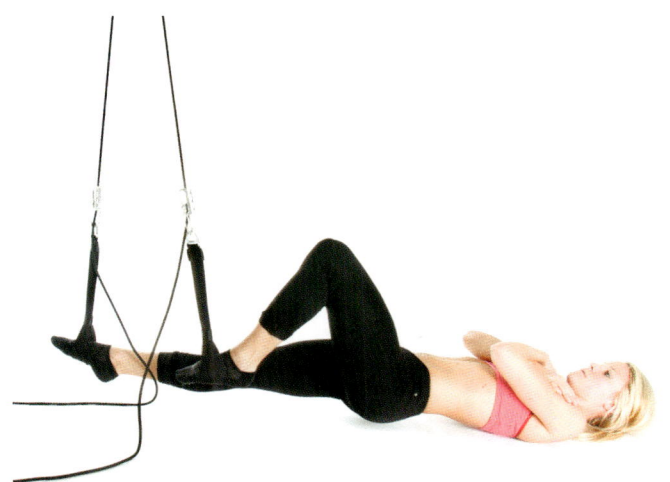
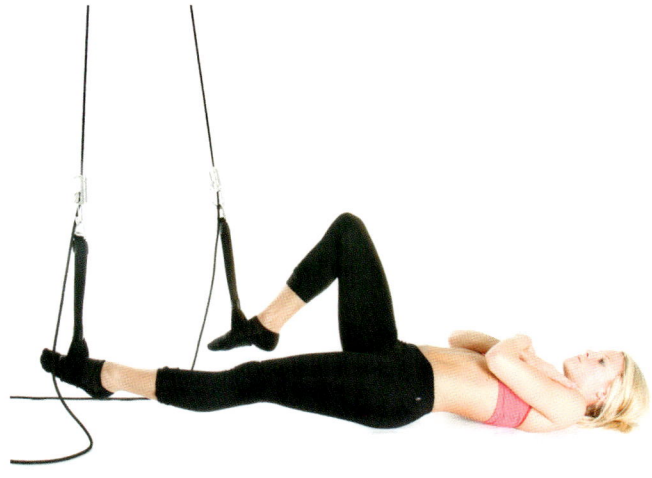

Sätze: 2 Wdh.: 3 x 30 Sekunden

Liegen Sie auf dem Rücken mit Fußballen in den Schlingen. Halten Sie Ihre Knie in einer 90-Grad-Beugung, während Sie das Gesäß gerade nach oben heben.

Ziehen Sie abwechselnd die Beine zum Gesäß. Machen Sie die Übung so, dass sie eine gleichmäßige Radfahrbewegung wird.

Experten-Tipp

Das Ziel der Übung ist es, zwischen den Bewegungen unterscheiden zu können, die in den Hüften und Beinen ausgeübt werden. Konzentrieren sich daher auf die Hüften und den ruhigen Rücken während der Übung.

10.5 Radfahren in Bauchlage

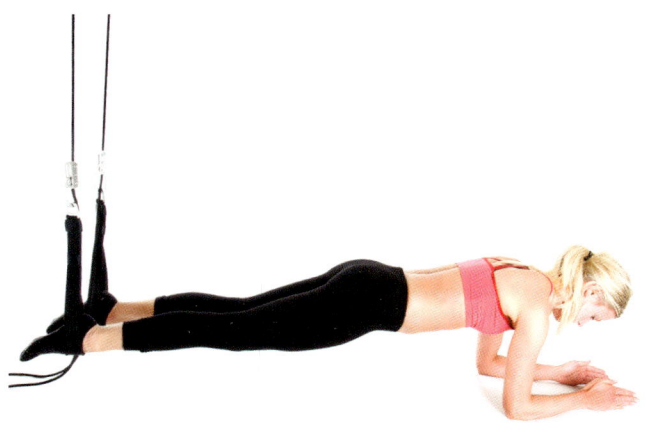 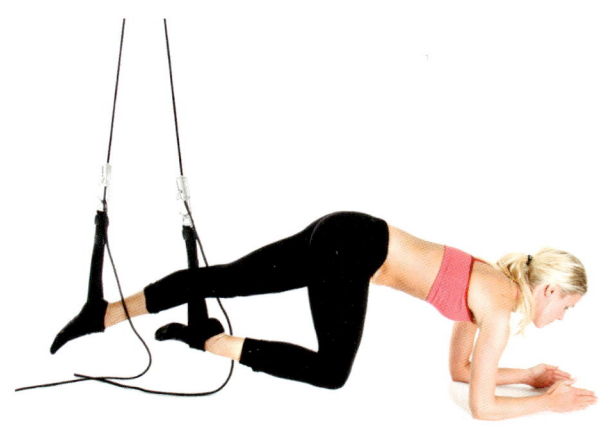

Sätze: 2 Wdh.: 3 x 30 Sekunden

Legen Sie sich auf den Bauch mit einem Fuß in jeder Schlinge und den Knien auf dem Boden. Stützen Sie sich auf Ihre Ellbogen, spannen Sie Ihren Bauch an und heben Sie Ihre Knie ruhig zum Boden hoch. Entspannen Sie sich in den Hüften, sodass Ihr Körper völlig gerade ist. Das Gewicht soll zwischen den Ellbogen und den Beinen in den Schlingen aufgeteilt sein.

Ziehen Sie die Knie abwechselnd zu den Ellbogen hoch. Machen Sie die Übung so, dass sie eine gleichmäßige Radfahrbewegung wird.

Experten-Tipp

Das Ziel der Übung ist es, zwischen den Bewegungen unterscheiden zu können, die in den Hüften und Beinen ausgeübt werden. Konzentrieren Sie sich daher, Zerrungen in den Hüften und dem Rücken während der Übung zu vermeiden.

Überblick: Rückentraining mit Schlingen

10.1 Vorgebeugt

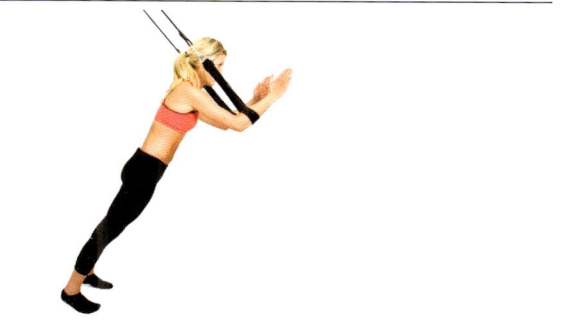

10.2 Bizepscurl

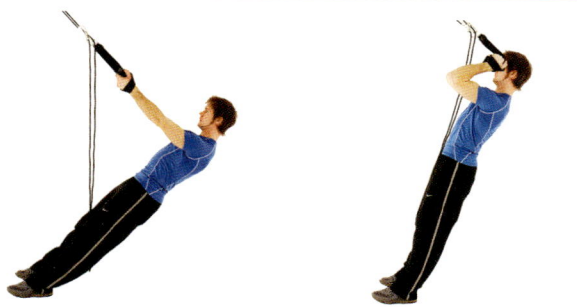

10.3 Trizeps-Drücken

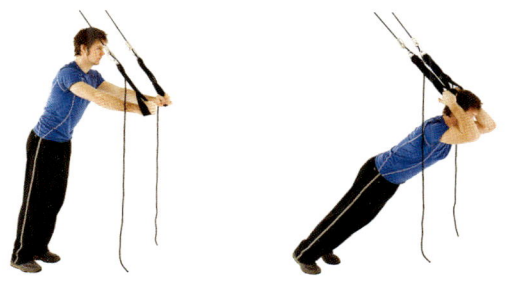

10.4 Radfahren in der Rückenlage

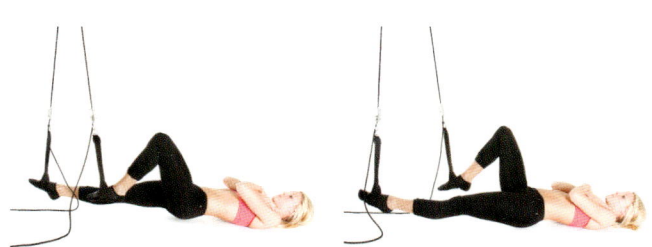

10.5 Radfahren in Bauchlage

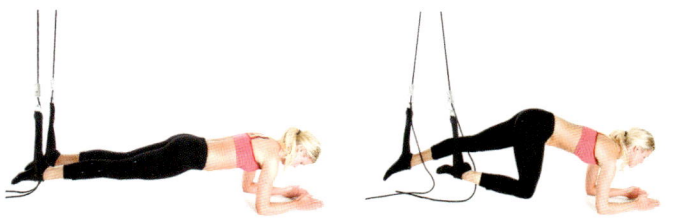

Experten-Tipp

Wiederholen Sie die Übungen im
Programm zweimal (zwei Sätze).

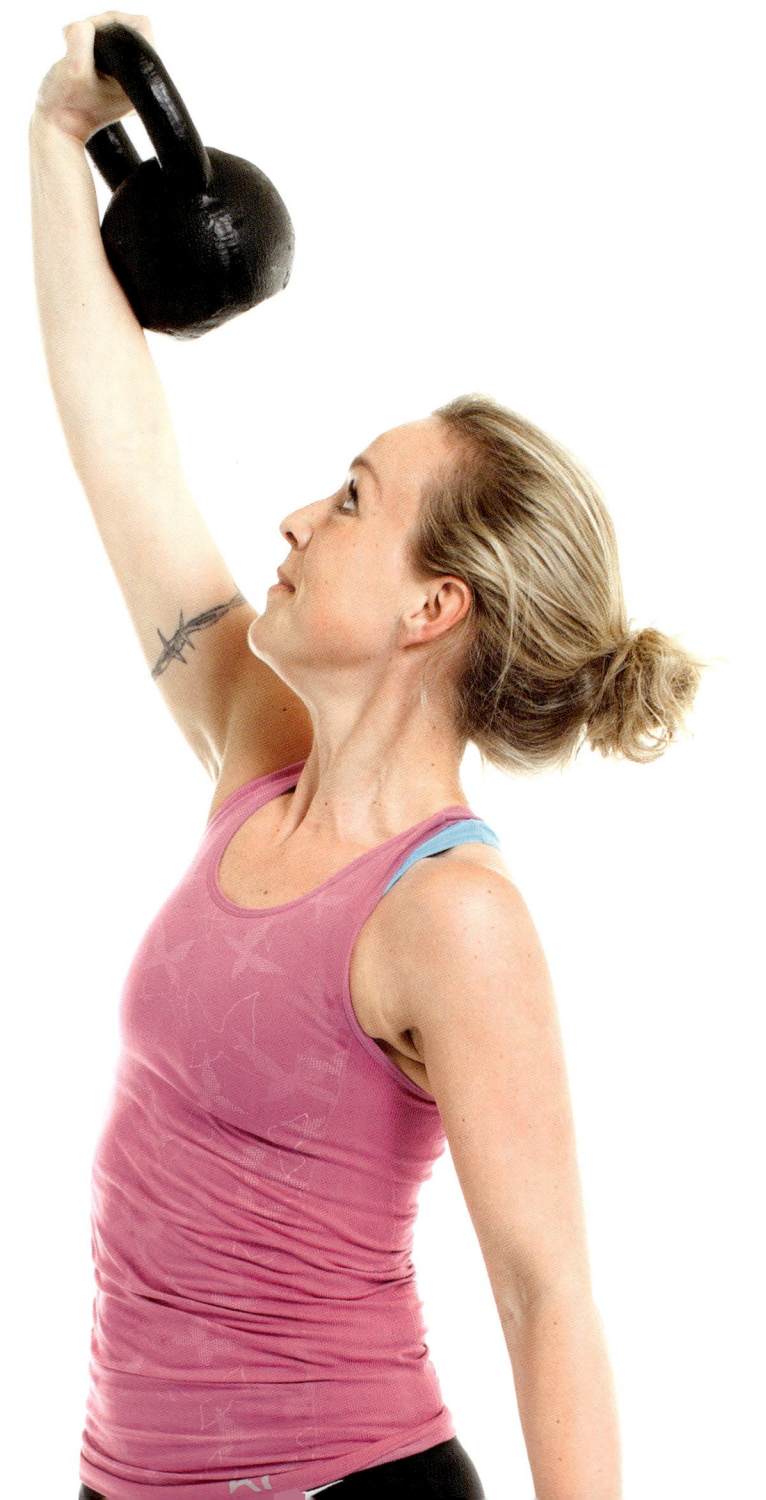

Rückentraining mit Kettlebells

Der Physiotherapeut Jarkko Häkkilä setzt seit 2007 Kettlebells zur Vorbeugung und Rehabilitation ein. Jarkko ist bei der Behandlung von Schulter- und Rückenproblemen auf neue Methoden spezialisiert, wobei sich die Kettlebells als besonders geeignetes Werkzeug hervortun. Er ist besonders mit „selbstkorrigierenden" Übungen beschäftigt.

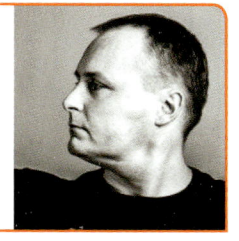

Der Kettlebelleinsatz in der Rückenrehabilitation hat Dank dem Rückenforscher Stuart McGill viel Aufmerksamkeit erfahren. Er hat sowohl Fachbücher (Low Back Disorders), als auch populärwissenschaftliche Bücher (Ultimate back Fitness and Performance) über den Rücken geschrieben.

McGills Wirbelsäulenforschung zeigt, dass eine bewusste Aktivierung der tiefen Rumpfmuskulatur (Transversus abdominus und Multifides) nicht möglich ist. Die Stabilität der Wirbelsäule ist durch einen Reflex gesteuert. Er argumentiert, dass eine Rotationsbewegung der Wirbelsäule, wenn das Hüftgelenk ruhig gehalten wird, für den Rücken nicht von Vorteil ist.

Der richtige Einsatz des Rückens erfordert ein bewegliches Hüftgelenk, das Kraft und Beweglichkeit durch einen stabilen und starken Rücken gibt.

Der richtige Einsatz des Rückens erfordert ein bewegliches Hüftgelenk, das Kraft und Beweglichkeit durch einen stabilen und starken Rücken gibt. Wenn zum Beispiel ein Fußballspieler einen Freistoß durchführt, ist der Rücken im Augenblick des Treffens hart wie ein Stein. Ein stabiler und starker Rücken unterstützt die Hüften die explosive Kraft ausüben zu können, die die Beine entwickeln müssen. Um es wie McGill zu sagen: „Die Hüfte ist ein Hammer, und der Kern ist ein Fels - ein Hammer sollte den Stein treffen - nicht das Gegenteil!"

Seine Forschung zeigt auch, dass die maximale Stärke der Rückenstreckermuskeln weniger Bedeutung für die Rückengesundheit hat, als Kraftausdauer. Das heißt, dass Menschen, die im Laufe einiger Zeit mehr tragen können, langfristig weniger Schmerzen haben werden als diejenigen, die es schaffen, sehr schwer zu heben. Rückenrehabilitation mit den Kettlebells und asymmetrischen Trageübungen werden immer bekannter und ihnen begegnet ein wachsendes Interesse in der akademischen Gemeinschaft.

Meine eigene Erfahrung ist, dass die meisten Patienten mit Rückenschmerzen nicht sehr mobil in der Hüfte sind und eine erhöhte Aktivität in den Muskeln auf der Rückseite des Oberschenkels vorweisen (hamstrings).

Dies führt zu starren Oberschenkelrückseiten, die fälschlicherweise den unteren Teil der Lenden stabilisieren und weniger Kraft zum Ausstrecken der Hüfte geben. Ich fange immer damit an, Hüftbeweglichkeit zu üben, die die bewusste Verwendung des „Motors" des Hüftgelenks bewirkt. Schauen Sie auf „Mehr bewegen in 10 Minuten" ab Seite 212.

Was sind selbstkorrigierende Übungen?

Eine selbstkorrigierende Übung ist asymmetrisch und hilft Ihnen, die Mittellinie zu finden. Beispielsweise in der Übung 11.3 Koffertragen zieht der Koffer Sie zur Seite und der Körper muss das ausgleichen, um sich in der Mittelposition zu halten. Der Körper gleicht das Gewicht aus und Sie trainieren den Rücken in seiner natürlichen, aufrechten Position. Die fünf Übungen im Programm sind alle selbstkorrigierende Übungen.

Richtige Atmung und Kernaktivierung

Stellen Sie sich vor, dass jemand kurz davor ist, Ihnen in den Bauch zu schlagen. Was machen Sie? Sie spannen die Muskeln an, um den Schlag auszuhalten. Halten Sie Ihren Körper gerade und kräftig während der Übungen, während Sie natürlich weiteratmen. Vermeiden Sie, den Bauch während der Übungen einzuziehen.

Mehr Details zum Kettlebellschwingen

Kettlebellschwingen wird auch Zweihandschwingen genannt. Es ist eine dynamische Bewegung, in der die Leistung von der Hüfte (hinterer Schenkel und Gesäß), dem Körper und den Armen erzeugt wird, die die Kette halten. Beim Kettlebellschwingen sollten Sie einatmen, wenn die Kugel auf dem Weg nach unten ist und kräftig ausatmen, wenn die Kugel ganz oben ist.

Richtig ausgeführt ist das Schwingen eine sichere und effektive Übung für den Rücken und gut für die Rückseite der Oberschenkel. Die Bindegewebsstruktur braucht starke Stimulation/ geeignete schwere Gewichte, damit die Übungen richtig belasten und den gewünschten Effekt liefern.

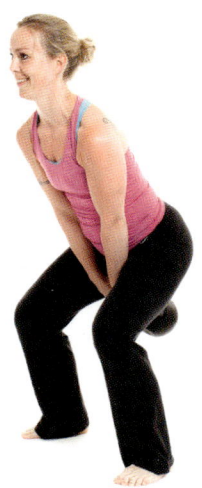

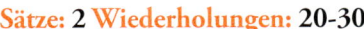

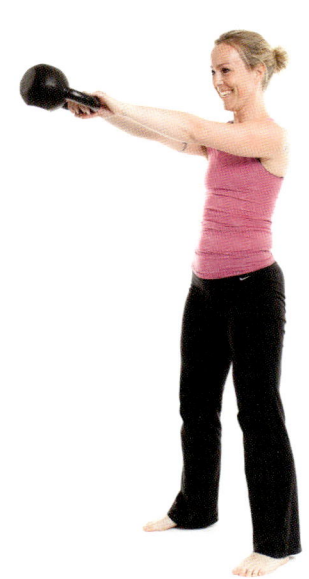

Sätze: 2 Wiederholungen: 20-30

Stellen Sie Ihre Füße links und rechts von der Bell, schulterbreit, auf. Das Gewicht sollte auf den Fersen liegen, die Schulter niedrig sein und die Arme sollten frei und nicht gebogen hängen. Der Rücken sollte während der gesamten Ausführung in der mittleren Position sein.

Heben Sie die Bell, bewegen Sie die Hüften nach hinten und schwingen Sie die Bell zwischen die Beine, als ob Sie sie nach hinten werfen wollten. Schieben Sie die Hüften nach vorn, sodass die Arme und die Kugel nach vorn geschwungen werden. Folgen Sie der Bewegung wieder zurück und drücken Sie Ihre Hüften explosionsartig nach vorn. Schwingen Sie die Bell bis Ihre Arme parallel zum Boden sind.

Experten-Tipp

Die Bell soll eine Verlängerung der Arme sein. Dies ist keine Schulterübung! Wenn die Arme oder Schultern müde sind, wählen Sie eine leichtere Kugel und arbeiten an der Hüfttechnik. Die Kraft wird von der Hüfte erzeugt, verläuft durch den Körper und in den Arm, der die Kugel hält. Beim Kettlebellschwingen sollten Sie einatmen, wenn die Kugel auf dem Weg nach unten ist und kräftig ausatmen, wenn die Kugel ganz oben ist. Während der Übungen halten Sie den Bauch und Rücken stark, auch wenn Sie atmen. Das Ziel ist ein gleichmäßiger abdominaler Druck.

Sehen Sie das Video zur Übung auf
www.mentorverlag.de/friskrygg/extras

11.2 Hohes Kettlebellschwingen

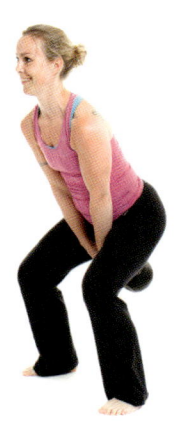

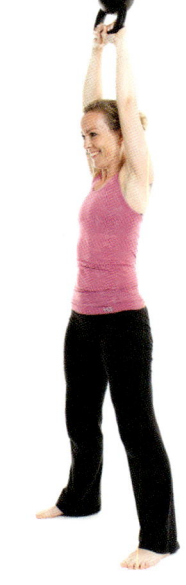

Sätze: 2 Wiederholungen: 20-30

Stellen Sie Ihre Füße links und rechts von der Bell, schulterbreit, auf. Das Gewicht sollte auf den Fersen liegen, die Schulter niedrig sein und die Arme sollten frei und nicht gebogen hängen. Der Rücken sollte während der gesamten Ausführung in der mittleren Position sein.

 Heben Sie die Bell, bewegen Sie die Hüften nach hinten und schwingen Sie die Bell zwischen die Beine, als ob Sie sie nach hinten werfen wollten. Schieben Sie die Hüften nach vorn, sodass die Arme und die Kugel nach vorn geschwungen werden. Verfolgen Sie die Bewegung wieder zurück, bewegen Sie die Hüften nach hinten und drücken Sie die Hüften explosiv nach vorn. Schwingen Sie die Kugel, bis die Arme gerade über dem Kopf sind.

Experten-Tipp

Sehen Sie sich die Experten-Tipps für das Kettlebellschwingen an. Achten Sie besonders auf die Mittelposition des Rückens, wenn Sie die Kugel über dem Kopf haben.

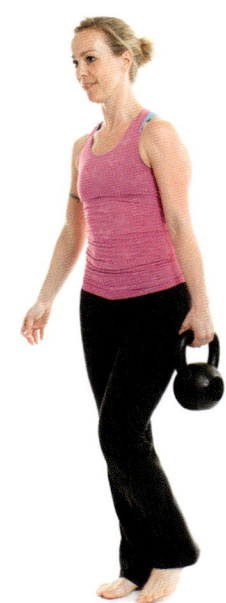

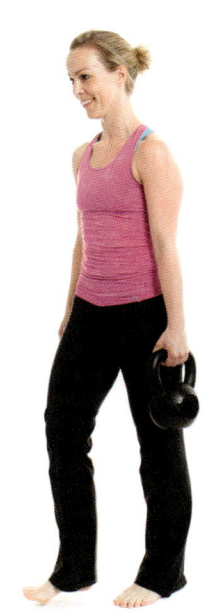

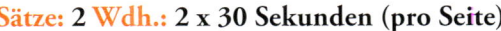

Sätze: 2 Wdh.: 2 x 30 Sekunden (pro Seite)

Halten Sie den Rücken in der Mittelposition, den Bauch und Rücken stark und heben Sie die Bell vom Boden. Gehen Sie ruhig nach vorn, während Sie die Mittelposition im Rücken halten.

Experten-Tipp

Jarkko: *"Richtig gemacht mit dem richtigen Gewicht aktiviert diese Übung den Rücken und stabilisiert Muskeln auf eine sehr effektive, aber sichere Art. Tragen Sie das Gewicht mit einem steifen und geraden Körper. Dies ist wichtig, um eine gute Wirkung zu erzielen."*

11.4 Türkische Get Ups

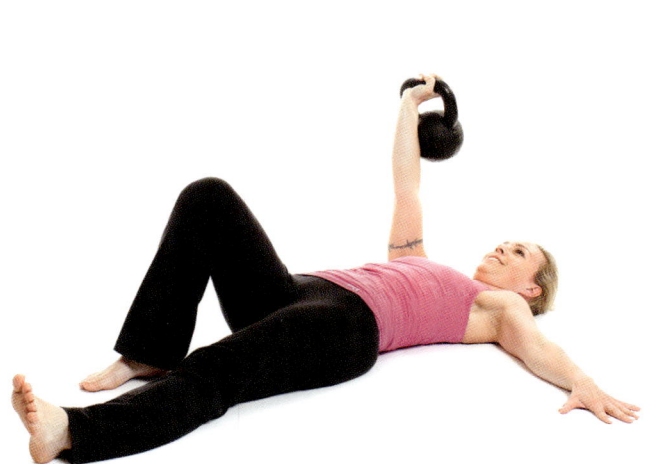
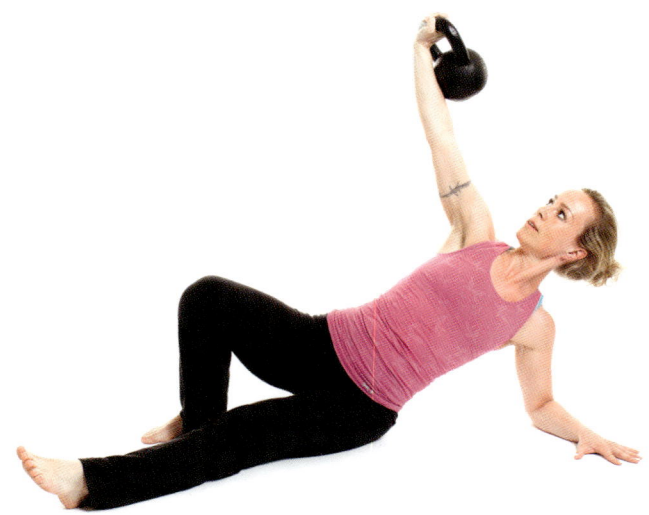

Sätze: 2 Wiederholungen: 3 (je Seite)

Beginnen Sie aus der Bauchlage. Halten Sie das Gewicht am ausgestreckten Arm während der gesamten Übung über sich. Stehen Sie ruhig auf, zuerst in den Sitz, dann in den Kniestand bis Sie auf beiden Beinen stehen. Aus dem Stand sollten Sie zurück in die horizontale Position, indem Sie die gleichen Schritte rückwärts ausüben.

Experten-Tipp

Wir empfehlen vor der Ausübung das Video auf www.mentorverlag.de/friskrygg/extras anzusehen, da es zu viele Bewegungen sind, um sie gut mit Worten zu beschreiben. Halten Sie die Mittelposition im Rücken während der gesamten Übung und versuchen Sie die Übung zuerst ohne Gewicht in der Hand auszuführen.

Jarkko: *„Das ist nicht nur eine gute Rückenübung, es ist auch die weltbeste Übung für die Rotatormuskeln in der Schulter (Rotatorenmanschette)."*

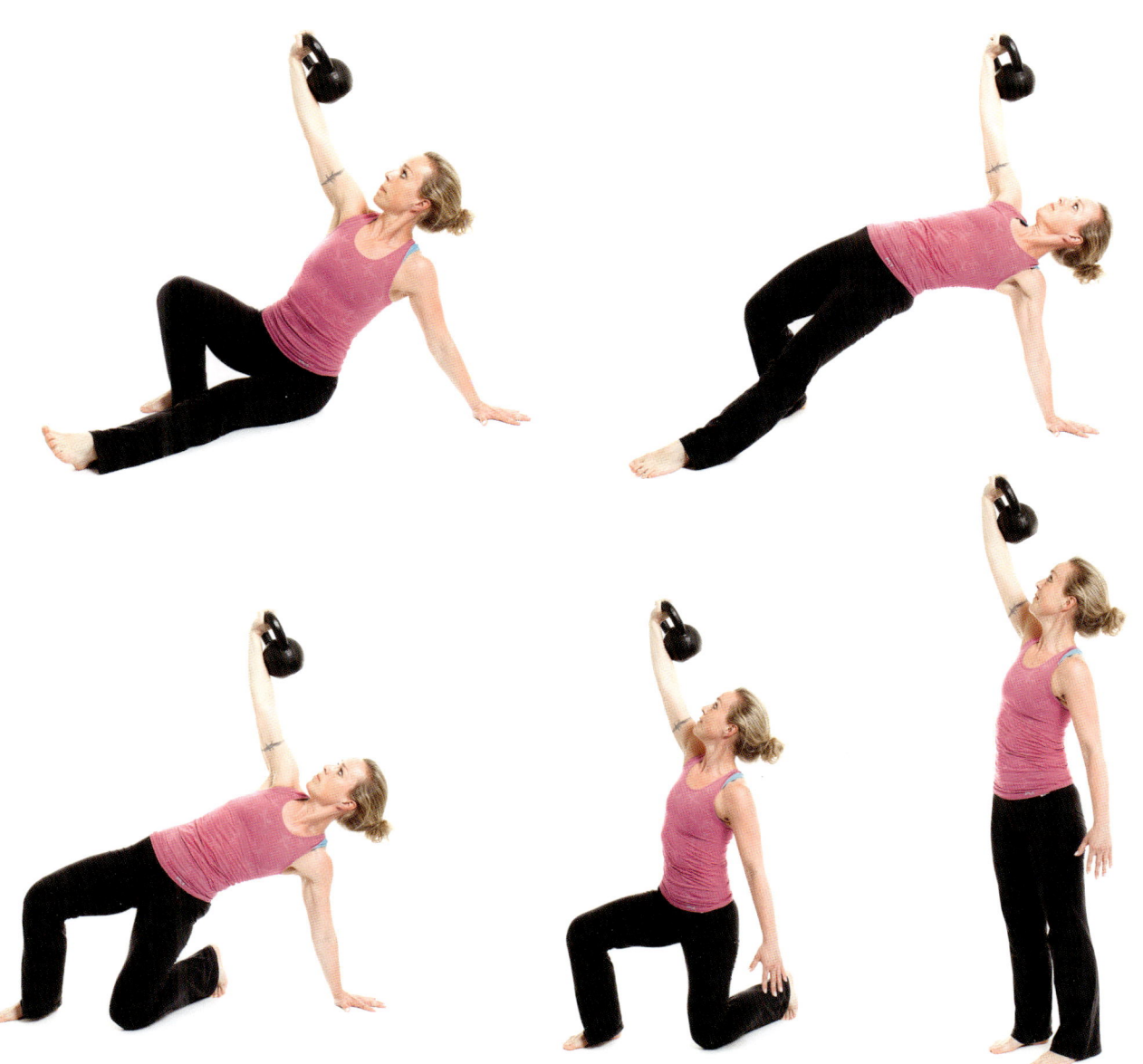

11.5 Einbeiniges Kreuzheben

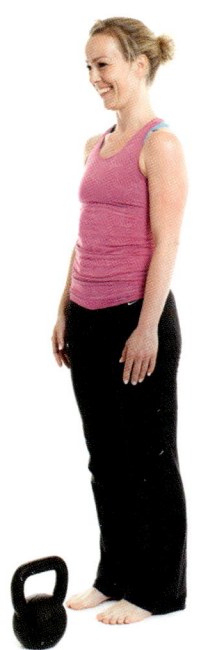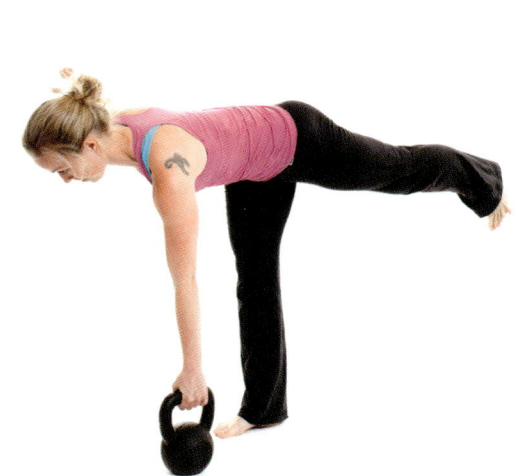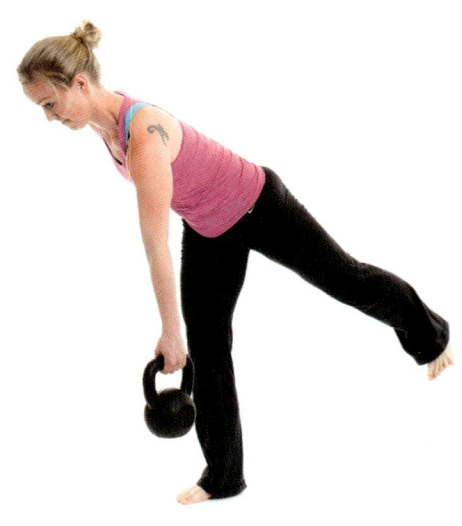

Sätze: 2 Wiederholungen: 10 (je Seite)

Stellen Sie sich auf Ihr rechtes Bein mit leicht gebeugtem Knie. Halten Sie den Rücken während der gesamten Übung in der Mittelposition. Lehnen Sie sich langsam vorwärts und verwenden Sie das linke Bein als „Gegengewicht". Holen Sie sich das Gewicht vom Boden und kommen Sie dann wieder in eine stehende Position. Wiederholen Sie das mit dem Gewicht in der Hand, bis Sie müde sind. Wechseln Sie die Beine.

Experten-Tipp

Der Rücken sollte während der gesamten Übung stabil in der Mittelposition sein. Nur das Hüftgelenk arbeitet!

Alternativ können Sie jede zweite Wiederholung mit und dann wieder ohne Gewicht ausführen (setzen Sie das Gewicht vor sich am Boden ab). Das provoziert das Bewusstsein für die Rückenposition und verhindert, dass Sie nach und nach wieder in der Rückenrotation enden.

Überblick: Rückentraining mit Kettlebells

11.1 Kettlebellschwingen

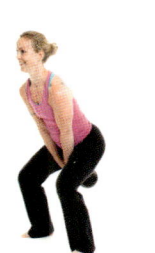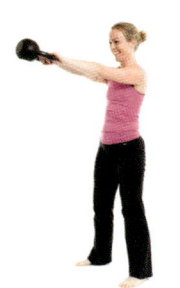

11.2 Hohes Kettlebellschwingen

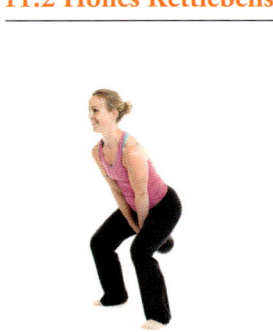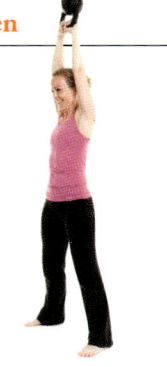

11.3 Koffertragen

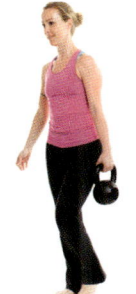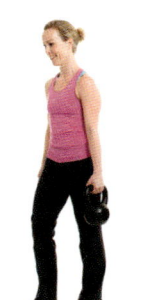

11.4 Türkische Get Ups

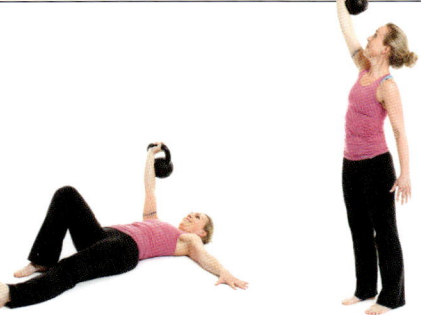

11.5 Einbeiniges Kreuzheben

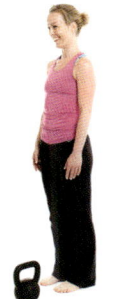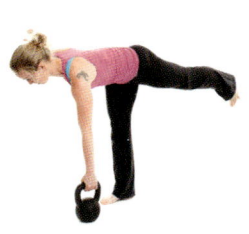

Experten-Tipp

Wiederholen Sie die Übungen im Programm zweimal (zwei Sätze).

Das übliche Startgewicht für Frauen liegt zwischen 4-8kg und für Männer zwischen 12 bis 16kg.

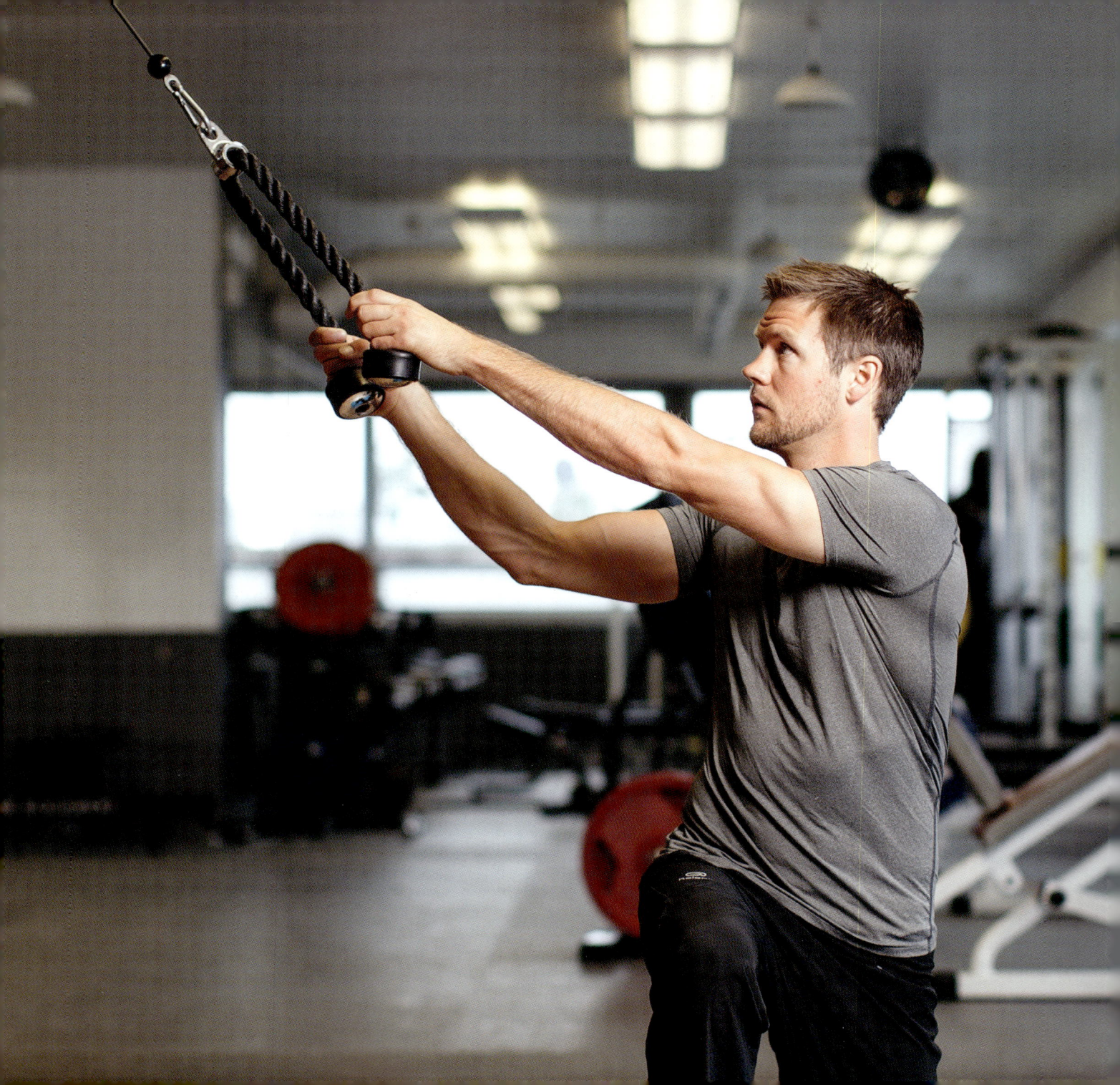

Rückentraining mit Gewichten

Dieser Artikel wurde von Nicklas Lindström geschrieben. Nicklas ist ausgebildeter Physiotherapeut und Personal Trainer. Er verfügt über umfangreiche Erfahrung als PT für SATS in Schweden und hat bei der Entwicklung von mehreren SATS-internen Kursen mitgewirkt. Zuvor spielte er American Football auf Profiebene und ist Trainer und Sportphysiotherapeut für mehrere Teams.

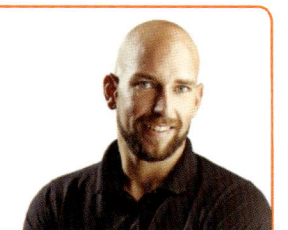

Kniebeugen, Kreuzheben und Ausfallschritte sind die häufigsten Übungen, die man im Fitnessstudio sehen kann. Gemeinsam ist allen Übungen, dass sie funktional sind, da man mit dem Heben vom Boden aus einer stehenden Position arbeitet. Hier trainieren Sie Rücken-, Hüft- und Kniegelenk, um verschiedene Hebebewegungen richtig auszuführen. In diesem Artikel werde ich einige der häufigsten Fehler besprechen, die meine Kunden machen, wenn sie diese Übungen durchführen, sowie einige gute Tipps geben, wie man sie richtig ausführen sollte.

Kniebeugen:

Kniebeugen sind für mich eine unglaublich wichtige Übung. Sie können auf alle angepasst werden und werden überall angewandt - von der Rehabilitation bis zum leistungssteigernden Training bei Sportlern. Der häufigste Fehler, den ich sehe, ist eine unzureichende Tiefe in der Hocke. Dies kann mehrere Ursachen haben, aber aus Erfahrung sind die beiden häufigsten Fehler zu wenig Mobilität oder ein zu großes Ego vom Trainierenden.

Ein Ego, das die Anzahl der Kilos auf der Stange nicht reduzieren kann, macht es sehr schwierig, eine richtige und tiefe Kniebeuge auszuführen.

Mangelnde Beweglichkeit ist ein weiteres Problem. Sie sollten einen Wert von 5 oder besser in Beweglichkeit (Gesundheitsrad) haben, um eine richtige Kniebeuge zu schaffen. Wenn Sie nicht beweglich genug sind, machen Sie Flexibilitätstraining, bevor Sie mit dem Training der Kniebeugen beginnen.

Vor allem gibt es einen Mangel an Aktivierung von Muskeln im Kern und in der Gesäßmuskulatur, was ein Verletzungsrisiko bei den Kniebeugen darstellen kann. Sind Sie sich Ihres Rückens in seiner Mittelposition während der Übung bewusst, haben Sie in Hinblick auf die Verletzungsvorbeugung viel erreicht. Sie müssen stark genug sein, um das Gesäß und die Kernmuskeln zu aktivieren, um die Hüften unter der Stange in einen Backsquat (Stange hinter dem Nacken) zu positionieren und es zu schaffen, den Oberkörper bei einem Frontsquat (Stange vor dem Hals) oben zu halten.

Ein weit verbreiteter Mythos unter den Menschen, die vom Gruppentraining kommen, ist, dass das Knie nicht über die Zehen ragen soll, wenn man eine Kniebeuge macht. Wenn die Knie sich nicht über die Zehen hinaus bewegen dürfen, wird der Rücken mehr belastet und es wird schwierig, eine ausreichende Tiefe zu erreichen.

Ausfallschritt

Das Ergebnis ist eine gängige Praxis im Fitnessstudio und eine regelmäßige Bewegung meiner Kunden. Genau wie mit den Kniebeugen ist es bei anderen kniedominanten Übungen. Es gibt verschiedene Varianten dieses Ausfallschrittes, aber die Fehler, die gemacht werden, sind oft die gleichen. Der Ausfallschritt stellt weniger Anforderungen an die Mobilität als eine Kniebeuge, sodass die meisten Probleme hier aufgrund mangelnder Koordination und Körperbeherrschung auftreten.

Typische Fehler beim Ausfallschritt und warum sie passieren

1. Sie schwingen den Oberkörper, um aus dem Ausfallschritt hochzukommen. Dies geschieht, weil die Belastung zu groß ist und Sie Ihr Gesäß nicht ausreichend aktivieren, ohne den Rücken zum Aufstehen zu benutzen. Die Übung auf Seite 149 (Gesäßheben) ist gut, um das Gesäß zu reaktivieren.

2. Sie heben die Ferse des vorderen Fußes an und kommen auf die Zehen. Es kann sich so anfühlen, als würde dies die Übung einfacher machen, aber die Muskeln der Oberschenkelrückseite verlieren die Verbindung und es bilden sich ungünstige Scherkräfte im Knie.

3. Das Knie wird geschüttelt oder die Hüfte versinkt im oberen Bein. Dies passiert oft infolge von schwachen Gesäßmuskeln oder Ungleichgewicht der Muskeln an der Vorderseite des Oberschenkels (stärkerer Vastus lateralis als medialis). Die Übung auf Seite 152 (Seitenplanke) aktiviert und stärkt gut die Außenseite des Gesäßes.

Kreuzheben

Lesen Sie eigene Tipps für Kreuzheben auf Seite 224. Olympisches Training (S. 161) hilft, die Gesäßmuskeln zu aktivieren und verbessert die Beweglichkeit für Übungen wie Kniebeugen und Kreuzheben.

Die Nacken- und Kopfposition

Eine letzte Sache, die für alle Übungen gilt, ist die Nacken- und Kopfposition während der Übungen. Viele neigen dazu, während der Ausführung den Kopf nach hinten zu strecken und den Blick an die Decke zu richten. Dies belastet den Nacken übermäßig und kann es schwieriger machen, die Kernmuskeln zu aktivieren. Halten Sie Kopf und Nacken im Verhältnis zum Rest des Körpers in einer neutralen Position.

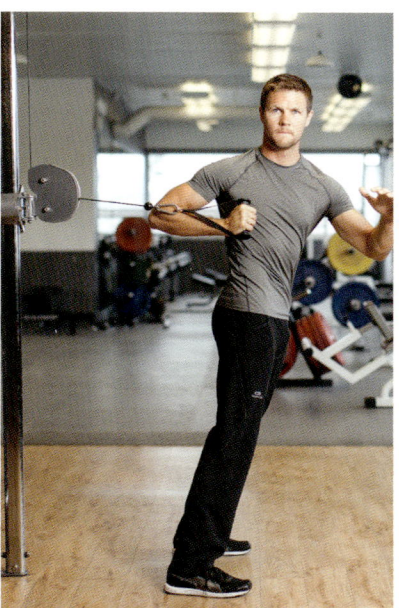
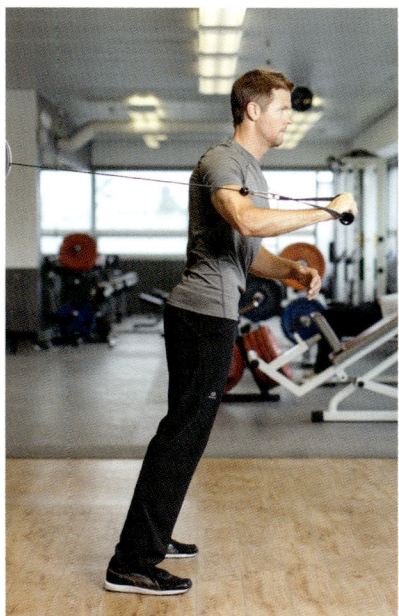
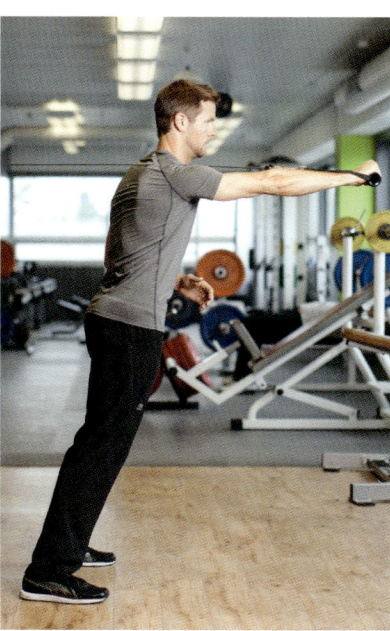

Sätze: 2 Wiederholungen: 10 (je Seite)

Befestigen Sie ein Seil oder eine Stange in der Kabelmaschine und setzen Sie das Kabel leicht unterhalb der Schulterhöhe ein. Stehen Sie so, dass das Kabel auf Ihrer rechten Seite ist, Ihr Rücken zur Befestigung gedreht. Lassen Sie Ihre Hand zur Brust kommen, der Ellenbogen zeigt direkt nach hinten. Drehen Sie Ihren Oberkörper zurück zur Maschine, während die Hüften weiter geradeaus zeigen. Sie befnden sich nun in der Ausgangsposition. Holen Sie Kraft, indem Sie den Oberkörper nach vorn drehen und die Arme vor sich ausstrecken. Wiederholen Sie das auf der linken Seite.

Experten-Tipp

Konzentrieren Sie sich darauf, den Rücken in der Mittelposition zu halten.

12.2 Kabelzug

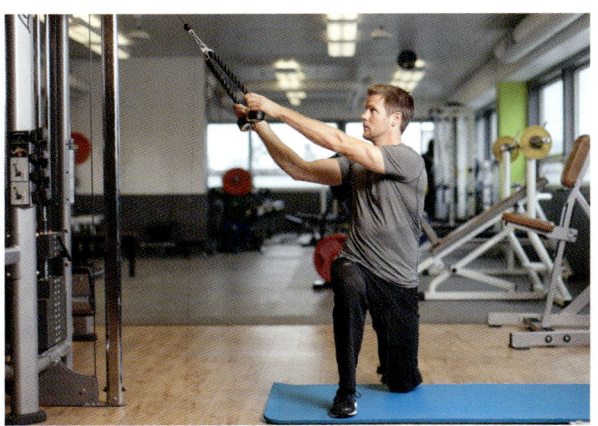 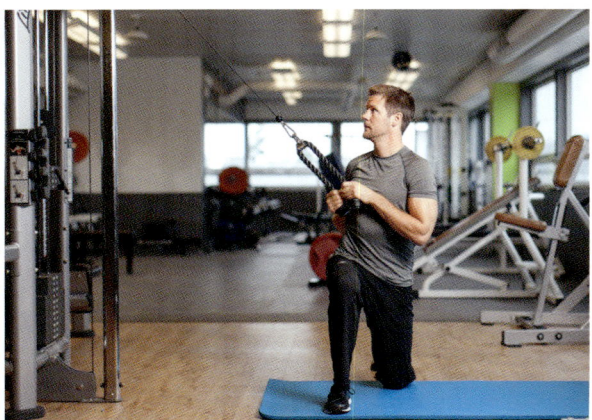

Sätze: 2 Wiederholungen: 10 (je Seite)

Wählen Sie ein Gewicht der Kabelmaschine. Befestigen Sie ein Seil oder eine kurze Stange am Kabel und stellen Sie alles so hoch wie möglich ein. Knien Sie mit einem Bein auf dem Boden und dem anderen Bein nach vorn gerichtet. Das vordere Bein soll nah am Kabel sein. Der Kabelzug sollte idealerweise 45 Grad nach oben gerichtet sein. Halten Sie den Griff mit ausgestreckten Armen und drehen Sie den Oberkörper zum Kabel. Die Hüften zeigen weiterhin nach vorn. Sie befinden sich jetzt in der Ausgangsposition.

Ziehen Sie das Kabel zu sich und drehen Sie den Oberkörper herum, sodass Sie mit dem Rücken zur Maschine stehen.

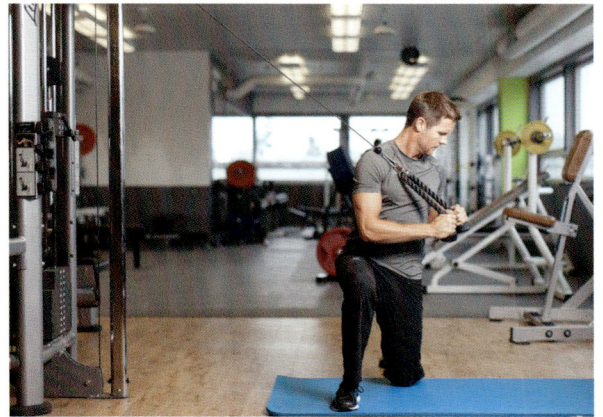 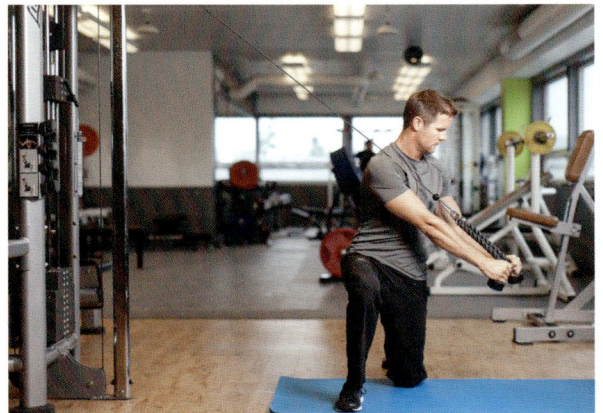

Drücken Sie das Kabel schräg nach unten in Richtung Boden. Kehren Sie ruhig zur Ausgangsposition zurück und wiederholen alles. Wechseln Sie die Seite.

Experten-Tipp

Diese und die nächste Übung „Lift" wird unter mehreren Experten als die ultimativen Bauch-und Rückenübungen angesehen. Das Ziel ist es, gleich viele Wiederholungen mit dem gleichen Gewicht auf jeder Seite zu schaffen. Dies gibt einen direkten Hinweis darauf, ob Sie seitengleich stark sind.

Folgen Sie Ihren Händen mit Ihrem Blick. Stellen Sie sich vor, dass Ihre Hüften so ruhig wie möglich sein sollen.

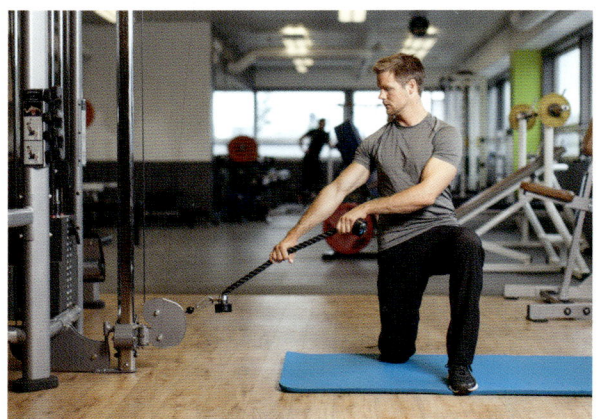 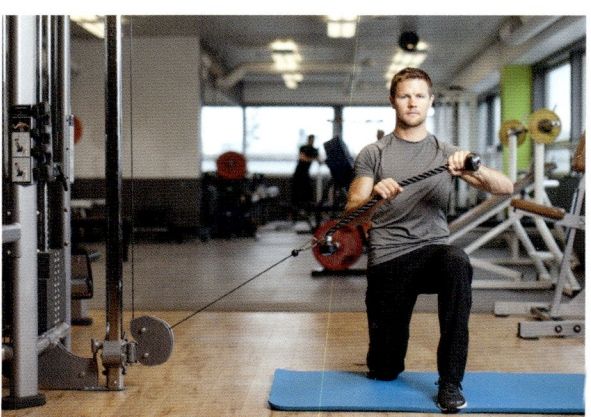

Sätze: 2 Wiederholungen: 10 (je Seite)

Wählen Sie ein Gewicht der Kabelmaschine. Befestigen Sie ein Seil oder eine kurze Stange am Kabel und stellen Sie alles so niedrig wie möglich ein. Knien Sie mit einem Bein auf dem Boden und dem anderen Bein nach vorn gerichtet. Das vordere Bein soll am weitesten von der Maschine weg stehen. Der Kabelzug sollte idealerweise 30 Grad nach oben gerichtet sein. Halten Sie den Griff mit ausgestreckten Armen und drehen Sie den Oberkörper zum Kabel. Die Hüften zeigen weiterhin nach vorn. Sie befinden sich jetzt in der Ausgangsposition.

Konzentrieren Sie sich darauf, den Rücken in der Mittelposition zu halten, während Sie das Kabel zu sich ziehen und Sie den Oberkörper so herumdrehen, dass Sie mit dem Rücken zur Maschine stehen.

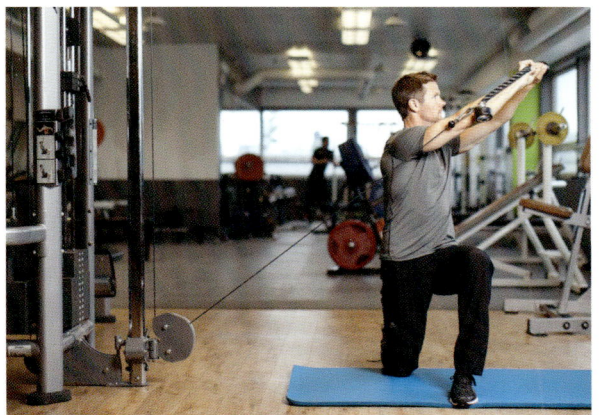 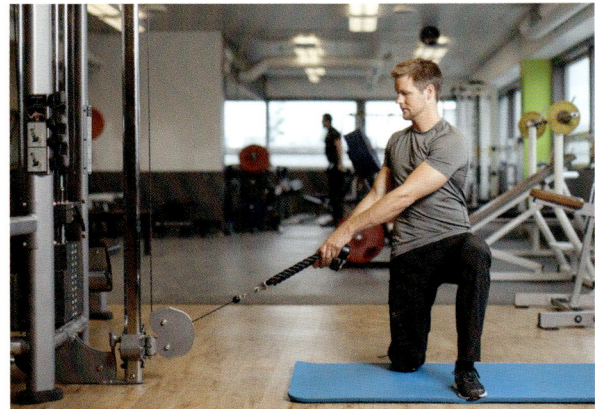

Drücken Sie das Kabel schräg nach oben zur Decke.
Kehren Sie ruhig zur Ausgangsposition zurück
und wiederholen alles. Wechseln Sie die Seite.

Experten-Tipp

Sie können die Übung variieren, indem Sie das
Seil an beiden Enden halten. Die Übung beginnt
mit einer Ruhephase für die Schultern und ist
deshalb weniger fordernd für die Schultern.

Folgen Sie Ihren Händen mit Ihrem Blick.
Stellen Sie sich vor, dass Ihre Hüften so
ruhig wie möglich sein sollen.

12.4 Kreuzheben

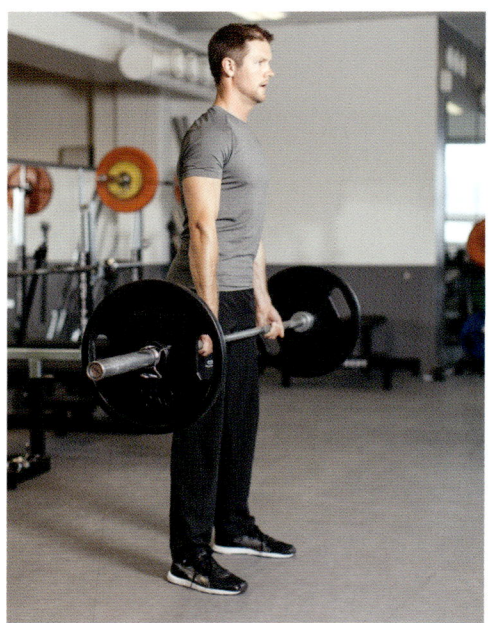
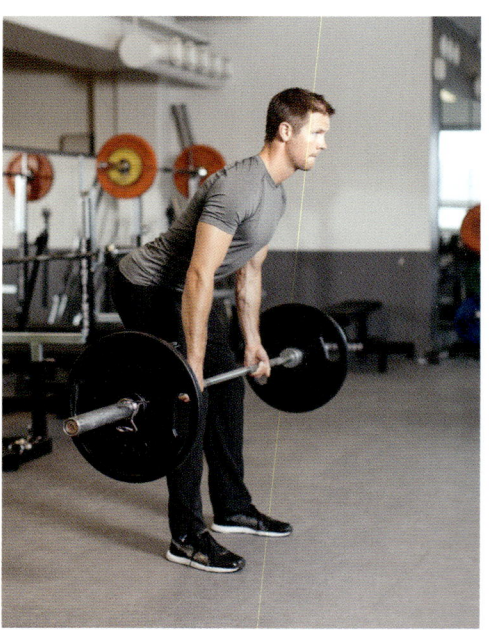

Sätze: 2 Wiederholungen: 10

Verwenden Sie eine olympische Gewichtstange.
Beginnen Sie im Stehen, die Zehen sollen geradeaus
zeigen, die Stange direkt über den Zehen. Bücken Sie
sich mit gebeugter Hüfte und leicht gebeugten Knien
und umfassen Sie die Stange. Halten Sie den Rücken in
der Mittelposition und erheben sich, bis Sie die Hüfte
und Knie gestreckt haben. Heben Sie, indem Sie die
Hüften nach vorn drücken und das Gesäß aktiv nutzen.

Experten-Tipps von Nicklas Lindström

Kreuzheben ist eine der umfassendsten Übungen,
die Sie im Fitnessstudio machen können. Die
Übung ist, im Gegensatz zu Kniebeugen und
Ausfallschritten, eine hüftdominante Übung. Für
einige ist es schwierig, Kraft aus den Hüften zu holen
und ein typischer Fehler ist, dass mit gebeugten
Knien und dem Gesäß tief unten gehoben wird,
was es zu einer kniedominanten Übung macht.

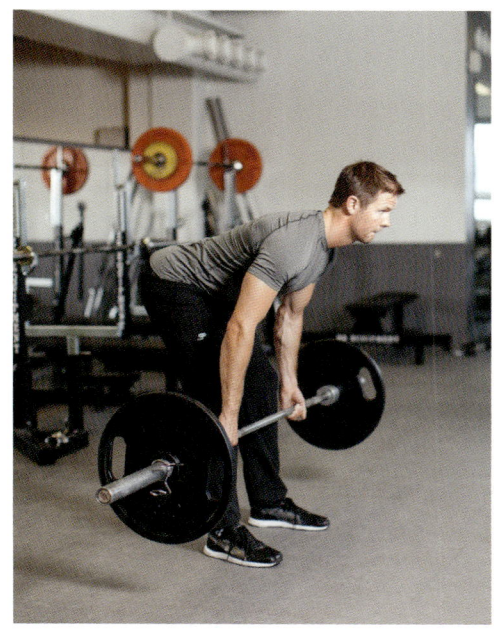

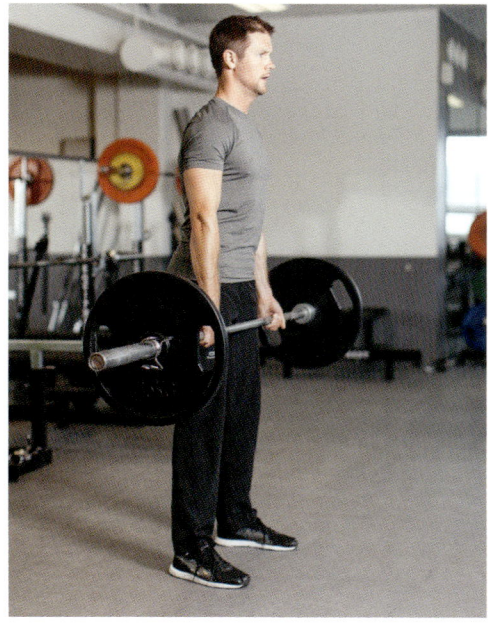

Das Gesäß beim Kreuzheben tief zu beugen bewirkt, dass es schwieriger wird, die Stange zu heben. Sie muss vor dem Körper hochgehoben werden, um die Knie nicht zu verletzen und eine typische Kompensation ist es, den Brustrücken zu krümmen und die Mittelposition dadurch zu verlieren. Dies beschränkt auch, wie schwer man die Übung machen kann.

Ein weiteres häufiges Problem ist, dass einige Kunden eine falsche Vorstellung von dem haben, was die mittlere Position des Rückens ist und glauben, dass sie mit guter Haltung heben.

In der gleichen Weise wie bei Kniebeugen ist die Aktivierung des Gesäßes und der starken Kernmuskulatur wichtig. Bei starken Belastungen ist es leicht, die Knie auszustrecken, während die Schultern und die Stange in der gleichen Position bleiben. Dann haben Sie die Mittelposition verloren.

12.5 Hantel-Rotation

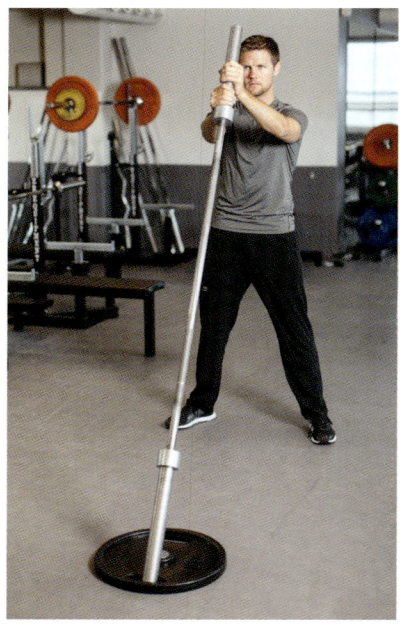 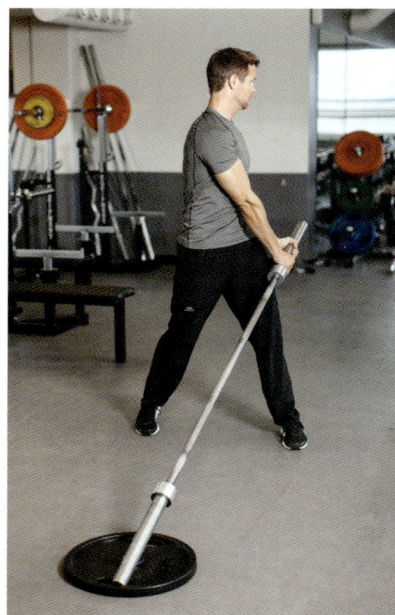 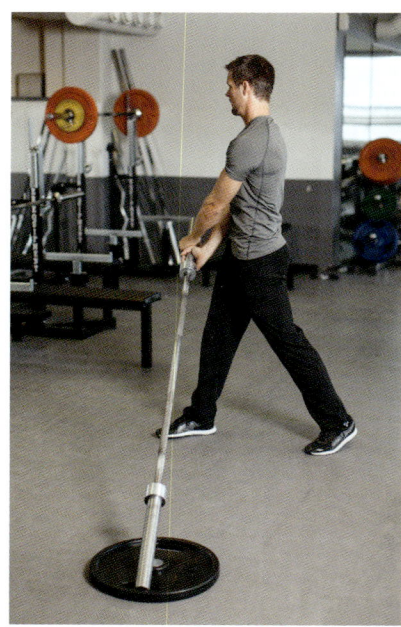

Sätze: 2 Wiederholungen: 10 (je Seite)

Experten-Tipp

Platzieren Sie die Hantel in einer Ecke oder an einem anderen Ort, sodass sie nicht wegrutschen kann. Stehen Sie breitbeinig. Halten Sie die Enden der Stange mit festem Griff. Die Arme sind ausgestreckt und gerade nach vorn auf Schulterhöhe gerichtet. Halten Sie den Rücken in der Mittelposition und die Arme während der gesamten Übung nach vorn gerichtet. Drehen Sie die Stange, indem Sie den gesamten Körper nach links drehen. Drehen Sie gleichzeitig den rechten Fuß nach innen, sodass die Zehen nach links zeigen. Zurück zur Ausgangsposition und wiederholen Sie alles auf der gegenüberliegenden Seite.

Dies ist eine gute Übung für das Training der Zusammenarbeit zwischen der Hüfte und dem Rücken im Heben, das eine Drehung beinhaltet.

Sie sollten es im Bauch spüren. Stoppen Sie, wenn Sie es im Rücken spüren. Vermeiden Sie es, sich nach vorn zur Hantel zu beugen. Spüren Sie, dass Ihre Füße eine gleichmäßige Verteilung des Gewichts erleben, als würden Sie normal stehen.

Überblick: Rückentraining mit Gewichten

12.1 Kabelboxen

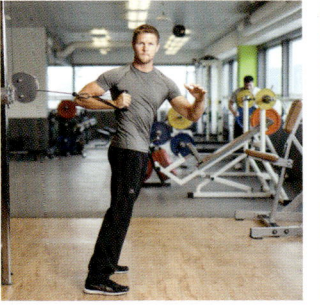 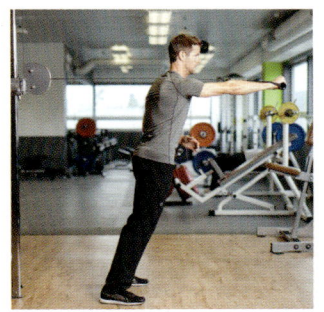

12.2 Kabelzug

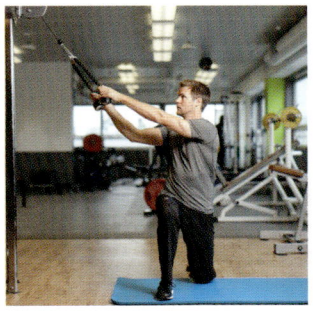 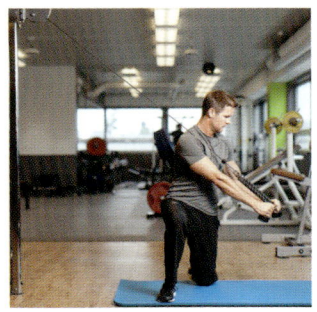

12.3 Lift

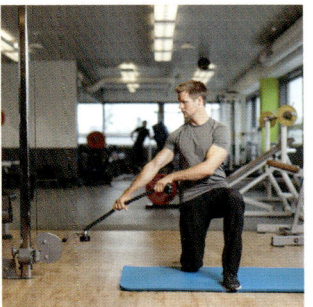 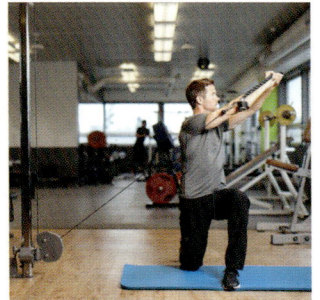

12.4 Kreuzheben

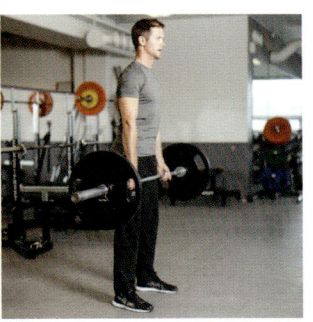 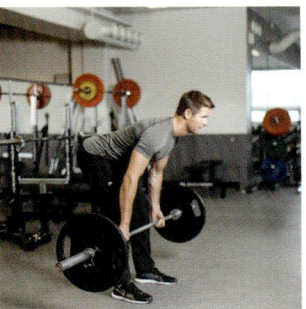

12.5 Hantel-Rotation

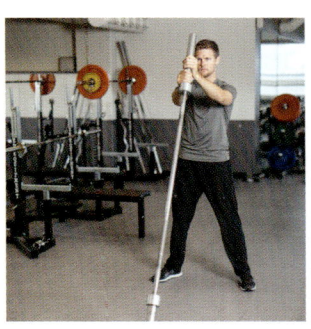 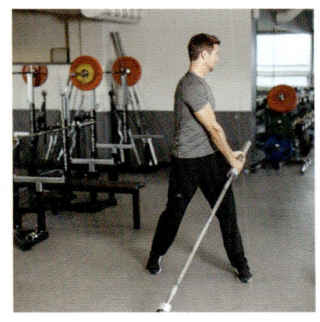

Experten-Tipp

Wiederholen Sie die Übungen im Programm zweimal (zwei Sätze).

Beginnen Sie mit leichteren Gewichten, bis Sie die Kontrolle über die Übung haben. Erhöhen Sie das Gewicht, bis Sie genau die Anzahl der Wiederholungen schaffen, die für die Übung angegeben ist.

Becken und Rücken in der Schwangerschaft: Was kann ich selbst tun?

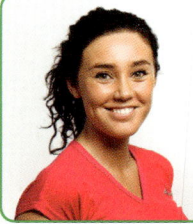 Gastbeitrag von Simone Anzjøn Holbo und Mona Rygvold. Sie sind beide Physiotherapeutinnen mit Schwerpunkt auf Frauengesundheit. Durch ihre Arbeit mit „Femme" haben sie viel Erfahrung mit schwangeren Frauen, sowohl bei Gesundheits- als auch Krankengymnastik. Ihr Gesamtziel ist es, die stabile Gesundheit in der Schwangerschaft zu fördern.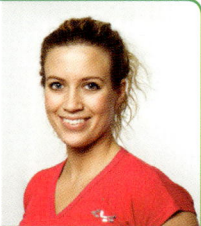

Eine Schwangerschaft bringt eine Reihe von körperlichen Veränderungen mit sich, die das Becken und den Rücken beeinflussen. Sowohl die hormonellen Veränderungen, die mit der Schwangerschaft und der Tatsache kommen, dass Sie ein neues Leben im Bauch entwickeln, macht etwas mit Ihrem Körper.

Die Hormone flexibilisieren Ihre Bänder, Sehnen und Muskeln. Die Bänder und Sehnen sind Teil des passiven Stabilitätssystems des Körpers. Während der Schwangerschaft versagt daher einen Teil dieses Systems. Am auffälligsten sind die Veränderungen im Beckenbereich, der sich in der Regel sehr wenig bewegt.

Ferner verändert sich das Körpergewicht und der Schwerpunkt wird verlagert. Eine Gewichtszunahme ist normal. Die Bauchmuskeln werden gedehnt und geschwächt. Bei den meisten Schwangeren trennen sich nach und nach die geraden Bauchmuskeln, was wir Rectus-Diastase nennen. Der Bauch wird schwerer und erzeugt Druck nach unten auf den Beckenboden.

Diese Veränderungen wirken sich auf die Wirbelsäule und ihre normale Krümmung aus. Ein typischer „Schwangerenrücken" weist eine erhöhte Krümmung im Lendenwirbelbereich, eine stärkere Krümmung im Brustrücken und einen Knick im Nacken auf. Zusammen mit verringerter Stabilität macht dies den schwangeren Körper anfälliger für Becken- und/oder Rückenschmerzen.

Beckenringlockerung? Rückenschmerzen? Was ist überhaupt normal?

Das Becken sollte sich erweitern, um als Vorbereitung auf die Geburt mehr Platz im Geburtskanal zu schaffen. Das nennen wir Beckenringlockerung und tritt bei allen Schwangeren auf. Manche erleben jedoch Schmerzen im Beckenbereich, was wir symptomatische Schmerzen im Beckenbereich nennen.

Schmerzen im unteren Rücken können fälschlicherweise als Schmerzen im Beckenbereich interpretiert werden, da der untere Rücken direkt mit dem Becken verbunden ist. Wenn der ständig wachsende Bauch den unteren Rücken in eine übermäßige Rundung zwingt, stellt das erhöhte Anforderungen an den unteren Rücken. Dies stellt eine Belastung des unteren Rückens dar und kann Schmerzen auslösen.

Unterleibsschmerzen und Rückenschmerzen können gleichzeitig oder getrennt voneinander auftreten. Viele schwangere Frauen erleben Schmerzphasen während der Beckenringlockerung, aber diese können oft durch gute Ratschläge und angemessenes Training komplett verschwinden. Übungen, die Stoßbelastungen und große Bewegungen mit gespreizten Beinen beinhalten, können Schmerzen hervorrufen und sollten nur vorsichtig ausgeübt werden. Experimentieren Sie mit Aktivitäten, die sich gut anfühlen und keine Schmerzen auslösen, wie Krafttraining in Schlingen und Fitness-Training auf dem Fitnessball.

Was und wie soll ich trainieren?

Gesunde schwangere Frauen sollten die nationalen Empfehlungen für Aktivität befolgen und mindestens 30 Minuten pro Tag in Bewegung sein. Beim Rezept für einen „gesunden Rücken" geht es um Vielfalt und solide Aktivität im Alltag. Da Sie die Körperhaltung während der Schwangerschaft ändern, sollten Sie sich dessen bewusst sein und sie im Alltag korrigieren. Sie können dies tun, indem Sie Kraft und Stabilität trainieren und dehnen.

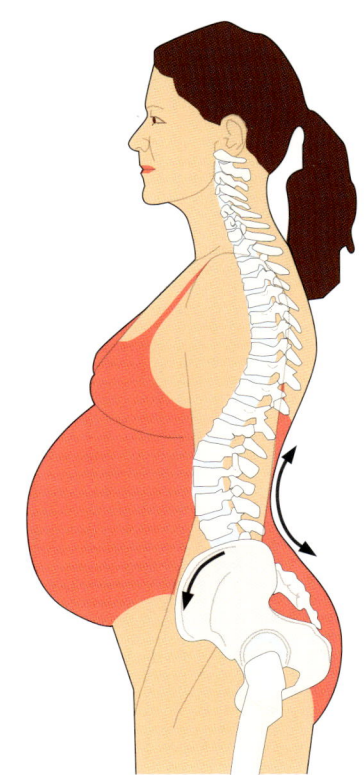

Ein wachsender Bauch verändert den Schwerpunkt des Körpers und kann den unteren Rücken in eine stärkere Krümmung zwingen.

Kraft- und Stabilitätstraining

Eine Schwangerschaft fordert das heraus, was wir „das innere Haus" des Körpers nennen. Stellen Sie sich die Kernmuskeln wie ein Haus vor. Das Zwerchfell bildet das Dach, der Beckenboden den Boden und die Wände sind die tiefe Rückenmuskulatur, Wirbelsäule und die tiefen und schrägen Bauchmuskeln. In einer Schwangerschaft verändern sich das Gehäuse und die Wände werden stark gefordert. Um die Stabilität zu verbessern oder zu erhalten werden alle Wände des Hauses gestärkt.

Viele schwangere Frauen fragen uns speziell etwas zum Bauchmuskeltraining. Bauchübungen sind auch während der Schwangerschaft wichtig. Auch, wenn Sie die härteren Bauchübungen und gerade Situps vermeiden sollten, gibt es viele gute alternative Übungen. Starke Bauchmuskeln reduzieren die Belastung auf den Rücken und helfen bei der Geburt, wenn das Kind herausgepresst werden sollte. Aber passen Sie auf eine mögliche Rectus diastasis (geteilte Bauchmuskeln) durch Krafttraining auf. Reduzieren Sie die Last oder wählen Sie eine einfachere Übung, wenn sich an der Vorderseite des Bauches während einer Übung etwas wölbt. Dies gilt insbesondere für Kraftübungen, die bewirken, dass Sie den Bauch anspannen.

Wenn Sie Krafttraining in der Schwangerschaft machen, müssen Sie eine richtige Ausgangsposition vor der Übung einhalten. Die Bänder und Muskeln sind in dieser Zeit flexibler, was die Belastung der Gelenke erhöht. Beginnen Sie mit dem Becken und Rücken in der Mittelposition vor dem Start und aktivieren Sie das innere Haus vor allen Übungen. So werden negative Auswirkungen auf die Wirbelsäule vermieden. Schmerz ist ein Zeichen dafür, dass Ihr Training zu hart ist oder falsch gemacht wird.

Trainieren Sie mit mehreren Wiederholungen und leichteren Gewichten um zu vermeiden, dass Sie den Druck auf den Bauch erhöhen. Arbeiten Sie gern mit dem Kreisprinzip, mit einem Set jeder Übung, bevor Sie wieder zur ersten Übung zurückkehren. Oft kann ein und dieselbe Startposition über längere Zeit hinweg für einen schwangeren Körper als belastend empfunden werden. Vermeiden Sie lange, statische Übungen. Arbeiten Sie auch mit Übungen, bei denen Sie sich bewegen und eventuell eine schwerere Position für etwa 5 Sekunden halten.

Denken Sie daran, dass Ihr Körper sich vom Anfang bis zum Ende der Schwangerschaft verändert, so können Übungen, die sich im ersten Trimester gut anfühlen (die ersten drei Monate), vielleicht während des zweiten und dritten Trimesters (die letzten sechs Monate) korrigiert werden müssen. Schwangere Frauen sollten Übungen vorziehen, die die Rumpfmuskulatur und den oberen Teil des Rückens stärken. Es ist auch wichtig, dass die Arme und Beine Kräftigung erfahren.

Kräftigungsübungen in der Rückenlage können Unwohlsein, Blutdruckabfall und Schwindel verursachen aufgrund des erhöhten Drucks auf den venösen Rückfluss (unteres-Hohlvenen-Syndrom). Daher sollten Sie Übungen im Liegen für mehr als fünf Minuten nach dem vierten Schwangerschaftsmonat vermeiden. Sie können ein kleines Kissen oder eine Handtuchrolle unter die rechte Seite des Beckens legen, um den Druck auf dieser Vene zu reduzieren. Eine alternative Startposition oder eine neue Übung kann bei ständigem Unwohlsein in Rückenlage helfen.

Beckenbodentraining

Der Beckenboden liegt wie eine Acht um die Harnröhre, Vagina und das Rektum innerhalb des Beckens. Wenn Sie schwanger sind, wird die Hormonveränderung und das Gewicht der Gebärmutter mit Fötus, Fruchtwasser und Plazenta, das auf dem Beckenboden ruht, dazu führen, dass er gedehnt und geschwächt wird. Das Training der Beckenbodenmuskeln ist daher zentral im Kräftigungsprogramm.

Beckenbodenübungen werden dem Körper auch helfen, die Geburtsstrapazen besser zu überstehen. Die Beckenbodenmuskeln werden durch eine vaginale Geburt stark gedehnt. Der Beckenboden besteht aus Muskeln, die auf gleiche Ebene mit anderen Muskeln trainiert werden können. Es kann aber schwierig sein, diese zu finden. Wir empfehlen Ihnen, sowohl den Beckenboden mit speziellen Übungen zu trainieren und bei anderen Übungen daran zu denken, ihn miteinzubeziehen.

Konditionstraining

Konditionstraining ist nicht nur wichtig für die insgesamt positiven Auswirkungen dieses Training, es hilft auch beim Gewichtsmanagement, das wiederum die Belastung auf den Rücken und das Becken reduziert. Die Ausscheidung von Endorphinen wird auch ein Gefühl von Freude hervorrufen und zur Entspannung der verspannten Muskeln und Schmerzen beitragen. Die Herausforderung besteht darin, eine Form der Übung zu finden, die keine Schmerzen in der Wirbelsäule oder dem Becken verursacht.

Viele erleben Laufen, Step-Aerobic, Aerobic und ähnliche Aktivitäten als schmerzhaft, vor allem während der späten Schwangerschaft. Wir empfehlen, dass Sie Laufen und Springen im letzten Trimester vermeiden, wenn Sie Schmerzen im Beckengelenk erleben. Ansonsten gibt es keine definitive Antwort auf die Frage, was richtig und falsch ist. Einige können Rad fahren, andere nicht. Brustschwimmen ist für viele schmerzhaft, aber für manche schmerzlos. Auf Femme machen wir Aerobic-Übungen am Fitnessball, eine sanfte Form der Übung, die zusätzlich zu guter Stabilität auch erhöhte Durchblutung im Beckenbereich bietet.

Mobilitätstraining

Es ist wichtig, die Strukturen zu strecken, die von den körperlichen Veränderungen während der Schwangerschaft betroffen sind. Wir sehen oft, dass schwangere Frauen verkürzte Muskeln an der Vorderseite der Hüfte, der Vorderseite der Brust und am Gesäß entwickeln. Dehnen Sie daher den Hüftbeuger, die Vorderseite der Brust und das Gesäßes täglich. Halten Sie für etwa30 Sekunden und wiederholen Sie dies ein paar Mal. Dies kann helfen, eine gute Haltung zu fördern.

Übungen zur Entspannung und Durchblutung der angespannten Muskulatur sind ebenfalls vorteilhaft. Hier schlagen wir Beckenwippen am Ball/stehend/in Seitenlage und Drehungen der Wirbelsäule in Rückenlage vor.

Tägliche Aktivitäten

Seien Sie in Bewegung! Ein schwangerer Rücken hat bessere Voraussetzungen gut zu funktionieren mit normalem, generellem Training. Training wird von vielen schwangeren Frauen aus verschiedenen Gründen aufgegeben, obwohl körperliche Aktivität in dieser besonderen Zeit des Lebens sehr wichtig ist. Der Schlüssel ist, die Balance zwischen Aktivität und Ruhe zu finden. Abwechslungsreiche Aktivitäten sind die besten. Wenn Sie Schmerzen haben, die mehr als eine Woche anhalten, empfehlen wir Ihnen, einen Physiotherapeuten mit Wissen in diesem Bereich zu konsultieren.

Vermeiden Sie Aktivitäten und Bewegungen, die Schmerzen auslösen. Denken Sie daran, dass Schmerzen einen fluktuierenden Verlauf haben können. Oft werden Becken- und Rückenschmerzen durch eine Änderung im Aktivitätsmuster und individuelle Anpassungen reduziert. Es ist ganz normal mehr oder weniger starke Rückenschmerzen während der Schwangerschaft zu erleben. Finden Sie Aktivitäten, die sich sicher anfühlen, angemessen und motivierend sind. Und vergessen Sie nicht: Es ist nie zu spät mit dem Training zu beginnen!

Gute Übungen für die Schwangerschaft

Auf den folgenden Seiten finden Sie unsere besten Übungen während der Schwangerschaft. Die einzige Regel ist, dass Sie aufhören sollten, wenn Sie Schmerzen in Hüftgelenken spüren, während Sie die Übung ausführen.

Wenn Sie mehr über Schwangerschaftsübungen, Schmerzen im Beckenbereich und Beckenbodenübungen erfahren wollen, finden Sie diese auf femmeaktiv.no (die Seite ganz einfach mit Google Translate in's Deutsche übersetzt werden).

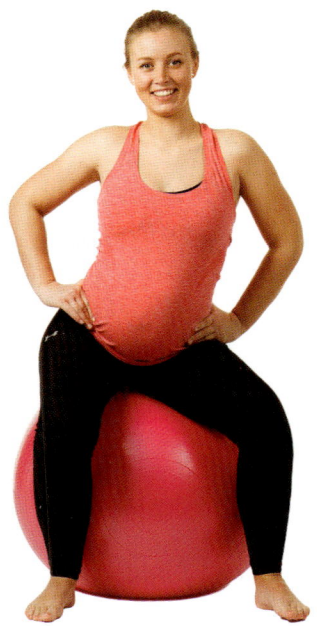

Sätze: 1 Zeit: 2-20 Min. (Abhängig davon, wie viel Zeit Sie haben)

Beginnen Sie auf den Sitzknochen, indem Sie das Gesäß nach außen drücken und Ihren Rücken aufrichten. In breiter Fußstellung. Legen Sie Ihre Arme zur Seite. Denken Sie daran, dass der Oberkörper ruhig sein soll, während Sie mit dem Becken kreisen. Führen Sie zunächst kleine Kreise und dann größere aus, wenn das Becken aufgewärmt ist. Die Übung sollte nicht schmerzhaft sein. Wiederholen Sie sie in beiden Richtungen.

Experten-Tipp

Für mehr Herausforderung können Sie versuchen, eine 8-Bewegung zu zeichnen.

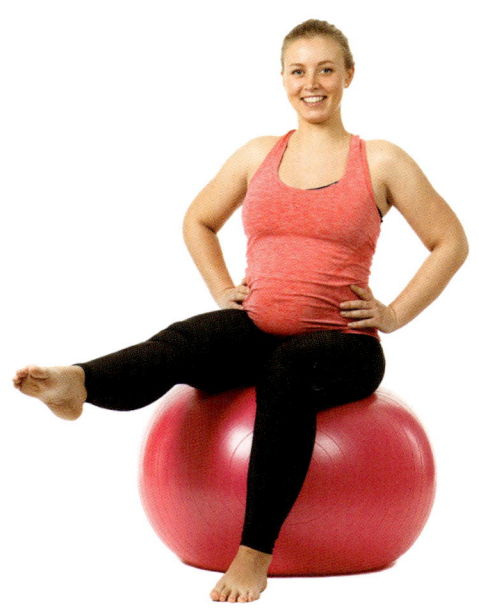

Sätze:2 Wiederholungen: 4 je Seite

Beginnen Sie auf den Sitzknochen, indem
Sie das Gesäß nach außen drücken und Ihren
Rücken aufrichten. Schmale Fußstellung.
Fokussieren Sie Ihren Blick und strecken Sie
ein Bein aus. Rollen Sie sich ein wenig vor
und drücken Sie dann wieder nach hinten.

Experten-Tipp

Je weiter Sie sich nach vorn bewegen,
desto schwerer ist es.

Wollen Sie eine zusätzliche Herausforderung? Halten
Sie eine Gewichtscheibe/einen Ball in den Händen und
bringen Sie Ihre Arme über den Kopf, während Sie
Ihr Bein ausstrecken. Senken Sie die Gewichtsscheibe/
den Ball vor sich nach unten, wenn Sie nach vorn
rollen und über dem Kopf auf dem Weg zurück.

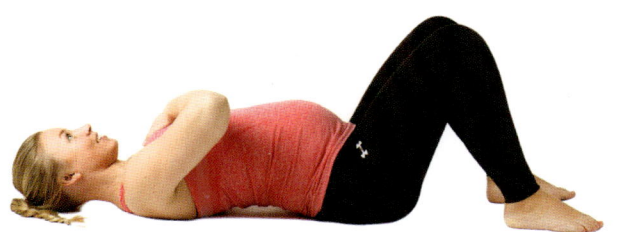 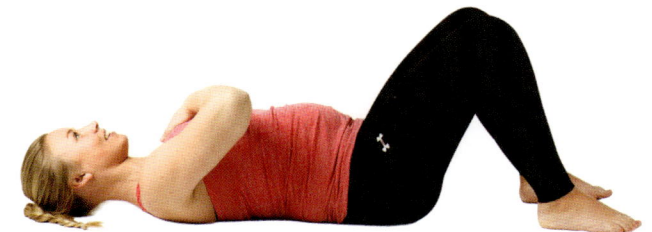

Sätze: 2 Wiederholungen: 10 Halten: 2 Sekunden

Rückenlage als Ausgangsposition. Aktivieren
Sie die tiefen Bauchmuskeln, indem Sie den
Nabel zum Rücken ziehen (wie Sie es machen,
wenn Sie den obersten Hosenknopf schließen),
kneifen die Beckenbodenmuskulatur zusammen
und „stempeln" mit der Lendenwirbelsäule auf
den Boden. Diese Übung ist einfach und ein
wichtiger Ausgangspunkt für weitere Übungen.

Experten-Tipp

Legen Sie Ihre Finger auf die Innenseite der
Hüftknochen und spüren, dass sich hier etwas anspannt,
wenn Sie die tiefen Bauchmuskeln aktivieren.

13.4 Die Aktivierung der tiefen Bauchmuskeln

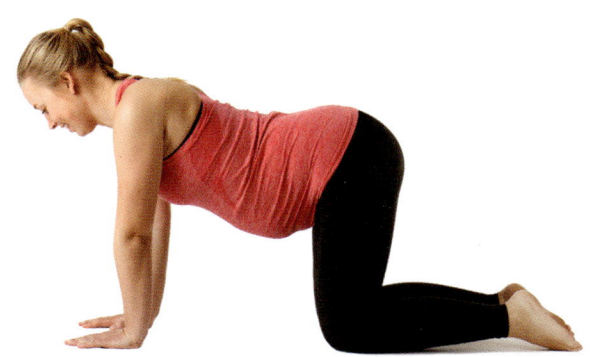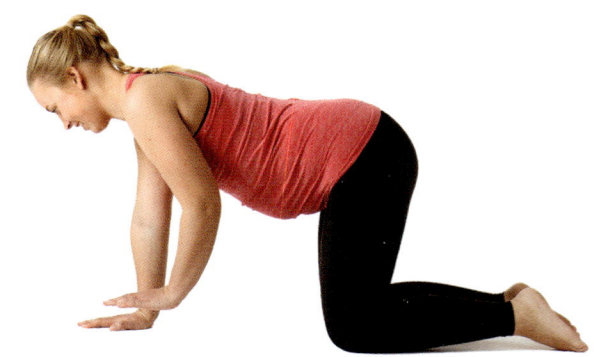

Sätze: 2 Wiederholungen: 10
Halten: 2 Sekunden

Stellen Sie sich auf alle Viere (entweder auf die Hände oder Ellenbogen), spannen den Beckenboden an und ziehen den Nabel in Richtung unterer Rücken. Heben Sie eine Hand genau über den Boden, während Sie die Spannung der Bauchmuskeln beibehalten.

Experten-Tipp

Legen Sie Ihre Hände in einer geraden Linie unter Ihre Schultern, halten Sie einen 90-Grad-Winkel des Hüftgelenks und vermeiden Sie eine Überdehnung des Ellbogengelenks. Das Ziel der Übung ist es, Ihren Magen zu trainieren, nicht die Arme.

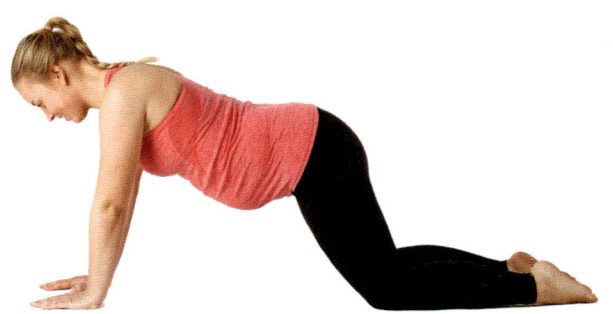 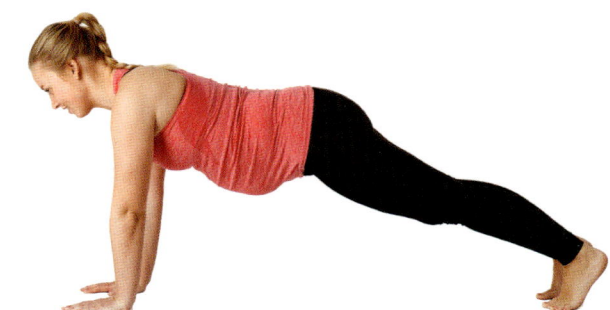

Sätze: 2 Wiederholungen: 4 Halten: 5 Sekunden

Knien Sie auf allen Vieren mit viel Platz zwischen den Knien. Senken Sie sich zurück. Aktivieren Sie das „innere Haus", während Sie sich langsam und ruhig auf den gestreckten Händen und Zehen ausstrecken. Halten Sie die Position mit einer neutralen Stellung im Rücken für fünf Sekunden, bevor Sie nach hinten zurückkehren.

Experten-Tipp

Leichtere Version: Führen Sie eine kürzere Verweildauer durch oder machen Sie die Übung auf den Knien, um die Last zu lindern.

Schwerere Version: Strecken Sie ein Bein nach hinten aus, um die Übung schwerer zu machen.

Bei einer Beckenringlockerung lassen Sie diese Übung aus.

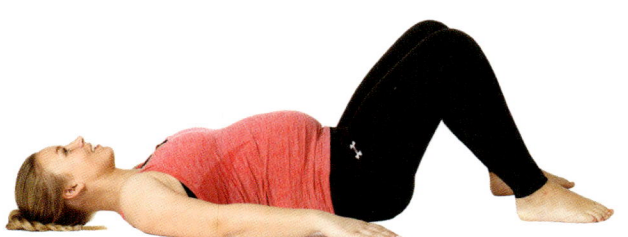 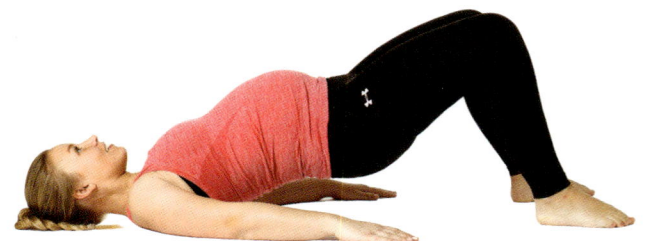

Sätze: 2 Wiederholungen: 8

Rückenlage als Ausgangsposition. Beugen Sie die Knie und Fußsohlen zum Boden. Rücken und Becken sind in neutraler Position, indem Sie das „innere Hause" aktivieren. Heben Sie das Becken in Richtung Decke, denken Sie, dass Sie eine diagonale Linie von den Schultern zum Becken bilden sollen. Senken Sie sich kontrolliert wieder ab, ohne die Spannung zu lösen, bevor Sie ganz unten sind.

Experten-Tipp

Die Übung kann auch am Ball oder in den Schlingen durchgeführt werden. Sie können sie schwerer machen, indem Sie ein Bein ausstrecken. Stellen Sie sicher, dass das Becken während der Übung stabil gehalten wird und dass die Übung keine Schmerzen verursacht.

Wenn Sie Beschwerden in der Rückenlage als Ausgangsposition haben (unteres-Hohlvenen-Syndrom), kann diese Übung im Halbsitzen am Ball durchgeführt werden, sodass der Druck auf die Vene reduziert wird.

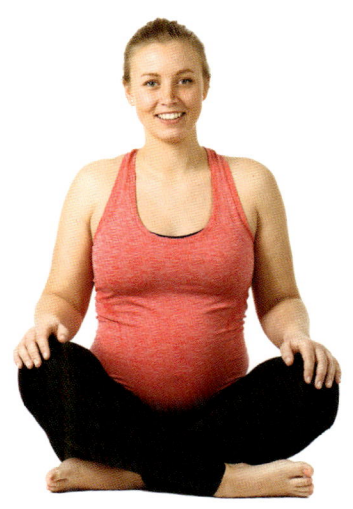

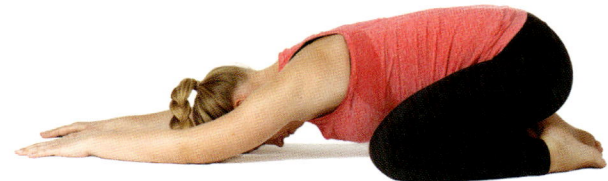

Sätze: 3 Wiederholungen: 10 Halten: 8-10 Sekunden

Der Beckenboden kann aus vielen unterschiedlichen Ausgangspositionen trainiert werden. Auf der oberen Seitenhälfte finden Sie zwei gute Vorschläge.

Mit gekreuzten Beinen sitzend und einer leichten Krümmung im unteren Rücken oder vorgebeugt auf den Knien und Ellbogen mit viel Platz zwischen den Knien. Konzentrieren Sie sich ganz auf das, was im Körper passiert, entspannen Sie Ihre Schultern und Ihre Gesäßmuskulatur. Stellen Sie sich vor, dass Sie die Harnröhre, Vagina und das Rektum zusammenziehen und leicht nach oben in den Körper ziehen.

Halten Sie diese Position für acht bis zehn Sekunden. Lassen Sie dann die Spannung über Beckenboden, Kiefer, Handinnenflächen und die Füße entweichen, bevor Sie alles wiederholen. Wir empfehlen Schwangeren und Frauen nach der Geburt den Beckenboden mindestens viermal pro Woche zu trainieren.

13.8 Ballpresse

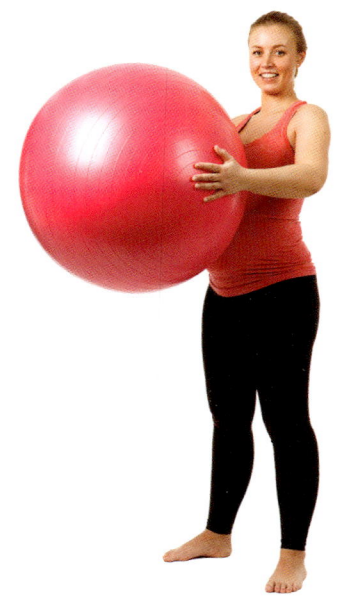 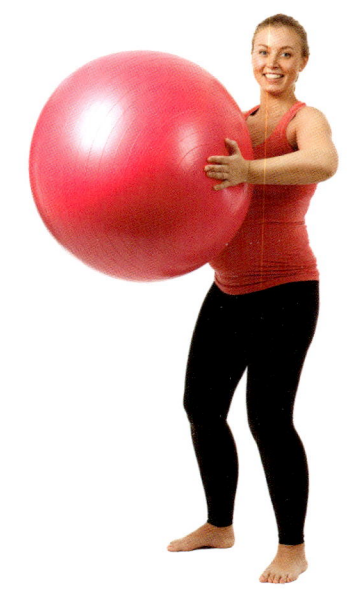

Sätze: 2-3 Wiederholungen: 8
Halten: 5 Sekunden

Stellen Sie sich mit hüftbreitem Abstand der Beine hin, mit breitem Griff auf den Ball. Aktivieren Sie das „innere Haus" und drücken Sie die Arme in Richtung des Balls. Halten Sie diese Position für fünf Sekunden. Lösen Sie die Spannung zwischen jedem einzelnen Andrücken, auch im Beckenboden.

Experten-Tipp

Wenn Sie die Übung anspruchsvoller machen wollen, können Sie den Ball über den Kopf heben, während Sie ihn gedrückt halten. Lassen Sie den Druck auf der Oberseite los und führen Sie den Ball wieder nach unten, bevor Sie einen neuen Andrück-Durchgang starten.

Denken Sie daran, dass Sie den Beckenboden in den Körper ziehen, nicht nach unten drücken.

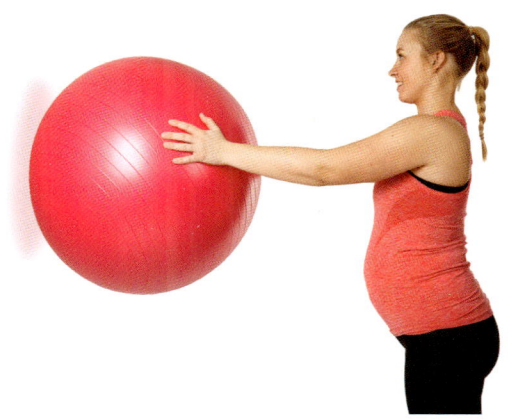
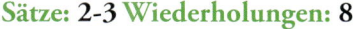
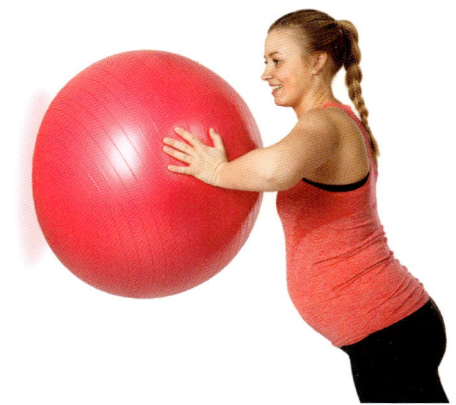

Sätze: 2-3 Wiederholungen: 8

Stützen Sie den Ball mit gestreckten Armen gegen die Wand, in etwa auf Schulterhöhe. Stehen Sie mit den Füßen etwas vom Ball entfernt. Ziehen Sie die Schulterblätter nach unten und hinten. Aktivieren Sie das „innere Haus". Führen Sie den Brustkorb zum Ball, indem Sie die Ellenbogengelenke beugen und kommen Sie zurück, indem Sie sich mit den Handflächen abdrücken und die Ellbogen ausstrecken.

Experten-Tipp

Die anspruchsvollere Version hiervon sind Liegestütze im Kniestand mit/ohne Ball am Boden.

13.10 „Der Pilot"

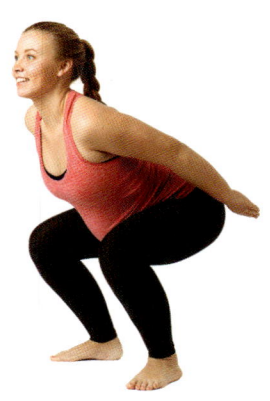

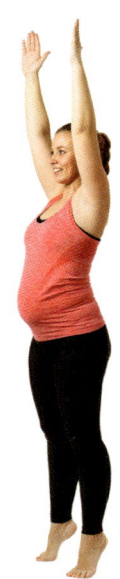

Sätze: 2-3 Wiederholungen: 8

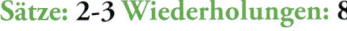

Stehen Sie mit einem hüftbreiten Abstand zwischen den Schenkeln und ziehen Sie die Schulterblätter zusammen. Aktivieren Sie „das innere Haus". Das Gesäß wird abgesenkt und hochgeführt. Strecken Sie die Arme vor sich aus und kommen Sie auf die Zehenspitzen. Strecken Sie sich in den Stand, während Sie die Arme über den Kopf führen. Die Fersen werden gesenkt und die Arme zurück in die „Fliegerposition" gebracht.

Experten-Tipp

Fokussieren Sie Ihren Blick und denken Sie an Ihren Atem. Durch diese Übung erhalten Sie Kraft, Gleichgewicht, Kreislaufstärke, Haltungskorrektur und Stabilität gleichzeitig!

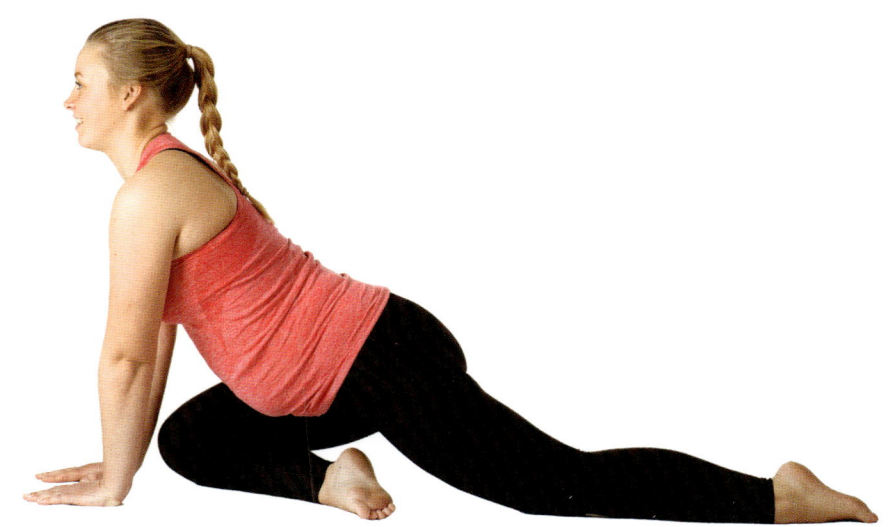

Sätze: 2 Halten: 30 Sek.

Stellen Sie sich auf alle Viere. Kreuzen Sie ein Bein vor dem anderen und strecken Sie das hintere Bein aus. Legen Sie langsam mehr Gewicht in Ihr Gesäß, spüren Sie, wie es bis zum Steißbein zieht.

Durch die Bewegung des Fußes weiter nach vorn (Dehnungsseite) erreichen Sie nun die tiefere Gesäßmuskulatur.

Experten-Tipp

ACHTUNG: Bei Schmerzen in den vorderen Beckengelenken (Symphyse) sollte diese Übung mit Vorsicht ausgeübt werden. Wussten Sie, dass Spannung im Gesäß einer der häufigsten Faktoren für Schmerzen im Becken ist? Das Dehnen dieser Muskelgruppe kann Schmerzen im Beckenbereich also sowohl verhindern, als auch behandeln.

Überblick: Die besten Übungen für die Schwangerschaft

13.1 Beckenrollen am Ball

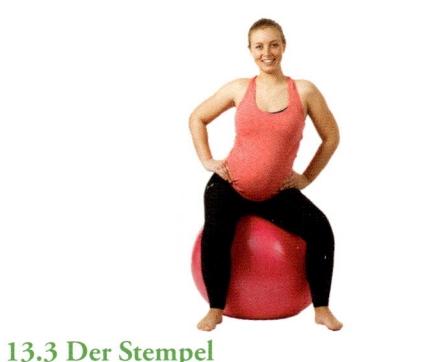

13.2 Balance am Ball sitzend

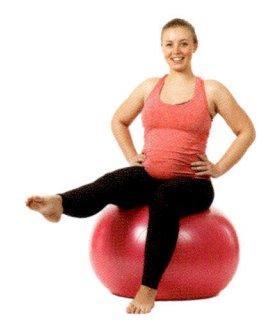

13.3 Der Stempel

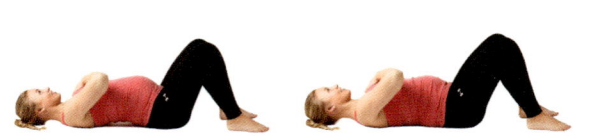

13.4 Aktivierung der tiefen Bauchmuskeln

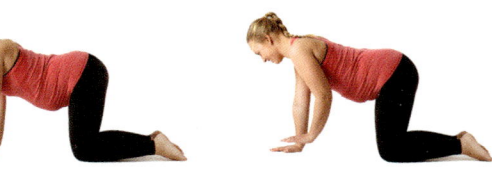

13.5 Dynamische Planke

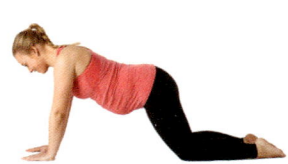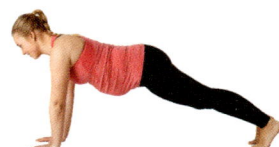

13.6 Gesäßheben

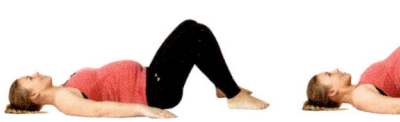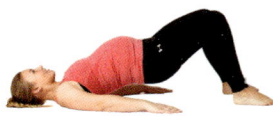

13.7 Beckenbodentraining

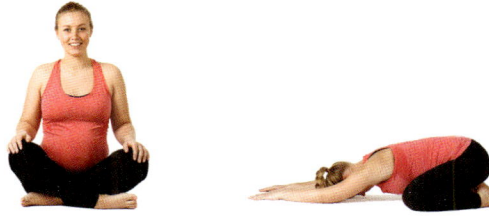

13.8 Ballpresse

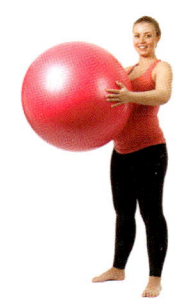 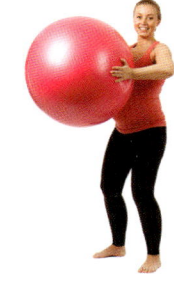

13.9 Liegestütz am Ball zur Wand

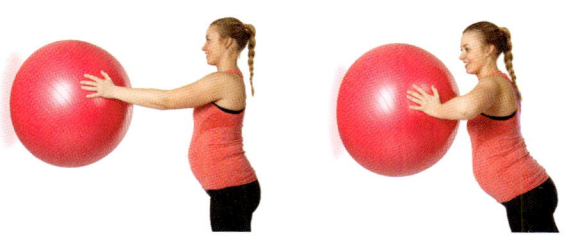

13.10 „Der Pilot"

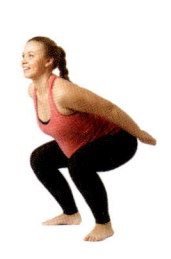

13.11 Dehnen der Gesäßmuskeln

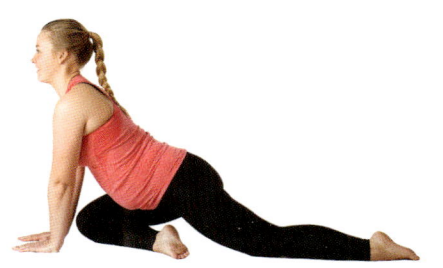

Experten-Tipps:

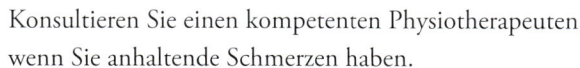

Konsultieren Sie einen kompetenten Physiotherapeuten, wenn Sie anhaltende Schmerzen haben.

Über den Frisk Forlag

Schnelle Ergebnisse. Einfach und illustriert. Nach neuesten Erkenntnissen.

Man findet im Internet zahlreiche Informationen, aber woher soll man wissen, was davon seriös ist? Was davon beruht auf Forschung, was sind Vermutungen und welche Übungen funktionieren bei mir?

Bei Frisk Forlag ist es unser Ziel, diese Vorauswahlfür Sie zu treffen. Wir haben umfangreiche Erfahrungen aus dem norwegischen Gesundheitswesen, guten Kontakt mit einigen der weltweit führenden Experten und einen konzentrierten Fokus auf modernste Forschung. Unsere Bücher geben klare Antworten, bringen schnelle Ergebnisse und basieren immer auf Wissen aus zuverlässigen Quellen.

Der Frisk Forlag wurde von medizinischen Fachkräftenim Jahr 2013 gegründet. Wir nennen uns gern einen Handwerksverlag. Damit meinen wir, dass Qualität unsere Leitlinie istund dass wir nichts auslassen, auch keine Illustrationen und Bildern.

Wir garantieren auch, dass Sie unsere Bücher nie sechs Monate, nachdem Sie sie gekauft haben, zu Dumpingpreisen finden werden. Unsere Bücher sollen benutzt werden, lange halten und jahrelang aktuell sein.

Zu wissen, dass wir den Lesern helfen, weniger Schmerzen zu haben, mehr Lebensfreude und neuen Appetit auf das Lebenzu bekommen, ist die treibende Kraft hinter unserer Arbeit. Gute Rückmeldungen von denen, die positive Veränderungen erfahren haben, geben uns die Motivation, noch besser zu werden.

In Deutschland übersetzt und vertreibt der Mentor Verlag die Bücher des Frisk Forlags. Mehrere Titel sind bereits auf Deutsch erschienen. Mehr Informationen auf mentorverlag.de

Blättern Sie um, um mehr über andere Bücher des Frisk Forlags zu erfahren

Frisk Nakke

Gehen Sie Ihren Alltag durch und finden Sie heraus, was Sie tun können, um einen starken, entspannten und schmerzfreien Nacken zu erreichen.
www.mentorverlag.de/frisknakke

Im Buch „Frisk Nakke":

- Den „Büronacken" in nur einer Minute lindern
- Das dänische Trainingsprogramm, das eine 80%-ige Reduktion der Nackenschmerzen bringt
- Eine Schlinge, die Sie selbst erstellen und die so bequem ist, dass eine Testperson während des Ausprobierens schlief (!)
- Wie Sie die richtige Behandlung für Ihre Schmerzen wählen
- Welche Faktoren Ihre Nackenschmerzen beeinflussen
- Experten-Artikel von mehreren führenden norwegischen Therapeuten und Forschern
- Wie die Methoden des Spitzensportes der Schlüssel zu einem langanhaltenden, gesunden Nacken sein können
- Ein Triggerpunkt, der Kopfschmerzen und Kieferschmerzen verursachen kann (und wie man ihn deaktiviert)
- Wie die gleiche Arbeit und die gleiche Anstrengung - mit einem anderen Fokus - mehr Energie und Motivation bringen kann

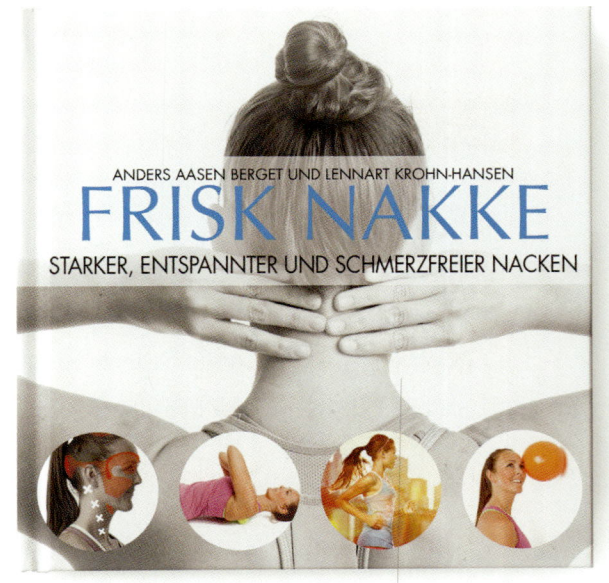

„ICH LIEBE DIESES BUCH! Es hat die Gedanken ein wenig geordnet, die ich mir selbst zu diesen Problemen gemacht hatte. Ich mache jetzt Übungen und habe einen Plan, wie ich weiter damit umgehen werde. Ich habe auch die tolle Schlinge gebunden - das ist ja eine Wohltat für erschöpfte Nacken - fantastisch! Habe das Buch mehreren meiner Freunde empfohlen, die auch Nackenprobleme haben! Vielen Dank :)"

- Eva Therese Svendsen

„Großartiges Buch, das alle meine Bedürfnisse für das Training und die „Gesundmeldung" meines Nackens abdeckt. Es ist einladend geschrieben und vermittelt einfache, wirkungsvolle Techniken und Übungen gegen Nackenschmerzen, Kopfschmerzen und Schulterprobleme. Ein Buch, das jeder haben sollte! Spart eine Menge Geld, dies zu besitzen ;) Das Buch werde ich garantiert allen in meinem Umfeld empfehlen, die es brauchen."

- Hege Johansen

Frisk Skulder

Forschungsbasierte Beratung und Übungen bieten eine schnelle Schmerzlinderung und einen Ausweg aus den Schulterproblemen.

www.mentorverlag.de/friskskulder

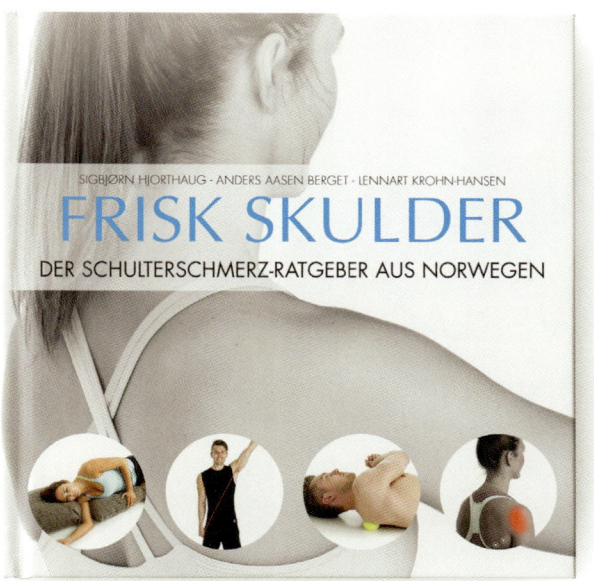

Im Buch Frisk Skulder:

- Vier Mythen, die Sie über die Schulter wissen sollten
- Übungen für eine effektive Schmerzlinderung
- Schlafen Sie sich zu weniger Schulterschmerzen
- Lassen Sie sich von Muskel-Knoten um das Schulterblatt befreien
- Die einzigartige Schulteranalyse
- Hängen Sie sich einfach... gesund!
- Motivation mit Methoden des Spitzensports
- Muss ich operiert werden?
- Niedrige Schultern: Ein unterschätztes Problem
- Einfacheres Leben mit kleinen Kindern im Haus
- Prävention: Keine Schulterbeschwerden mehr
- Verletzungsfreies Krafttraining

„Das Beste an dem Buch ist, dass mein Mann wieder gesunde Schultern hat. Die Chiropraktikerin war so begeistert vom Buch, dass sie eine Kopie für sich selbst bestellte!"

\- Elisabeth Hegerstrøm

„Zum ersten Mal in einem halben Jahr spüre ich keine Schmerzen und das nach nur einer Übung zu 30 Sekunden × 10 Runden.- Vielen , vielen Dank."

\- Helge Alden

„Gibt eine gute Einführung in Schulterbeschwerden. Und die Möglichkeit, sich selbst zu heilen und besser zu fühlen. Das Buch gibt einem ein gutes Verständnis davon, wie man schmerzende Schultern behandeln kann und was es braucht, damit sie wieder ganz gesund werden. Es ist wie ein Kochbuch."

\- Alf-Jørgen H Tyssing

„Die Übungen haben mir sehr stark geholfen, wofür ich sehr dankbar bin! Jeden Cent wert!"

\- Thomas Hamland

MENTOR VERLAG

www.mentorverlag.de